„Alkühmisten“ und „Decoctores“
Grimmelshausen und die Medizin
seiner Zeit

BEIHEFTE ZU SIMPLICIANA

In Verbindung mit dem Vorstand der
Grimmelshausen-Gesellschaft
herausgegeben von
Dieter Breuer

Beiheft 3

PETER LANG
Bern · Berlin · Bruxelles · Frankfurt am Main · New York · Oxford · Wien

„Alkühmisten“ und „Decoctores“ Grimmelshausen und die Medizin seiner Zeit

Misia Sophia Doms

PETER LANG
Bern · Berlin · Bruxelles · Frankfurt am Main · New York · Oxford · Wien

Textherstellung und Layout: Ben Scheffler

ISSN 1660-9298
ISBN 3-03910-949-9

Gedruckt mit Hilfe der Geschwister Boehringer Ingelheim Stiftung für Geisteswissenschaften in Ingelheim am Rhein.

Abbildungsnachweis (Umschlagvorderseite):
„Habit d'Apothicaire" von Nicolas de Larmessin II. (um 1638–1694) oder Nicolas de Larmessin III. (1640–1725), erstmals publiziert in der Kupferstichserie „Les costumes grotesques et les métiers" von 1695; hier reproduziert nach: Eugen Holländer: Die Karikatur und Satire in der Medizin. Mediko-kunsthistorische Studie. 2. Auflage. Stuttgart 1921. S. 276.

Hochfeldstrasse 32, Postfach 746, CH-3000 Bern 9
info@peterlang.com, www.peterlang.com, www.peterlang.net

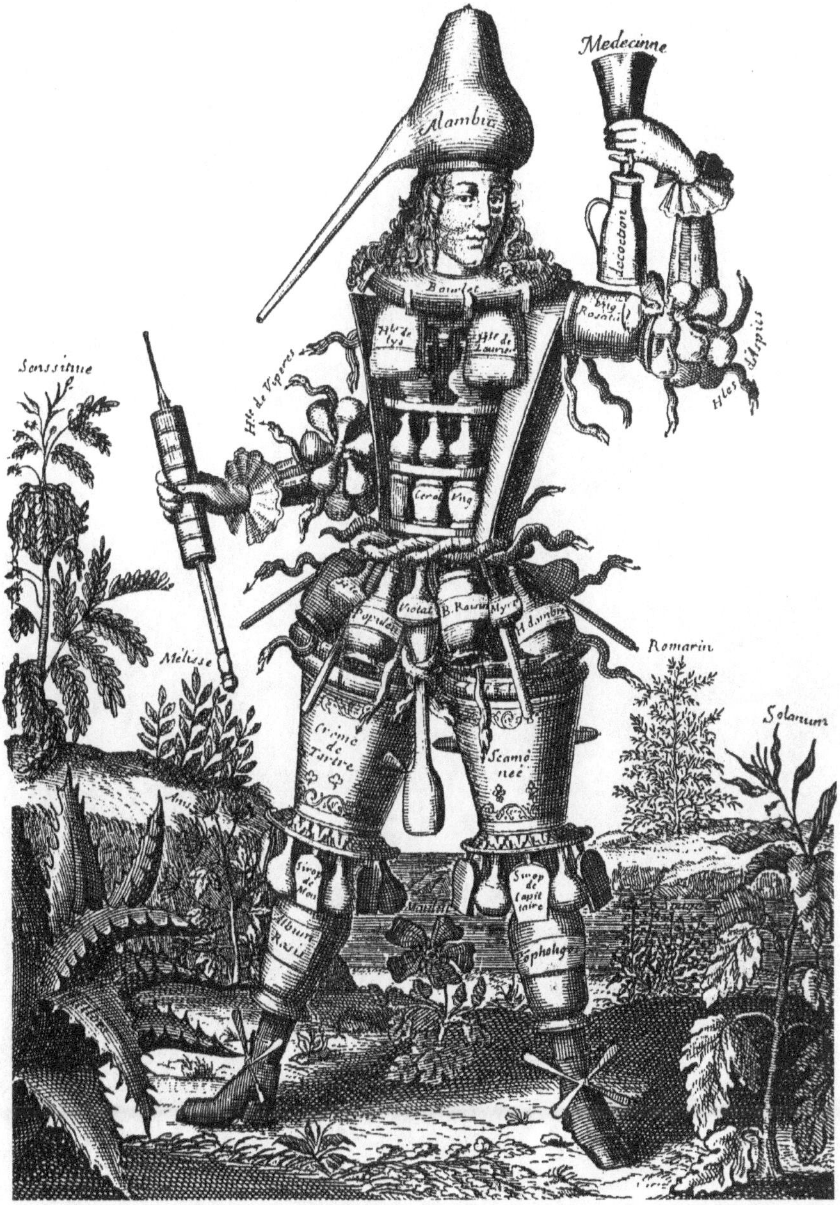
Medecinne
Alambic
Decoction
Bourlet
Rosati
Hles d'Aspics
Hle de lys
Hle de Laurier
Hle de Viperes
Cerat
Vng
Senssitiue
Populeum
Violat
B. Rosum
Myrte
H d'ambre
Romarin
Mélisse
Crême de Tartre
Scamonée
Solanum
Sirop de Mon
Sirop de Capillaire
Album Rasis

Inhalt

Medizin bei Grimmelshausen
Einleitende Vorbemerkungen

1. Medizinkritik und Medizinrezeption – Grundfragen der Untersuchung

Auf der Suche nach Reflexen und Bewertungen der frühneuzeitlichen Medizin in der Literatur des 17. Jahrhunderts kann man im ungefähr 3000seitigen, breit gefächerten Werk Hans Jacob Christoffel von Grimmelshausens (1621/22-1676)[1] vielfach fündig werden. Umso erstaunlicher ist es, dass die Darstellung der Heilkunde und ihrer Anwendung in den Werken dieses Barockschriftstellers bisher noch kaum untersucht wurde: Neben den überwiegend deskriptiven und von der heutigen medizin- wie literarhistorischen Forschung weitgehend überholten Dissertationen von Edith Ites (1944) und Albert Richard Riep (1966/67) liegen bislang bestenfalls punktuelle Analysen medizinischer Passagen im Werk Grimmelshausens vor.

Bereits 1982 hat Wolfgang Eckart in seinem Aufsatz über *Medizinkritik in einigen Romanen der Barockzeit* betont, dass eine gründlichere Erforschung des "Phänomen[s] der Medizinkritik bei Grimmelshausen [...] noch dringend erforderlich" sei.[2] Während "Medizinkritik" im engeren Sinne sich, zumeist satirisch, mit den Schwächen und Fehlern der Heilkunde wie der Ärzte auseinandersetzt, kann unter diesem Begriff in einem weiteren Sinne eine wie auch immer geartete, sowohl positive wie negative Beurteilung der Medizin verstanden werden.

Mit dieser "Medizinkritik" im weiteren Sinne, d. h. mit dem Urteil, das Grimmelshausen, seine Erzähler und seine literarischen Figuren über verschiedene medizinische Theoriekonzepte und Behandlungsmethoden und das ihnen jeweils zugeordnete Heilerpersonal fällen, werden sich auch die folgenden medizinhistorisch-germanistischen Überlegungen zu Grimmelshausens Werken auseinandersetzen. So ist mit dem von Eckhart schon vor über 20 Jahren formulierten Forschungsdesiderat bereits eines der Hauptanliegen dieser Arbeit benannt.

Der Medizinkritik kann entweder der Maßstab medizinischer Korrektheit und Angemessenheit oder jener moralischer Zulässigkeit zugrunde liegen.

---

1 Die Entstehungsdaten der untersuchten Texte Grimmelshausens sind jeweils im Literaturverzeichnis angeführt. Zu Leben und Werk Grimmelshausens vgl. Breuer, 1999.

2 Eckart, 1982, S. 59.

Daher ist bei allen zu analysierenden Textstellen zusätzlich eine gründliche Untersuchung des Kontextes und der Motivation der Figuren und Erzähler für die jeweils vorgenommenen Bewertungen erforderlich.

Weiterhin lässt sich die Frage nach der Medizinkritik im Werk Grimmelshausens nicht beantworten, ohne dabei zugleich eine zweite grundlegende Frage zu stellen: Inwieweit entsprechen die in Grimmelshausens Schriften dargestellten Konzepte von Gesundheit, Krankheit, Prophylaxe und Therapie überhaupt dem medizinischen Wissen ihrer Zeit bzw. dem im 17. Jahrhundert außerhalb der Fiktion praktizierten Umgang mit dem gesunden und kranken menschlichen Körper?

Ohne einen sorgfältigen Vergleich ausgewählter Textstellen mit zeitgenössischen Fachtexten und mit dem in der medizinhistorischen Forschung rekonstruierten Bild der frühneuzeitlichen Medizin ist es in vielen Fällen gar nicht möglich, satirische Verzerrung und hyperbolische Darstellung von mehr oder weniger "realistischer" Beschreibung abzugrenzen. Dies gilt besonders dann, wenn eine Beurteilung nur implizit, etwa über die Art der Schilderung eines bestimmten Vorgangs, vorgenommen wird.

Der Vergleich der literarischen Werke Grimmelshausens mit den zeitgenössischen deutschsprachigen Fachschriften darf allerdings nicht dazu führen, dass der Leser die zwischen diesen beiden Textsorten bestehenden Unterschiede darüber vergisst. Auch sollte das literarische Œuvre Grimmelshausens keinesfalls einfach als teilweise selbst medizinhistorisch kommentierungsbedürftiger Steinbruch frühneuzeitlichen medizinischen Wissens betrachtet werden. Zu beachten ist vielmehr grundsätzlich, dass – und wie – das Bild von der Medizin und das Urteil über ärztliches Handeln hier innerhalb eines durch Fiktionalität oder zumindest durch Literarizität bestimmten Raumes entworfen werden.

Um einseitige Perspektiven von vornherein zu vermeiden, empfiehlt es sich im Folgenden, wo immer dies möglich ist, die beiden hier skizzierten Fragen nach der Rezeption medizinischen Wissens einerseits und nach der Medizinkritik andererseits gleichzeitig im Auge zu behalten.

Bevor nun im Einzelnen zu erörtern ist, welche Gliederung sich zur Beantwortung dieser Fragen anbietet, ist im folgenden Abschnitt zunächst noch ein anderer Aspekt der weiteren Vorgehensweise grundsätzlich zu klären: Von welchen Arten und Gattungen frühneuzeitlicher Medizinliteratur hat die folgende Untersuchung auszugehen, wenn besonders auf diejenigen Quellentypen Bezug genommen werden soll, aus denen Grimmelshausen seine Medizinkenntnisse gewonnen hat?

2. Grenzziehungen und Gattungssuche - Zur Herkunft medizinischen Wissens im Werk Grimmelshausens und zur Textauswahl der vorliegenden Arbeit

Es ist - ohne die Diskussion um Grimmelshausens Bildungsgang und seine Sprachkenntnisse hier erneut aufrollen zu wollen[3] - anzunehmen, dass Grimmelshausen seine Kenntnis der zeitgenössischen Wissenschaften wohl überwiegend aus deutschsprachigen Texten der frühen Neuzeit bezogen hat. Auch sein medizinisches Wissen stammt somit vermutlich überwiegend aus deutschen oder ins Deutsche übersetzten Quellen, die sich entweder ausschließlich oder unter anderem mit heil- und naturkundlichen bzw. naturphilosophischen Fragestellungen befassen. Zumindest dort, wo die germanistische Forschung bisher eine detaillierte Quellenanalyse bestimmter medizinisch-naturkundlicher Ausführungen im Werk Grimmelshausens vorgelegt hat, scheint sich diese These zu bestätigen.[4] Jener, möglicherweise nicht zu unterschätzende Anteil an Grimmelshausens medizinischem Hintergrundwissen, der aus den vielfältigen Formen einer nichtschriftlichen Wissensvermittlung stammt, ist dagegen nicht oder kaum rekonstruierbar. Daher kann er in die folgenden Überlegungen zur Herkunft der heilkundlichen Kenntnisse dieses Autors nicht mit einbezogen werden.

Deutschsprachige Medizinschriften wurden zumeist von Ärzten, "den Hauptträgern der deutschsprachigen Medizinliteratur", verfasst. Sie sollten unter anderem dazu dienen, "den Kenntnisstand der Wundärzte und Hebammen zu heben und den 'gemeinen Mann' zu befähigen, im Notfall als Arzt und Apotheker wirken zu können". Auch sollte der medizinische Laie durch ihre Lektüre wachsamer gegenüber Betrug im Heilergewerbe werden.[5] Auf Grund der Profession ihrer Verfasser mögen diese Schriften auf den ersten Blick als Beispiel für eine eher einseitige Einflussnahme der Bildungselite auf ungebildetere Bevölkerungskreise einzustufen sein.[6] Bei genauerem Hinsehen bestätigen sie aber inhaltlich Sara Schechner Genuths Beobachtung, dass letztlich die populäre und die elitäre Kultur auch im 17. Jahrhundert in einem wechselseitigen Austausch standen: "The traffic in high and low cultural elements flowed on a two-way street."[7]

---

3 Zu einem Überblick über Positionen und Arbeiten zu Grimmelshausens Bildungsstand, seinen Sprachkenntnissen und der Art seiner Quellen vgl. Scheuring, 1991, S. 19-38.

4 Hier sei nur als ein mögliches Beispiel der Aufsatz Joseph B. Dalletts über die Gedächtniskunst-Ausführungen des Pfarrers im *Simplicissimus* erwähnt, vgl. Dallett, 1976, S. 217-265.

5 Telle, 1982, S. 41.

6 Vgl. etwa Schechner Genuth, 1997, S. 6-7. Für den Hinweis auf diese Arbeit sei Frau Professor Zeller herzlich gedankt.

7 Schechner Genuth, 1997, S. 8.

Die tatsächliche Verbreitung derartiger Texte in der Bevölkerung war allerdings, trotz ihrer sprachlichen Benutzerfreundlichkeit,[8] verhältnismäßig gering, und dies zum einen auf Grund der beträchtlichen Anschaffungskosten, zum anderen wegen des hohen Analphabetenanteils. Joachim Telle weist darauf hin, dass Arzneibücher überwiegend "im Umkreis weltlicher und geistlicher Höfe und im gehobenen Bürgertum" rezipiert wurden.[9] Sie sind teils "in eigenständiger Form" veröffentlicht, teils sind sie uneigenständiger Bestandteil etwa der frühneuzeitlichen Gattung der Oeconomica ("Hausväterliteratur")[10] oder der an Giovambattista Della Portas (um 1535-1615)[11] *Magia naturalis* (Erstdruck 1558, zweite, erweiterte Auflage 1589)[12] orientierten "Arznei-, Kunst und Wunderbücher".[13]

Das Interesse an Grimmelshausens medizinischem Hintergrundwissen muss keineswegs notwendig in die Frage münden, welche Einzeltitel Grimmelshausen nachweislich in seinen Werken rezipiert hat oder mutmaßlich gelesen haben könnte. Detaillierte Rekonstruktionen der medizinischen Lektüren Grimmelshausens wären mit zahlreichen methodischen Schwierigkeiten verbunden. Zwar legt der Autor in seinen Schriften vereinzelt selbst nahe, dass er in ein bestimmtes deutschsprachiges medizinisch-pharmazeutisches oder naturphilosophisches Werk Einblick genommen habe. Im *Ewig-währenden Calender* beruft er sich beispielsweise für seinem Eintrag zum 21. März[14] auf

---

8 *Zum deutsch-lateinischen Sprachenstreit in der Medizin des 16. und 17. Jahrhunderts* vgl. Telle, 1979, S. 32-52, sowie Telle, 1982, S. 43-48.

9 Telle, 1979, S. 34-35.

10 Vgl. Telle, 1982-2, S. 60, zur Hausväterliteratur S. 123-124; zur Gattung der "frühneuzeitlichen Ökonomieliteratur" vgl. Brandes, 1999, S. 470-484, sowie Brandes, 2004, S. 284-292.

11 Zu Leben und Werk vgl. Romei, Giovanna; Raffaella Zaccaria: Della Porta, Giovambattista (Art.). In: Ghisalberti/Caravale, 1989, Bd. 37, S. 170-182.

12 Grimmelshausen hat Della Portas "Schrift wohl indirekt durch die Vermittlung der *Magia Naturalis* von Wolfgang Hildebrand zur Kenntnis genommen" (Zeller, 2004, S. 81).

13 Telle, 1982-2, S. 73; zur Gattung des Kunst- und Wunderbuchs vgl. etwa Telle, 1976, S. 104-122. Zur Begründung einer "magia artificialis" (neben der "magia naturalis" und der "magia diabolica") durch Della Porta vgl. Müller-Jahnke, 1985, S. 125-127. Einen Überblick über die Gesamtentwicklung von den mittelalterlichen Secreta-Texten bis zur frühneuzeitlichen Naturmagie- und Wunderbuchtradition gibt Eamon, 1996.

14 Calender, 2. Materie, S. 44. Auch Forscher wie Günther Weydt oder Dallett weisen darauf hin, dass Hildebrands *Magia naturalis* von Grimmelshausen in seinen Werken berücksichtigt worden ist, vgl. Weydt, 1968, S. 401; Weydt, 1971, S. 57; Dallett, 1976, S. 217-265 (genauer Textvergleich einer ausgewählten Textstelle). Zur Zuordnung von Hildebrands *Magia naturalis* zur Textgattung der Wunderbü-

das vierte Buch von Wolfgang Hildebrands (um 1570/80-1635)[15] *Magia naturalis* (Erstdruck 1610)[16]. Direkte "Nennungen von Autoritäten" innerhalb eines Textes bedeuten aber keinesfalls immer, dass Grimmelshausen diese auch selbst gelesen haben muss - seine (ungefähre) Kenntnis von ihnen kann er vielmehr auch dem "mächtige[n] Flöz des polyhistorischen Gebrauchsschrifttums"[17] verdanken. Als Beispiel für diesen Vermittlungsweg mögen hier die in der Forschung gut untersuchten indirekten Übernahmen von frühneuzeitlichem Gelehrtenwissen aus Tomaso Garzonis (1549-1589)[18] enzyklopädischem Werk *Piazza Universale* (1585, deutsch erstmals 1619) dienen.[19]

Besonders schwierig wird eine Klärung von Grimmelshausens persönlicher Kenntnis bestimmter Quellen zum Beispiel dann, wenn nur der Name eines Autors als Stichwort genannt ist, und dies zusätzlich noch in einer, sei es ironisch-absichtlich, sei es unbeabsichtigt verdrehten Form. Ein solcher Fall liegt ausgerechnet in der *Verkehrten Welt* vor. In der Hölle berichtet ein alter Soldat im Rückblick auf sein irdisches Leben, er habe sich auch als Quacksalber betätigt und dabei aus dem "Wiestung ein Mittel wider die Würm erlernet".[20] Gemeint ist offenbar das *Artzney Buch* (Erstdruck 1568) Christoph Wirsungs[21] (1500-1571),[22] das "vor allem durch Tabernaemontanus und später durch Uffenbach als 'New Artzney Buch' zahlreiche Neuauflagen [erlebte, M. D.]."[23] Ist sich nur der Setzer, ist sich der alte Soldat innerhalb der Fiktion oder ist sich gar der Autor Grimmelshausen dieser Namensverdrehung nicht bewusst?[24] Aus einer derartigen Textstelle lässt sich jedenfalls weder ein Hin-

---

cher und zum Aufbau dieses Werks vgl. Zeller, 2004, S. 83-86.

15 Zu Leben und Werk vgl. Telle, Joachim: Hildebrand, Wolfgang (Art.). In: Killy, 1990, Bd. 5, S. 309-310.

16 Vgl. zu diesem Werk Telle, 1976, S. 104-122.

17 Kühlmann, 2004, S. 69.

18 Zu Leben und Werk vgl. Niccoli, Ottavia: Garzoni, Tomaso (Art.). In: Ghisalberti/ Caravale, 1999, Bd. 52, S. 449-453.

19 Breuer, 1999, S. 222.

20 Verkehrte Welt, S. 460.

21 Für die Entschlüsselung des Namens sei Herrn Professor Werner Friedrich Kümmel herzlich gedankt.

22 Zu Leben und Werk vgl. Telle, Joachim: Wirsung, Christoph (Art.). In: Killy, 1992, Bd. 12, S. 360-361.

23 Zimmermann, 1975, S. 31, vgl. ebd. auch Hinweise auf dessen Aufbau und Gliederung.

24 Dallett führt eine weitere derartige Namensverdrehung im Werk Grimmelshausens an, wobei in diesem Fall eindeutig keine direkte Rezeption vorliegt und die Verballhornung des Namens offenbar beabsichtigt ist, vgl. Dallett, 1976, S. 238-240.

weis auf die direkte Rezeption des genannten Werkes ableiten noch deren Unmöglichkeit beweisen.

Sogar dann, wenn von einem bestimmten (medizinisches Wissen enthaltenden) Werk bekannt ist, dass Grimmelshausen es rezipiert hat - als Beispiel sei hier neben Hildebrands *Magia naturalis* die *Oeconomia ruralis et domestica* des Johannes Coler (1566-1639) genannt,[25] die zwischen 1593 und 1601 in sechs Einzellieferungen, 1609 erstmalig als Gesamtausgabe erschien und im Laufe des 17. Jahrhunderts zum "Hausbuchklassiker schlechthin" wurde[26] -, sagt dies für den Einzelfall noch nicht viel aus. Von wörtlichen Übernahmen einmal abgesehen, bleibt es schwierig, meist sogar unmöglich zu entscheiden, ob zwischen der jeweiligen Quelle und einer bestimmten von Grimmelshausen verfassten Textpassage eine direkte Rezeptionsbeziehung bestanden hat oder nicht. Die Intertextualität frühneuzeitlich-medizinischer Publikationen, wie sie etwa im Bereich der "Arznei-, Kunst- und Wunderbücher"[27] oder chemiatrisch-paracelsistischer Rezepte[28] beobachtet werden kann, erschwert eine eindeutige Zuweisung hier zusätzlich.

Wird in dieser Arbeit trotz der oben ausgeführten Schwierigkeiten immer wieder auf einzelne medizinische Fachtexte verwiesen, dann muss dies nicht als der Versuch missverstanden werden, einen konkreten Rezeptionsnachweis zu erbringen. Eine direkte Abhängigkeitsbeziehung zwischen dem jeweils genannten Einzeltitel und einer bestimmten Textstelle bei Grimmelshausen soll durch ein derartiges Vorgehen nur in den seltensten Fällen postuliert werden. Zumeist steht, was aus einem bestimmten Fachtext wiedergegeben wird, vielmehr stellvertretend für ein spezifisches Krankheitsverständnis oder ein therapeutisches Vorgehen, das sich in mehreren medizinisch-volkssprachlichen Texten der Zeit (häufig auch aus ganz unterschiedlichen Gattungen) nachweisen lässt und das offensichtlich von einer breiteren Schicht medizinisch gebildeter Personen als angemessen akzeptiert wurde. Es geht also vorrangig, um an dieser Stelle die hilfreiche Systematik Michael Titzmanns zu gebrauchen, nicht um die Ermittlung von konkreten "Textreferenz[en]", sondern um die Erhellung der medizinischen "Wissensreferenz[en]" Grimmelshausens.[29] Die Verweise auf medizinische Gebrauchstexte dienen also überwiegend dazu, das

25 Vgl. etwa Haberkamm 1967, S. 23; Weydt, 1968, S. 395; Breuer, 1999, S. 222. Direkte Erwähnungen Colers sind auch bei Grimmelshausen selbst nachweisbar, vgl. etwa Vogelnest I, S. 386, dazu Koschlig, 1977, S. 125. Bei Manfred Koschlig finden sich (S. 123-158) auch weitere sehr ausführliche Hinweise auf Grimmelshausens Coler-Rezeption. Zum Verhältnis von Coler und Grimmelshausen vgl. auch Brandes, 2004, S. 283-296.

26 Burkhardt/Priddat, 2000, S. 693-694.

27 Vgl. dazu Telle, 1972, S. 264, S. 268; Telle, 1976, S. 104-122, bes. S. 115-117.

28 Vgl. etwa Bosch, 1980.

29 Titzmann, 1989, S. 54.

"kulturelle Wissen"[30] der frühen Neuzeit, und dabei vor allem den heilkundlichen Diskurs innerhalb desselben, partiell zu rekonstruieren, um für eine bestimmte Textpassage medizinischen Inhalts die folgenden Fragen beantworten zu können:

- Bis zu welchem Punkt kann von einer bewussten, kritikfreien Übernahme zeitgenössischen Fach- und Allgemeinwissens zu Gesundheit und Krankheit, Prophylaxe und Therapie gesprochen werden, d. h. von Aussagen, wie sie sich im volkssprachlichen Medizin-Diskurs der Zeit mehrfach und kaum angefochten nachweisen lassen?
- Wo beginnt jener Bereich der Medizindarstellung, in dem Grimmelshausen diesen Diskurs (etwa zur Groteske) transformiert oder (etwa in der Hyperbel) transzendiert, um ihn gegebenenfalls durch beide Verfahren desto besser und treffender zu karikieren?
- Gibt es schließlich Schilderungen medizinischer Vorgänge, die zum zeitgenössischen Medizinwissen in offenem Widerspruch stehen, vielleicht deshlab, weil ihm an dieser Stelle überhaupt keine Beachtung geschenkt wird?

Wird auf eine direkte Ermittlung von einzelnen medizinischen Quellen für die Werke Grimmelshausens verzichtet, so darf dies keinesfalls zu einer Beliebigkeit in der Auswahl der zum Vergleich herangezogenen Fachtexte führen. Statt nach den einzelnen Quellen ist aber nach den möglichen Quellengattungen zu fragen, die Grimmelshausen zu seinen medizinischen und pharmazeutischen Vorkenntnissen gebracht haben könnten.

Zur Gattungsunterscheidung volkssprachlich-medizinischer Texte können vor allem die Systematisierungen von Birgit Zimmermann[31] und Joachim Telle[32] konsultiert werden, auf deren Gattungskenntnis auch Gundolf Keil in seiner Untersuchung zum *Hausvater als Arzt* verweist.[33]

Bei manchen Textgattungen lässt sich eine allenfalls geringe Bedeutung für die Werke Grimmelshausens vermuten: So erscheinen vor dem Hintergrund der im Werk Grimmelshausens vorkommenden Krankheiten und medizinischen Verfahren Pestschriften (abgesehen vielleicht von ihren allgemeinen diätetischen Ratschlägen)[34] ebenso als sekundär wie Tierarzneibücher[35] oder "Gebrauchschriften für heilkundliche Praktiker wie Wundärzte und Hebammen".[36] Auch für die Rezeption spezieller Drogenmonographien[37] finden sich keine nennenswerten Hinweise.

---

30 Titzmann, 1989, S. 47-61, bes. S. 48-49.

31 Zimmermann, 1975.

32 Telle, 1982-2.

33 Keil, 1991, S. 239. Einen Überblick über die Entwicklung der Gattungen in einem historisch längeren Zeitraum gibt etwa auch Keil, 1998, S. 11-18.

34 Vgl. Telle, 1982-2, S. 108-109.

35 Vgl. Telle, 1982-2, S. 129-130.

36 Zimmermann, 1975, S. 5.

Sofern sie "vom Rezept beherrscht"[38] sind, bieten auch Hausapotheken[39] und Arzneibücher[40] eher selten Anhaltspunkte dafür, dass Grimmelshausen aus ihnen medizinische oder pharmazeutische Details in seine Werke übernommen haben könnte.

Nicht immer allerdings beschränken sich Arzneibücher und Hausapotheken darauf, ihre Leser über die Zubereitung von Heilmitteln zu informieren. So können sie etwa um "Regeln zur Gesunderhaltung und Krankheitsprophylaxe" erweitert sein (mag auch die "Diätetik als Lebenskunde und Grundlage einer systematischen Therapeutik" in der frühen Neuzeit von den "Rezeptfluten" gerade dieser Textgattungen mehr und mehr erdrückt werden)[41] oder gar einen "Anspruch auf umfassende Vermittlung medizinischen Wissens"[42] erheben und den Leser beispielsweise auch über Ätiologie, Symptome und Verläufe der wichtigsten Krankheiten informieren. Vermitteln Hausapotheken, Arzneibücher und ähnliche Werke in diesen Fällen zusätzlich zum Rezept auch Einblicke in zeitgenössische Krankheitsvorstellungen und in die Heilkunde der frühen Neuzeit, dann kommen sie als mögliche Quellengattung für Grimmelshausens medizinische Kenntnisse und zugleich als Grundlage für die Beantwortung der oben skizzierten Fragen durchaus in Betracht.

Auf die Frage, ob und an welchen Stellen die weit verbreiteten und teilweise von Grimmelshausen selbst genannten Pflanzenbücher als mögliche Quelle seines medizinischen Wissens aus dem phytotherapeutischen Bereich zu berücksichtigen sind, soll hier unter Verweis auf Peter Heßelmanns diesbezügliche Untersuchungen[43] nicht näher eingegangen werden: Eine Rezeption populären pflanzenkundlichen Wissens aus einigen weit verbreiteten Werken ist in jedem Fall anzunehmen.

Nicht zu vernachlässigen sind auch Einbettungen medizinischen Wissens in den Kontext anderer Bereiche von Wissenschaft, Handwerk und Technik. So sind etwa heilkundliche Ausführungen oft Teil der bereits mehrfach erwähnten Hausväterschriften bzw. "Oeconomica" und der "Arznei-, Kunst- und Wunderbücher". In diese beiden letztgenannten Gattungen integriert finden sich aufgrund ihres enzyklopädischen Charakters auch ausführliche Anweisungen aus Wissensgebieten, die sich mit dem medizinisch-diätetischen Wissen überschneiden und daher für die vorliegende Untersuchung ebenfalls von Bedeu-

---

37 Telle, 1982-2, S. 86-87.

38 Telle, 1982-2, S. 60.

39 Zur Gattung vgl. Telle, 1982-2, S. 60-61.

40 Zur Gattung vgl. Telle, 1982-2, S. 66-67.

41 Telle, 1982-2, S. 66, vgl. dazu auch Telle, 1984, S. 157, wobei hier der "Siegeszug der Alchemia medica" als eine der Ursachen für diesen Prozess der Abkehr von der Diätetik gesehen wird.

42 Zimmermann, 1975, S. 30.

43 Heßelmann, 2004, S. 219-243.

tung sein können. So wird der Leser etwa in Colers *Oecomomia ruralis et domestica* auch über Küche, Wein- und Gartenbau und Destillation informiert.[44] Balthasar Schnurrs (1572-1644)[45] *Kunst vnd Wunderbüchlein* (Erstdruck 1615) enthält neben einem Arznei- auch ein Frauen-, ein Wein- und ein Wunderbüchlein mit teilweise ebenfalls medizinisch oder diätetisch relevanten Inhalten.[46]

Da Grimmelshausen in seinen Werken Details aus dem Bade- und Aderlasswesen sowie der Krankenverköstigung ebenso schildert wie beispielsweise Musiktherapie, Quacksalberei und den (von ihm scharf kritisierten) Einsatz zauberkräftiger Mittel, ist zu vermuten, dass das medizinische Lektürecorpus des Barockdichters die unterschiedlichsten Quellengattungen deutschsprachiger Fachtexte, etwa Hausapotheken und Badeschriften,[47] Arznei-, Kunst- und Wunderbücher, Hausväterschriften und Kochbücher, umfasste. Rezipiert wurden von ihm daneben vermutlich auch noch weitere Textgattungen wie beispielsweise späte Ausläufer der mittelalterlich-frühneuzeitlichen "Regimen sanitatis-Literatur" (hier im engeren Sinne einer überwiegend an der "Dieta" und den sex res non naturales orientierten Ratgeberliteratur verstanden)[48] oder die Vorläufer der aufklärerischen Gesundheitskatechismen.[49] Unter diese bei-

---

44 Vgl. Coler, 1645. Zum Aufbau und zur Gestaltung von Colers *Oeconomia* siehe Burkhardt/Priddat, 2000, S. 691-699 sowie Brandes, 2004, S. 287-290.

45 Zu Leben und Werk vgl. Kühlmann, Wilhelm: Schnurr, Balthasar (Art.). In: Killy, 1991, Bd. 10, S. 346-347.

46 Vgl. Schnurr, 1631.

47 Zu den verschiedenen Formen des Badeschrifttums vgl. Fürbeth, 1994, S. 467-479.

48 Vgl. zu den unterschiedlichen Varianten der Regimen-Literatur den Artikel im Lexikon des Mittelalters: Schmitt, Wolfram: Regimina (Art.). In: Lexikon des Mittelalters, 1995, Bd. 7, Sp. 575-577. Zimmermann, 1975, S. 18-21, konzentriert sich in ihrer Darstellung der Regimina auf den Zusammenhang derartiger Anweisungen mit speziellen "Krankheitstraktaten". Von den medizinischen Quellen der vorliegenden Arbeit erscheinen durch die diätetische Regimen-Literatur zumindest beeinflusst etwa Ryff, 1574; Guarinonius, 1610; Pansa, 1618; Becher, 1663, bes. 4. Teil; Beverwyck, 1671; Beverwyck 1672.

49 Dazu wären etwa nach Keil, 1998, S. 15-16, die Arbeiten Martin Pansas zu zählen, von denen allerdings wegen ihres Erscheinungsorts und ihres regionalen Verbreitungsschwerpunkts nicht unbedingt anzunehmen ist, dass Grimmelshausen sie direkt zur Kenntnis genommen hat (vgl. etwa die Überlegungen Eberhard Mannacks zu den Erscheinungsorten Grimmelshausenscher Lektüren in Mannack, 1984, S. 279). Pansas Traktate erweisen sich allerdings als äußerst geeignet zur Illustration eines allgemein zeitgenössischen Verständnisses von Diätetik, Gesundheit und Krankheit, so dass sie für die vorliegenden Arbeit dennoch herangezogen werden sollen.

den Quellentypen könnte man grundsätzlich auch alle diejenigen, gattungsmäßig schwer einzuordnenden Einzeltexte subsumieren, deren Intention im weitesten Sinne eine "gesundheitspädadogische" ist.[50]

Zu den Textgattungen, die Grimmelshausen für die medizinischen Details seiner Werke bevorzugt konsultiert haben mag, lässt sich zusammenfassend die folgende Hypothese formulieren:

Besonders ergiebig mögen für Grimmelshausen, soweit sie ihm zugänglich waren, diejenigen Werke gewesen sein, die aus möglichst vielen der bei ihm thematisierten Bereiche der Medizin Informationen kompilieren und (eventuell zusammen mit anderem, nichtmedizinischem Fachwissen) dem Leser darbieten. Daher haben sie die medizinischen Darstellungen in seinen Werken vermutlich stärker beeinflusst als beispielsweise monothematische Spezialliteratur mit praktisch-detaillierten Verfahrensanweisungen (z. B. zur Destillation).

Die für diese Arbeit gesichteten frühneuzeitlichen Fachtexte werden allerdings nicht nur herangezogen, um das zeitgenössische Wissen von Krankheit und Medizin mit Grimmelshausens dichterischer Gestaltung und Verarbeitung desselben zu vergleichen. Darüber hinaus dienen sie vielmehr auch der Kommentierung der für den heutigen Leser unklaren Textstellen. Gerade für den zuletzt genannten Zweck erscheint dabei die Frage, ob Grimmelshausen den jeweils zitierten Text, ob er überhaupt vergleichbare Vertreter dieser Gattung gelesen hat, als zweitrangig. Entscheidend ist vielmehr, dass in den herangezogenen Texten von einer zumindest weithin akzeptierten Position ausgegangen werden kann, mit welcher der barocke Autor in irgendeiner Form konfrontiert gewesen sein muss.

Die bisher angestellten Überlegungen zu den von Grimmelshausen direkt oder indirekt rezipierten heilkundlichen Quellen und Quellengattungen haben für die in dieser Arbeit getroffene Auswahl medizinischer Fachtexte die folgenden Konsequenzen:

1. Es werden überwiegend deutschsprachige oder ins Deutsche übersetzte Medizintexte zitiert. Dies entspricht nicht nur dem von der Grimmelshausen-Forschung bisher rekonstruierten Lektüreverhalten des Barockautors, sondern dient auch dazu, sich nicht im Spezialwissen einer altphilologisch gebildeten ärztlichen Minderheit zu verlieren.

2. Jene Texte, die Grimmelshausen nach den bisherigen Ergebnissen der literaturwissenschaftlichen Forschung nachweislich bekannt waren, werden zwar bevorzugt, doch werden keineswegs ausschließlich sie herangezogen. Die Erforschung von Wissensreferenzen hat Vorrang gegenüber der Erforschung weiterer Textreferenzen.

3. Der Bandbreite der in Grimmelshausens Texten aufgegriffenen medizinischen Sachgebiete wird in der Auswahl der zeitgenössischen Fachliteratur

50 Vgl. zum Begriff und zur Gattungsgeschichte "gesundheitspädagogischer" Schriften Henner, 1980, S. 19-43.

dadurch Rechnung getragen, dass in dieser Untersuchung möglichst unterschiedliche Textarten, bevorzugt solche mit einem gewissen enzyklopädischen Anspruch, herangezogen werden. Dies kann selbstverständlich nur in Auswahl, und zumeist wohl nicht einmal in einer repräsentativen Auswahl, geschehen. Dieses Problem reduziert sich allerdings dadurch, dass sich in der Mehrzahl medizinischer Einzelfragen beträchtliche Übereinstimmungen sogar zwischen den Fachtexten verschiedener Textgattungen feststellen lassen.

Im Folgenden gilt es nun, auch die zeitliche Auswahl der in dieser Arbeit berücksichtigten medizinischen Referenztexte zu begründen:

Die frühneuzeitliche medizinisch-pharmazeutische Literatur, die der Arbeit zugrunde gelegt wird, stammt nicht allein aus dem 17., sondern auch aus dem 16. Jahrhundert. Auf diese Weise werden medizinische Texte mit in die Untersuchung einbezogen, die bis zu hundert und mehr Jahre vor der Abfassung der Werke Grimmelshausens entstanden sind. Rechtfertigen lässt sich ein solches Vorgehen nicht zuletzt dadurch, dass sich auch bei Grimmelshausen selbst gelegentlich Hinweise auf Fachschriften des 16. Jahrhunderts finden. So bezieht er sich etwa explizit auf das (bereits genannte) Arzneibuch Wirsungs oder das *Kreütter Buch* (Erstdruck 1539, nicht illustriert, erste illustrierte Auflage 1546)[51] von Hieronymus Bock (1498-1554).[52] Tatsächlich waren im Barock zahlreiche Arznei- und Pflanzenbücher des 16. Jahrhunderts nicht nur weiter in älteren Bibliotheken verfügbar, sondern sie wurden sogar zu Grimmelshausens Lebzeiten noch neu aufgelegt.[53]

Die "sehr ausgeprägte Intertextualität",[54] welche in den für diese Arbeit berücksichtigten Quellengattungen zu beobachten ist, lässt sich ebenfalls zur Rechtfertigung der Bezugnahme auf deutlich früher entstandene Fachtexte

---

51 Zu Leben und Werk vgl. Telle, Joachim: Bock, Hieronymus (Art.). In: Killy, 1989, Bd. 2, S. 38-39, sowie Müller-Jahnke, Wolf-Dieter: Bock, Hieronymus, In: Eckart/Gradmann, 1995, S. 67-68.

52 Grimmelshausen nennt Bock in seinem *Satyrischen Pilgram* mit seinem latinisierten Namen "Hieronymus Tragus" (Satyrischer Pilgram, S. 141).

53 So wurde die deutschsprachige, von Camerarius besorgte Ausgabe des Kräuterbuchs von Pietro Andrea Mattioli (Petrus Andreas Matthiolus) bis 1744 neu aufgelegt (vgl. Habermann, 2001, S. 101, vgl. dort auch weitere Angaben zu den hier erwähnten Pflanzenbüchern, S. 98-109), Lonitzers Kräuterbuch bis 1783 (vgl. Anderson, 1977, S. 162). Auch Übernahmen der Kräuterbücher untereinander sind belegt, vgl. etwa Arber, 1953, S. 52-78, bes. S. 72. Für den Bereich der Arzneibücher ist etwa das Arzneibuch Gäbelkovers, das 1589 erstmals erschien, ein gutes Beispiel (vgl. Telle, 1972, S. 256-257): "bis zum Ende des 17. Jhs. erschienen 17 dt. Ausgaben, eine ndl. und engl. Übersetzung" (Telle, 1972, S. 257). Eine ähnliche Langlebigkeit lässt sich – für ganz Europa – etwa auch für populäre Kunst- und Wunderbücher nachweisen, vgl. Eamon, 1996, S. 250-254.

54 Heßelmann, 2004, S. 223 (unter Bezugnahme auf die Textgattung "Kräuterbuch").

anführen. Dafür, dass sich frühneuzeitliche Autoren auch noch auf sehr weit zurückliegendes Wissen stützen können, sei hier ein Beispiel genannt, das zwar vom Beginn des 17. Jahrhunderts, aber aus einer der Hauptquellen Grimmelshausens stammt: Zu Colers medizinischen Lektüreempfehlungen an den Leser seiner *Oeconomia ruralis et domestica* gehören neben den für seine Zeit noch recht aktuellen Werken von Oswald Gäbelkover (1539-1616, sein Arzneibuch erschien erstmals 1589)[55] und Tabernaemontanus (d. h. Jakob Theodor, um 1525-1590)[56] auch jene von Johannes Dryander (1500-1560),[57] Walter Ryff (um 1500-1548)[58] und sogar noch von Lorenz Fries (1485/90-1530/32)[59] und Hieronymus Brunschwig[60] (1450-1512/13)[61]. Coler selbst wiederum, der sich als Kompilator u. a. auf die Werke dieser Autoren des 15. und 16. Jahrhunderts bezieht, wird noch in der zweiten Hälfte des 17. Jahrhunderts von Grimmelshausen als Gewährsmann auch für medizinisches Wissen verstanden. An diesem Beispiel wird somit eindrucksvoll deutlich, dass eine mehr als hundertjährige Wirkungsgeschichte einzelner frühneuzeitlicher Medizintexte keine Seltenheit ist.

Dass sich die deutschsprachige medizinische Literatur der frühen Neuzeit oft auf um Jahrzehnte oder gar um Jahrhunderte früher entstandene Texte stützt, rechtfertigt andererseits auch gelegentliche Verweise auf solche landessprachlichen Schriften, deren Entstehungsjahr erst nach dem Tode Grimmelshausens liegt. Allerdings wurde darauf geachtet, dass die herangezogenen Werke in ihren Erstauflagen jeweils noch vor 1700 erschienen sind.

Für die Zusammenstellung der medizinischen Referenztexte lässt sich also abschließend resümieren: Untersucht werden soll ein breites Spektrum deutschsprachiger medizinischer Textgattungen. Eine starke zeitliche Streuung der ausgewählten Beispiele erscheint dabei als weitgehend unproblematisch, zumal dann, wenn es sich bei den älteren Texten um besonders wirkungsmächtige Vertreter ihrer Gattung handelt.

55 Vgl. dazu Telle, 1972, S. 256-257.

56 Zu Leben und Werk vgl. Telle, Joachim: Theodor, Jakob (Art.). In: Killy, 1991, Bd. 11, S. 328-329.

57 Zu Leben und Werk vgl. Müller-Jahnke, Wolf-Dieter: Dryander, Johannes (Art.). In: Killy, 1989, Bd. 3, S. 121.

58 Zu Leben und Werk vgl. Telle, Joachim: Ryff, Walther Hermann (Art.). In: Killy, 1991, Bd. 10, S. 83-84, weiterhin Vollmuth, 2001, S. 26-37.

59 Zu Leben und Werk vgl. Telle, Joachim: Fries, Lorenz (Art.). In: Killy, 1989, Bd. 4, S. 31-32.

60 Sein *Thesaurus pauperum* etwa erschien erstmals 1537, zu Leben und Werk Brunschwigs vgl. Telle, Joachim: Brunschwig, Hieronymus (Art.). In: Killy, 1989, Bd. 2, S. 266-267.

61 Vgl. Coler, 1645, 2. Teil, S. 75.

Abschließend bleibt nun noch zu fragen, welche Textauswahl bei den Werken Grimmelshausens selbst zu treffen ist.

Berücksichtigt werden sollen alle längeren und - mit Ausnahme jener Texte, in denen Medizinisches keine oder keine nennenswerte Rolle spielt[62] - auch die kürzeren Werke, bei denen die Verfasserschaft Grimmelshausens nicht (mehr) umstritten ist. Nicht näher betrachtet werden dagegen die *Zugab / des wunderbarlichen Weltstreichenden Artzts Simplicissimi*[63] (sog. *Artzt-Zugab*) und die drei Continuationen[64] im Anhang des "Barocksimplicissimus" (E^5).[65] Bei diesen Texten erscheint die Autorschaft Grimmelshausens als unwahrscheinlich,[66] auch ist das medizinische Denken und Handeln des Erzählers Simplicius stellenweise nur schwer mit seinen im simplicianischen Zyklus zu findenden medizinischen Kenntnissen und Anschauungen zu vereinbaren.[67] Aus diesen Gründen empfiehlt es sich, auf eine Analyse des Anhangs im Verbund mit den eindeutig Grimmelshausen zuzuschreibenden Texten zu verzichten. Eine separate Auswertung der wichtigen Rolle, die Medizin und Pharmazie auch in diesem Anhang spielen, wäre allerdings an anderer Stelle durchaus wünschenswert.

---

62 *Der erste Beernhäuter* (1670), *Simplicissimi wunderliche Gauckel-Tasche* (1670), *Bart-Krieg* (1673), *Anhang Etlicher wunderlicher Antiquitäten* und *Extract* (beide 1666). Nicht behandelt wird außerdem der von Grimmelshausen redigierte Traktat *Teutscher Friedens-Raht* (1670).

63 Barocksimplicissimus, S. 807-810.

64 Barocksimplicissimus, S. 763-807. Diese drei Continuationen sind auch im wohl nicht von Grimmelshausen stammenden *Europäischen Wundergeschichten-Calender* enthalten, vgl. Breuer, 1999, S. 245. Zur Verfasserfrage dieses Calenders vgl. ausführlich Sodmann, 1976, S. 132-137. Sodmann geht nicht von einer Verfasserschaft Grimmelshausens aus.

65 Vgl. Breuer, 1999, S. 246-247. Zu ihrem Abhängigkeitsverhältnis vgl. ebenfalls Sodmann/Weydt, 1980, dort auch weitere Literatur. Herrn Dr. Timothy Sodmann sei herzlich für die Zusendung der *Sondergabe für Mitglieder der Grimmelshausen-Gesellschaft* gedankt.

66 Vgl. Breuer, 1999, S. 246-247.

67 Genannt sei hier als Beispiel nur die wundersame Heilung eines scheinbar unstillbaren Nasenblutens durch Simplicius mit alchemistisch-magischen Mitteln (Barocksimplicissimus, S. 786-787). Zur ambivalenten, ja überwiegend kritischen Haltung, die Simplicissimus und Grimmelshausen im simplicianischen Zyklus gegenüber den nicht-galenistischen Heilsystemen einnehmen, vgl. Abschnitt II.

3. "[V]on der Medicin und den Medicis" – Zur Gliederung der Arbeit

Die Untersuchung von Grimmelshausens Verhältnis zur Medizin seiner Zeit wirft vor allen weitergehenden Erörterungen die Frage danach auf, welche einzelnen Teildisziplinen und Fachgebiete nach Auffassung Grimmelshausens unter den Oberbegriff "Medizin" zu subsumieren sind. Für erste Hinweise darauf, welche theoretischen und praktischen Gebiete der Heilkunde bei einer Untersuchung der Medizin im Werk Grimmelshausens berücksichtigt werden müssen, können die diesbezüglichen Ausführungen des Autors selbst konsultiert werden. Nach einer in seinem *Satyrischen Pilgram* vorgenommenen (allerdings aus dem 17. Diskurs von Garzonis *Piazza Universale* entlehnten)[68] Unterteilung lässt sich die Medizin in die "Physiologica, Hygiæna, Æthiologica, Simiotica und Trapestica" gliedern.[69] Grimmelshausen definiert, getreu seiner Garzonischen Vorlage, die fünf genannten Bereiche wie folgt:

> Die erste begreifft die Elementa, die Temperamenta, die Humores, die Partes Corporis, die Facultates Actione & Spiritus; Jn der zweyten ist die Consideration der Lufft / der Speise / des Getrancks / die Bewegung / der Schlaff / das Wachen / Feistigkeit / Magerkeit und alle Perturbationes Animi. Jn der dritten sind begriffen alle die causae externae und internae, desgleichen auch die concausae, die Kranckheiten und derselbigen Zufälle oder Symptomata; Jn der vierdten begreiffen sie ins gemein alle Signa oder Zeichen / die unterschiedliche Enderungen: die Dies Critici oder Decretorii, die Indicia, Intercidentia, Jtem die Urtheile aus dem Urina, excrementis, spato [Garzoni[70] schreibt "sputo", M. D.], und insonderheit aus den Pulsen / Jn der fünfften ist begriffen, die Dieta, die Medicamenta und Chirurgia [...].[71]

Der lexikalisch unklare, aus dem Kontext aber verständliche Begriff "Trapestica" soll hier zunächst bloß zur Kenntnis genommen werden (Näheres siehe I.5). Will man dieser Einteilung folgen, so hat man die Werke Grimmelshausens zu untersuchen auf Textstellen

- zur menschlichen Anatomie und Physiologie, besonders zur Temperamenten- und Säftelehre (Physiologica),
- zu den sex res non naturales[72] (Hygiæna),
- zu explizit genannten und kontextuell erschließbaren Krankheitsursachen, zu Krankheitsbegriffen und Krankheitskonzepten (Æthiologica),

---

68 Zur Garzoni-Rezeption Grimmelshausens, besonders auch im *Satyrischen Pilgram*, vgl. Battafarano, 1991, S. 116-124.

69 Satyrischer Pilgram, S. 139.

70 Garzoni, 1626, S. 124.

71 Satyrischer Pilgram, S. 139-140.

72 Unter diesen sind zu verstehen "Luft (im weiteren Sinne von 'Umwelt'), Essen und Trinken, Schlafen und Wachen, Bewegung und Ruhe, Anfüllung und Entleerung sowie die Gemütsbewegungen", vgl. Weisser, 1991, S. 25. Kümmel, 1977, S. 132, ergänzt zu Luft noch Licht.

- zu Krankheitssymptomen, Krankheitsverläufen und diagnostischen Verfahren (Simiotica) sowie schließlich
- zu diätetischen, medikamentösen und chirurgischen Behandlungsmethoden (Trapestica).

Für eine systematische Gliederung der weiteren Untersuchung ist es allerdings keineswegs ausreichend, die jeweils untersuchten Textbeispiele allein den fünf oben genannten Teilbereichen der Medizin zuzuordnen. Zu berücksichtigen ist vielmehr auch der größere Kontext der divergierenden medizintheoretischen und weltanschaulich-anthropologischen Grundkonzepte, die für das wissenschaftliche wie auch für das populäre Medizinverständnis des 17. Jahrhunderts prägend waren.

In den Texten Grimmelshausens wird bei der Darstellung medizinischen Wissens und Handelns nicht allen diesen Konzepten die gleiche Aufmerksamkeit geschenkt: Die Textpassagen zur Physiologie und Pathologie, Symptomatik und Therapie sind mit Abstand am häufigsten von galenistisch-humoralpathologischen Vorstellungen beeinflusst. Dementsprechend ist diesem Heilkonzept auch der umfangreichste Abschnitt der weiteren Ausführungen, der *erste Hauptteil*, gewidmet. Gerade hier erscheint eine detaillierte Binnengliederung unbedingt ratsam, gerade hier empfiehlt es sich, der Unterteilung der Medizin in die fünf Teile der "Physiologica, Hygiæna, Æthiologica, Simiotica und Trapestica" zu folgen, auch wenn es dabei gelegentlich zu Überschneidungen kommen kann.

Neben dem Galenismus stehen im 17. Jahrhundert andere, etwa paracelsistisch-alchemistische, iatromagische, iatrodämonologische und iatrotheologische Krankheitsentstehungstheorien und Heilmethoden.[73] Auch sie hinterlassen im Werk Grimmelshausens ihre Spuren. In einem *zweiten Hauptabschnitt* sollen daher die expliziten und impliziten Be- und Verurteilungen dieser Heilkonzepte wie auch bestimmter von ihnen ausgehender Verfahrensweisen in den einzelnen Textpassagen analysiert werden. Dabei muss unter der großen Vielfalt nicht-galenistischer Ansätze allerdings eine Auswahl getroffen werden, um den Rahmen der Arbeit nicht zu sprengen. Ein Eingehen auf die Beurteilung der Iatroastrologie[74] durch Grimmelshausen (dafür wäre vor allem der *Ewig-währende Calender* heranzuziehen) soll hier beispielsweise unterbleiben. Sie mag vor allem von Grimmelshausens – vieldiskutierter – Position zur Astrologie[75] abhängen.[76]

---

73 Diese Unterteilung folgt dem von Rothschuh, 1978, vorgeschlagenen Gliederungskonzept.

74 Eine ausführliche Darstellung der medizinischen Bedeutung der Astrologie in der frühen Neuzeit findet sich in Müller-Jahnke, 1985, zur Rolle der Astrologie in der Kalenderliteratur vgl. ebd. S. 175-184.

75 Zu Grimmelshausen und seinem Verhältnis zur Astrologie vgl. etwa Haberkamm, 1972; Haberkamm, 1983, S. 49-121; Haberkamm, 2004, S. 163-183. Zur Astrolo-

Neben die Berücksichtigung der verschiedenen Teilgebiete und der divergierenden Heilsysteme der Medizin muss schließlich, zur Vervollständigung der bisherigen Gliederung, noch ein dritter Aspekt treten:

In den Urteilen, die in Grimmelshausens Texten über die zeitgenössische Medizin gefällt werden, werden oft nicht nur die Inhalte des medizinischen Heilwissens, sondern auch die Exponenten des medizinischen Handelns bewertet. In einigen Fällen überwiegt die von Grimmelshausens Erzählern und Figuren geübte Medizinerkritik sogar die Medizinkritik selbst. In einem *dritten Hauptabschnitt* gilt es daher, das von Grimmelshausen entworfene Ärzteideal und die in seinen Texten vorkommenden positiven und negativen Heilergestalten zu untersuchen.

Ein weiteres Mal eignet sich hierbei der *Satyrische Pilgram*, vor allem durch die dialektische Struktur seiner Erörterungen, sehr gut als Ausgangspunkt der Überlegungen. Das in dieser Schrift enthaltene Kapitel "[V]on der Medicin und den Medicis" stellt gewissermaßen einen Mikrokosmos antithetischer Einschätzungen sowohl der Heilkunst wie auch der Heiler dar, zu dem sich auf der makroskopischen Ebene des Grimmelshausenschen Gesamtwerks zahlreiche Entsprechungen finden.

In einem abschließenden Kapitel sollen zunächst Art und Umfang der Beeinflussung Grimmelshausens durch das zeitgenössische Medizinwissen noch einmal zusammenfassend erörtert werden. Von den Einzelbeispielen der vorangehenden drei Hauptabschnitte muss dabei größtenteils abstrahiert werden. Darüber hinaus ist zu resümieren, welche methodischen Schwierigkeiten sich bei der Bewertung und vor allem bei der Verallgemeinerung der verschiedenen in Grimmelshausens Werken dargestellten Positionen gegenüber der Heilkunde ergeben. Zugleich aber sollen auch diejenigen grundlegenden und textübergreifenden Urteile über bestimmte medizinische Theorien und Verfahren zusammengestellt werden, die – trotz aller Differenziertheit und Komplexität der Medizinkritik – in den Texten dieses Barockliteraten eindeutig auszumachen sind.

Da es sich bei den untersuchten Beispielen aus den Schriften Grimmelshausens um Darstellungen der Medizin innerhalb literarischer, und zumeist auch fiktionaler Texte handelt, erscheint es angebracht, diesem Umstand in einem Ausblick noch einmal besondere Aufmerksamkeit zu schenken. So soll am Ende der Monographie die Anregung für eine künftige Grimmelshausenforschung stehen, jene Aspekte des Verhältnisses von Medizin und Literatur in Grimmelshausens Werken genauer zu untersuchen, die in der vorliegenden Arbeit nur angedeutet werden können. Eine sinnvolle Ausgangsbasis für ein derartiges Unternehmen ließe sich, wie zu zeigen sein wird, in den allgemeinen

---

gie im *Ewig-währenden Calender* vgl. auch Bauer, 1994, S. 81-115.

76 Vgl. etwa Haberkamm, 2004, S. 167.

Überlegungen Dietrich von Engelhardts[77] zur literarischen Funktion der Medizin und zur medizinischen Funktion der Literatur finden.

77 Vgl. Engelhardt, 1992.

I. Die Ordnung der Dinge und die Polypharmazie Grimmelshausen und die galenistische Medizin

1. Physiologica

Andreas Heckmann hat am Beispiel der *Courasche* zu zeigen versucht, dass sich das humoralpathologische Konzept im Werk Grimmelshausens bereits in Auflösung befindet:

> Die Formulierung eines *flexiblen* [Hervorhebung durch den Verfasser, M. D.] Schemas der Humoralpathologie (wie Grimmelshausen sie eingangs des Romans gibt) und dessen entsprechend läßliche Befolgung im Verlauf des Textes könnte [...] als Zeichen des Übergangs von der Dominanz der Säftelehre zu der der Blutkreislauflehre aufgefasst werden [...].[78]

Zumindest im ersten Kapitel des *Courasche*-Romans lässt sich tatsächlich, wie im Folgenden gezeigt werden soll, hinter der Figurenperspektive der "Landstörtzerin", welche die Körpersäfte als dominierenden Faktor menschlichen Handelns ansieht, eine ironische Distanz zur Humoralpathologie erkennen. Dies gilt unabhängig von der sich aus Heckmanns These ergebenden, durchaus problematischen Frage, ob Grimmelshausen selbst die Blutkreislauflehre Harveys gekannt haben mag (Riep zumindest verneint die Vertrautheit Grimmelshausens mit zeitgenössisch-revolutionären medizinischen Konzepten).[79]

Die Ironie und die Distanzierungsgeste des ersten Kapitels liegen dabei gerade in der Überzeichnung der mechanistisch-determinierenden Eigenschaften der Säfte. Im sanguinisch bestimmten Jugendalter wäre ihr, so Courasche, eine Bekehrung durchaus noch möglich gewesen, aber mit der Zunahme der gelben und schwarzen Galle sowie des Phlegmas in den nachfolgenden höheren Lebensaltern[80] sei es nun ungleich schwerer, ja im Grunde unmöglich, "der übrigen dreyen ärgsten Feuchtigkeiten gewaltsamen Anlauff zugleich zuwiderstehen".[81]

Nicht immer wird in der germanistischen Forschung diese humoralpathologisch-subjektive Selbstdiagnose Courasches als Überzeichnung wahrgenom-

---

78 Heckmann, 1992, S. 12.

79 Riep, 1966, S. 13-14.

80 Courasche, S. 21-22.

81 Courasche, S. 22.

men und hinterfragt. So geht etwa Stefan Trappen tatsächlich von einer objektiven humoralen Determinierung Courasches im Alter aus:

> Indem Courasche ein Alter erreicht hat, wo der vergleichsweise harmlose "Sanguinische Antrieb" kaum mehr, die "übrigen drey ärgsten Feuchtigkeiten" aber umso mehr wirken [...], ist es ihr aus physiologischen Gründen unmöglich, sich zu bekehren. [...] Ihre Lasterhaftigkeit stellt sich somit als Ergebnis einer Fehlentwicklung dar, die aus physiologischen Gründen nicht mehr zu revidieren ist, sich aber vielleicht dennoch als mahnendes Beispiel eignet.[82]

Nicht allein das Beispiel des sich im hohen Alter noch bekehrenden Springinsfeld[83] zeigt jedoch, dass es mit dieser vorgeblichen psychischen und moralischen Determinierung durch widrige Körpersäfte nicht weit her sein kann. Andrea Wicke weist zur Recht darauf hin, dass sich in solchen Fällen einer späten Umkehr "humorales und religiöses Menschenbild widersprüchlich zueinander" verhalten, denn "[e]ine Gelegenheit zu radikaler Metanoia, zu völligem Sinneswandel, wie sie beispielsweise eine Generalbeichte gibt und fordert, negiert die Säftelehre."[84] Sie untersucht dabei allerdings nicht, welches dieser beiden Menschenbilder das für den Barockautor bestimmende ist, da es ihr in ihrer Arbeit um *Strategien der Selbsterfindung*[85] Courasches, also um die Figurenperspektive selbst, geht.[86]

Im weiteren Verlauf von Courasches Argumentation wird deutlich, dass das Menschenbild, das sie vom alten, durch die schlechten Säfte zum Verharren in seiner Sündhaftigkeit gezwungenen Menschen entwirft, auf geradezu groteske Weise seine Leiblichkeit über seine Moral stellt. Die Entschuldigung des eigenen Bekehrungsunwillens durch den Widerstand der Säfte, wie Courasche sie versucht, erscheint dem Leser besonders dadurch ironisch ge-

---

82 Trappen, 1994, S. 247-248.

83 Springinsfeld, S. 295, vgl. dazu auch Solbach, 1990, S. 323-350.

84 Wicke, 2000, S. 420-421.

85 So der Untertitel ihres Aufsatzes von 2000.

86 Auch Dieter Breuer betrachtet die hier erörterte Stelle nicht unter dem Aspekt einer Bewertung der Humoralpathologie durch Grimmelshausen, sondern bemüht sich vorrangig darum, "Courasche konsequent aus der von Grimmelshausen gewählten Ich-Perspektive zu deuten" (Breuer, 2002, S. 237). Dennoch gibt er dabei Courasches Determinismus-These, anders als Trappen, nicht ohne vorsichtiges Distanzsignal ("so argumentiert Courasche") wieder (Breuer, 2002, S. 231). Nur schwer kompatibel ist der Gedanke eines humoralpathologischen Determinismus mit Deutungen wie jener Rainer Hillenbrands, die "der erzählenden Courasche" ausdrücklich "Unbußfertigkeit und Trägheit in der inneren Umkehr (acedia)" vorwirft (Hillenbrand, 2002, S. 54). Letztlich ist ein solcher Vorwurf überhaupt nur dann gerechtfertigt, wenn auch im Alter keine vollständige Determinierung durch die Säfte angenommen werden kann, andernfalls könnte man Courasche nur ihre Jugendsünden wirklich zur Last legen.

färbt, dass zur Behandlung der verschiedenen Dyskrasien nicht etwa ernstzunehmende Therapievorschläge gemacht werden, sondern lediglich ein primitiv-chirurgisches Vorgehen erwogen und zugleich verworfen wird, bei dem Courasche sich gewissermaßen - so ihre eigene drastische Bildlichkeit - als alte "Sau" auf die "Schlachtbank"[87] begeben müsste:

> [...] die Cholera hat sich mit den Jahren bey mir vermehrt / und ich kan die Gall nicht heraus nehmen / solche wie der Metzger einen Säu-Magen umbzukehren und auszubutzen; wie wolte ich dann dem Zorn widerstehen mögen?[88]

Ergibt sich aber aus einer derartigen Überzeichnung der Humoralpathologie zwangsläufig eine eindeutige Ablehnung derselben? Drückt sich darin eine grundsätzliche Verachtung Grimmelshausens für die galenische und galenistische Säftelehre aus?

Der Leser muss sich vergegenwärtigen, dass hier eine Gestalt spricht, die im Zustand der Halbbildung und der Verstocktheit[89] möglicherweise zu einem adäquaten Verständnis der Humoralpathologie und auch der sich aus ihr ergebenden Therapien gar nicht in der Lage ist. Gerade indem Courasche nicht eigentlich medizinisch geschult ist und sich daher auch mit dem Galenismus nicht auf hohem Niveau auseinandergesetzt hat, wird die Ergründung der Einstellung Grimmelshausens zur Humoralpathologie allein auf der Grundlage dieses Textabschnitts schwierig. So wie Couraches Aussagen nicht einfach so gelesen werden können, als wolle Grimmelshausen dadurch einer hundertprozentigen humoralpathologischen Festlegung des Menschen bis in den Bereich der Moral hinein das Wort reden, so lässt sich andererseits auch nicht beweisen, dass in der Ironie dieser Passage das zugrunde liegende medizinische Konzept mit karikiert ist, denn möglicherweise karikiert sich Courasche in ihren Aussagen nur selbst. Wo in Bezug auf die Bußfertigkeit der Protagonis-

---

87 Vgl. dazu Wicke, 2000, S. 241, die zu dieser Textpassage eine weitere, sehr interessante Deutung anfügt: "An dieser Stelle präsentiert die Courasche ihren Körper und seine Organe wie auf einer Schlachtbank [...]. Das fleischliche Material und die von ihm verursachten Leidenschaften werden Stück für Stück dargeboten. Um ihr Selbst zu legitimieren, zeigt die Landstörtzerin den ‚Herren', was unter ihrer Haut liegt – und mit dieser Geste nimmt Grimmelshausen in gewissem Sinne den sezierenden Blick späterer Mediziner historisch vorweg. Physiologie und Anatomie werden zur Argumentationsbasis für die Wesensart der Ich-Erzählerin." (S. 241).

88 Courasche, S. 21.

89 Joël Lefebvre hinterfragt selbst diese Verstocktheit: Courasche "bedauert plötzlich [...], daß sie die Unschuld ihrer jungen Jahre nicht habe bewahren [...] können", ja sie "fordert die Geistlichen auf, die jungen Leute moralisch zu erziehen", sie "schlägt ins Positive um und wird zur moralisierenden Figur. Die Einheit zwischen erzählendem und erzähltem Ich wird also plötzlich durchbrochen" (Lefebvre, 1980, S. 33).

tin dieses Schelmenromans "Erwartungen enttäuscht" werden und Courasche als Erzählerin vom "literarischen Code" der Lebensbeichte abweicht,[90] darf es nicht verwundern, wenn auch der "medizinische Code" der Humoralpathologie hier nicht überzeugend präsentiert wird.

Die Selbstrelativierung der Aussagen Couraschès lassen auch den Versuch problematisch erscheinen, aus der subjektiv gebrochenen Darstellung der Säftelehre im ersten Kapitel poetologische Konsequenzen zu ziehen, so wie Mathias Feldges dies tut, wenn er nachzuweisen versucht, dass sich der *Courasche*-Roman in seinem Gesamtaufbau an einer Abfolge der vier Säfte und der ihnen zugeordneten Lebensalter und Laster orientiere.[91] Dass von einer solchen Säfte-Chronologie nicht die Rede sein kann, wird bereits daran deutlich, dass Courasche Phlegma und gelbe Galle in einem Atemzug unter den bei ihr vorhandenen negativen Säften aufzählt, anstatt eine Ablösung des einen Safts durch den anderen von Lebensalter zu Lebensalter zu beschreiben.[92]

Ist das erste *Courasche*-Kapitel daher für weiterreichende Schlüsse, die den unmittelbaren Erzähl- oder gar Romankontext überschreiten und auf eine generelle Einschätzung der Humoralpathologie durch Grimmelshausen abzielen, nicht geeignet und sind folglich weitere diesbezügliche Untersuchungen erforderlich, so ist es doch andererseits unmöglich, alle humoralpathologischen Anspielungen im Werk Grimmelshausens innerhalb der allgemeineren Fragestellung dieser Arbeit in angemessener Breite zu berücksichtigen. Es sollen daher im Wesentlichen ausgewählte Beispiele zur Einschätzung eines der vier Säfte, nämlich der gelben Galle (bilis flava), genügen.

Diese wird nach humoralpathologischem Konzept in der - von Courasche im ersten Kapitel erwähnten - Galle, d. h. in der Gallenblase produziert, während die schwarze Galle in der Milz gebildet wird. Sie spielt, so Michael Kutzer in seinen Ausführungen über die Geisteskrankheit in der frühen Neuzeit, immer wieder eine Rolle in den Überlegungen zur Pathologie der Manie:

---

90 Valentin, 1988, S. 89-104, bes. S. 93.

91 Feldges, 1969, S. 45-46.

92 Courasche, S. 21, vgl. dazu auch Heckmann, 1992, S. 11. Auf die Blutfülle der (somit sanguinischen) Jugendzeit und den Säftedeterminismus spielt in der sechsten Materie des *Ewig-währenden Calenders* (S. 161) auch Simplicius – allerdings in ironisch-skeptischer Form – an, wenn es dort vom Aderlassen heißt, es sei an einem bestimmten Tag "gut / dienet auch zur Klug= und Weißheit; Ach warumb hab ich doch diß nicht gewust / da ich noch übrig Geblüth hatte / wie wolte ich doch so ein witziger Kerl seyn worden; Weil es aber nunmehr mit mir zu spath / mein lieber Simplice [d. h. der gleichnamige Sohn des Simplicissimus], so lasse dir bey leib diesen Tag wol befohlen seyn / ob ich vielleicht einen Sohn bekäm / der auß der Art schlüg / und witzig würde." Zur Veränderung der Qualitäten und Säfte im Alter vgl. auch Schäfer, 2004, S. 48-52.

"Die Mania wurde sehr häufig mit der gelben Galle wegen ihrer Hitzigkeit und Aggressivität in Beziehung gesetzt".[93] Ein Vorherrschen der gelb-galligen Säfte im Blut führte nach galenistischer Meinung, wenn auch nicht immer zur cholerisch bedingten "Unsinnigkeit",[94] so doch zumindest zu "Unruhe, Reizbarkeit und Aggressivität".[95]

Coler schreibt - hierin weitgehend den Versen des *Regimen sanitatis Salernitanum*[96] folgend[97] - über die gelbe Galle Folgendes:

> Wer ein Cholericus ist / der ist hitziger zorniger Natur / vnd alles was er thut / dz thut er mit grosser Gewalt / hat auch ein rötlich Angesicht [...]. Jte[m] / er ist Ehrgeitzig / wil vberal der Obermann in der Charte[n] seyn / vn[d] obe[n] an sitzen / ist ein vngehaltener Mensch / der alles mit einem sturm thut / vnd hat gemeiniglich ein roth Haar / er ist neidisch / dürre / kühn vnd trotzig / vnleidlich / geschla[n]g / listig / betrieglich / rauch [...]. Auch studiret er wol / ist klug / vnnd hat einen geschwinden Kopf zu allen sachen. Wird dem Element deß fewers verglichen / welches auch hitziger vnd trockener natur ist. Die Cho-

---

93 Kutzer, 1998, S. 95.

94 Vgl. dazu bereits die Ausführungen des Hieronymus von Brunschwig (Brunschwig, 1558, Bl. 25^{v}).

95 Kutzer, 1998, S. 78.

96 Dieses ist – möglicherweise in der medizinischen Schule von Salerno – "in der zweiten Hälfte des 13. oder zu Beginn des 14. Jh.s" von einem unbekannten Autor "kompiliert worden", vgl. dazu etwa Keil, Gundolf: Regimen sanitatis Salernitanum (Art.). In: Verfasserlexikon, 1989, Bd. 7, Sp.1105-1006.

97 Im Lateinischen lautet die entsprechende Stelle der *Schola* (zit. nach Schola, 1657, S. 364) folgendermaßen:

De temperatura cholericia sive biliosa.
ESt humor cholera, qui competit impetuosis,
Hoc genus est hominum cupiens præcellere cunctis.
Hi leviter discunt, multum comedunt, cito crescunt,
Inde & magnanimi sunt, largi, summa petentes,
Hirsutus, fallax, irascens, prodigus, audax,
Astutus, gracilis, siccus, croceique coloris.

In der deutschen Übersetzung aus dem *Parnassus medicinalis* Johann Joachim Bechers (Becher, 1663, 4. Teil, S. 113) lauten die Verse:

Von der Cholerischen complexion.
Die da Cholerisch seyn / die wollen hoch hinauß /
Zum Zorn beweget sie auch wol ein schlechte Lauß /
Sie lernen trefflich wohl / und essen zimlich drauff /
Seind Klug / und geben gern / muß alles sein vollauff /
Sie haben gelbe Haar / bißweilen seind sie roth /
Durch gähen Zorn sie sich verschaffen manche Noth.

> lera herschet in der Leber: Doch das sie in ein Bläßlein an der Leber hangende colligiret, vnnd nicht durch die substantiam epatis spargiret wird.[98]

Hätte man den Zusammenhang zwischen gelber Galle einerseits und Zorn, Manie und Hitzigkeit andererseits als kausale Einbahnstraße vom leiblichen zum geistig-seelischen Befinden zu verstehen, dann wäre im Werk Grimmelshausens im Folgenden nur nach Beispielen jenes Menschentyps zu suchen, der aus seiner humoralen Veranlagung heraus leicht erzürnt und bei dem sich seine psychische Grundbereitschaft zur Aggression aus seiner somatischen Disposition zum Choleriker ergibt. Denkbar ist aber, zumindest nach Ansicht Martin Pansas (1580-1626),[99] auch der umgekehrte Zusammenhang zwischen der humoralen bzw. physiologischen und der psychologischen Ebene:

> Also ein Jachzorniger Mensch lest sich die Hitzige Gall zu sehr einnemen / erhitzen / [...] darnach vberfellet jhn plötzlich der Schlag vnnd Hand GOttes / oder gedeihet in ein Hitziges Fieber / das schwerlich zu leschen ist [...].[100]

Der Zorn führt zu einer Vorherrschaft der Galle und diese wiederum zu schweren körperlichen Störungen (von denen im Folgenden noch zu reden sein wird): Der Mensch wird cholerisch, weil er zornig ist bzw. weil er sich habituell seinem Zorn zu sehr hingibt, ohne ihm gegenzusteuern. In diesem Fall allerdings wäre gleichzeitig auch wieder nach der Ursache seines Jähzorns zu fragen: Steht er am Beginn dieser Kette sich gegenseitig verursachender psychischer und physischer Abweichungen vom Gesunden und Maßvollen oder hat er seinerseits seinen Ursprung in einer cholerischen Veranlagung? Kann auch ein nicht-cholerischer Mensch, der noch nicht einmal den Keim einer solchen Veranlagung in sich trägt, durch Zorn in seinem Säftegleichgewicht gestört und dadurch vorübergehend zum Choleriker werden?

In Grimmelshausens Romanen erweist sich die Rekonstruktion einer eindeutigen Richtung dieser Kausalbeziehung, eines eindeutig auszumachenden psychischen oder physischen Anfangspunkts dieser Kausalkette grundsätzlich als schwierig. Als cholerisch veranlagt erscheinen besonders einige der Gestalten in Grimmelshausens Josephsroman, da sie bereits durch geringste Anlässe zum Zorn zu reizen sind. So heißt es etwa von Lia, Josephs Stiefmutter: Ihr "lieff [...] die Gall über / wann sie ihn [d. h. Joseph, M. D.] nur erblickte". Wo ein bloßer, optischer Sinneseindruck genügt, um Zorn zu provozieren, ist eine, dem aktuellen Anlass vorausgehende, cholerische Komplexion anzunehmen.[101] Andererseits erfährt die Gallenproduktion im Zorn vorübergehend

98 Coler, 1645, 2. Teil, S. 76.

99 Zu Leben und Werk vgl. Teuber, 1991.

100 Pansa, 1618, S. 24-25.

101 Keuscher Joseph, S. 18. Zum Begriff der "complexio" vgl. Goltz, Dietlinde: Säfte, Säftelehre (Art.). In: Ritter, 1992, Bd. 8, Sp. 1119-1126.

eine zusätzliche Steigerung: Die "reziproke Kausalität"[102] wirkt als Teufelskreis. Der psychische (Mit)Auslöser dieser Säfte-Reaktion ist der Neid auf Josephs Vortrefflichkeit, denn Lia beobachtet, dass "keiner von ihren Söhnen beym Vatter so schätzbar war."[103] Das psychisch bedingte Überlaufen der Galle führt dabei auch zu weiteren somatischen Reaktionen. Von Josephs Geschwistern etwa heißt es: "Ja ihre ohne das genugsam vergallte Gemühter wurden so erbost / daß ihnen weder Essen noch Trincken schmeckte".[104] Die Dyskrasie cholerischen Typs lässt sich - zumindest im übertragenen Sinne - bei diesen Personen sogar im "vergallte[n] [...] Hertzen" nachweisen.[105] Tatsächlich geht man etwa in der zeitgenössischen Erklärung der Manie durchaus von einer "Mitaffektion des Herzens" aus.[106]

An einer späteren Stelle des Josephsromans behauptet Selicha, Joseph habe sie mit seinem angeblichen Vergewaltigungsversuch "so hoch erzörnet / das mir die Gall in alle Glieder geloffen!"[107] Auch wenn es sich bei dieser Selbstdiagnose erstens um eine Deutung aus der Figurenperspektive und zweitens, nach Dieter Breuers Anmerkung, wohl bereits um eine sprichwörtliche Redensart handelt,[108] so kann doch aus anderen Stellen der Werke Grimmelshausens belegt werden, dass das Überlaufen der Galle tatsächlich auf die Glieder wirken und dabei Lähmungserscheinungen hervorrufen kann: Herzbruder wird infolge einer Vergiftung "lahm an allen vieren / wie ein Cholericus den die Gall verderbt / und war doch am wenigsten selbiger Complexion noch dem Zorn beygethan".[109] Auch nach Ansicht Theodor Zwingers d. J. (1658-1724) in seinem Ratgeber *Sicherer Und Geschwinder Artzt* (Erstdruck Basel 1684)[110] können Lähmungserscheinungen besonders den (cholerischen) "Zornmüthigen" leicht ereilen.[111] Breuer erläutert in seiner Anmerkung zu den humoralpathologischen Spekulationen um Herzbruders Vergiftung:

> [D]as hitzige, zum Zorn neigende Temperament des Cholerikers kann durch die zu einer Art Asche verbrennende schwarze Galle (melancholia adusta) in das extreme Gegenteil (Lähmung) verkehrt werden.[112]

---

102 Foucault, 1969, S. 226.

103 Keuscher Joseph, S. 18.

104 Keuscher Joseph, S. 21.

105 Keuscher Joseph, S. 24.

106 Kutzer, 1998, S. 96.

107 Keuscher Joseph, S. 71.

108 Breuer, Anmerkung S. 827 zu Keuscher Joseph, S. 71,23.

109 Simplicissimus, S. 460.

110 Zu Theodor Zwinger d. J., einem Enkel des gleichnamigen Verfassers des "Theatrum humanae vitae", vgl. Pagel: Zwinger, Theodor, der "Jüngere" (Art.). In: Hirsch, 1934, Bd. 5, S. 1057.

111 Zwinger, 1703, S. 394.

112 Breuer, Anmerkung S. 947 zu Simplicissimus, S. 460,15f, vgl. ausführlich

In der wissenschaftlich-galenistischen Medizin der frühen Neuzeit findet sich immer wieder die Lehrmeinung, dass die "Überhitzung, Verbrennung, Röstung [...] der anderen Körpersäfte, zunächst vor allem der gelben Galle," zur Bildung einer "Form der 'schwarzen Galle' ([...] 'Melancholia adusta' [...])" führen könnten, die sich "durch besondere Hartnäckigkeit, Heftigkeit und Tücke" auszeichne.[113] Auch Coler weist auf diesen pathologischen Verbrennungsvorgang hin.[114]

Durch diesen humoralen Umwandlungsmechanismus sind, dies sei hier nur am Rande erwähnt, auch die Übergänge zwischen Manie und Melancholie erklärbar, die manche Ärzte in der frühen Neuzeit postulieren.[115] Im Werk Grimmelshausens kann für diese enge Beziehung zwischen beiden abnormen psychischen Befindlichkeiten der zweite Vogelnestbesitzer als Beispiel dienen. Als dieser vom Tod seiner Frau erfährt und sich infolgedessen die Überflüssigkeit seines Verzichts auf die Jüdin Esther klar macht, verfällt er in eine bis hin zu Mordplänen führende "wütende *Melanchol*ey",[116] die offensichtlich im Grenzbereich zwischen Manie und Melancholie anzusiedeln ist.

Dass aus übermäßigem Zorn (und damit aus einem Übermaß an gelber Galle) Lähmungen entstehen können, ist nur eine der möglichen somatischen Folgen übermäßigen, cholerischen Zorns. So zählt etwa Hippolytus Guarinonius (1571-1654) in seiner Schrift *Die Grewel der Verwüstung Menschlichen Geschlechts* (1610)[117] zahlreiche weitere somatische Symptome des Zorns auf, von denen sich einige ebenfalls in den Werken Grimmelshausens belegen lassen:

> Eine sofortige Reaktion des Zornigen ist etwa sein Erbleichen im Gesicht. Weiterhin ruft der Zorn auch "allerley hitzige kranckheiten / als fiebern / dürre deß Leibs" hervor. Letztere wiederum führt leicht zu "Dörr vnd Lungelsuchten". Schließlich bewirkt der Zorn auch "die scharpffen Flüß / darauß widerumb sorgliche Kranckheiten erweckt werden". Besonders "Grimme / lahme der füß / händen / vnd armen" folgen aus ihnen. Bei erneuten Wutanfällen kann es dann jeweils zu immer neuen Schüben dieser Krankheiten kommen. Schließlich kann auch "[d]as Podagram auß dem zorn" verursacht werden.[118]

Schneiders, 1997, S. 158.

113 Kutzer, 1998, S. 77.

114 Coler, 1645, 2. Teil, S. 76.

115 Kutzer, 1998, S. 93-94, vgl. dazu auch Foucault, 1969, S. 197. Für die Nähe von Manie und Melancholie bestand allerdings bereits in der Antike ein ärztliches Problembewusstsein, vgl. dazu Rütten, 1992, S. 84-85.

116 Vogelnest II, S. 603.

117 Zu Leben und Werk vgl. etwa Telle, Joachim: Guarinonius, Hippolytus (Art.). In: Killy, 1989, Bd. 4, S. 408-409; Breuer, 1986, S. 1117-1133; Battafarano, 1995, S. 141-153.

118 Guarinonius, 1610, S. 361. Diese und weitere Symptome zählt auch Aegidius

Eine besonders eindrückliche Beschreibung des zornigen Erbleichens findet sich in Grimmelshausens Roman *Proximus und Lympida*. Proximus, von seinem Oheim Orontæus beim Kaiser im Hinblick auf seinen Opferwillen hintergangen, erzürnt heftig:

> [A]ber jetzo [...] ergrimbte sein Gemüt in einem rechtmässigen zulässigen: Ja heiligen Zorn dermassen / das sein rosenfärbigs Angesicht erblaste / seine Corallen rothe Lippe verblichen: die Gall überlieffe / vnd sein gantzer Leib einer ohngewöhnlichen Veränderung gewahr wurde![119]

Dies ist zugleich ein weiterer Beleg dafür, dass Grimmelshausen einen Zusammenhang zwischen Zorn und Galle annimmt. Die Galle lässt das "sonst allersanfftmütigste Geblüt Proximi schaumen vnd auffwallen!"[120] Gerade dieses Aufschäumen und Aufbrausen kann als Hinweis auf die Eigenschaften der gelben Galle betrachtet werden, denn diese ist der Schaum des Blutes,[121] "leichter und luftiger als das Blut" und schwimmt in Letzterem obenauf.[122] Proximus ist außerdem ein Beispiel dafür, dass ein heftiges Erzürnen auch beim Nichtcholeriker auftreten und die Galle allein aus psychischen Gründen zum Überlaufen bringen kann, denn er ist alles andere als cholerisch veranlagt: "Von der Wiegen an biß hieher" hat er "noch niemahl erfaren noch empfunden was der Zorn vor ein Ding sey [...]."[123]

Befassen wir uns nun mit dem zweiten von Guarinonius erwähnten, durch Zorn hervorgerufenen Krankheitsbild, also mit der "Dörr" (oder "Dörrsucht"). Synonyme Bezeichnungen dieser Krankheit sind nach Zwinger "Darre", "Schwindsucht", "Tabes" bzw. "Marasmus" und "Hectica Febris".[124] Im frühneuzeitlich-medizinischen System hat die Dörre nicht allein die von Guarinonius betonte Verbindung mit dem Zorn, sondern sie hängt auch mit der gelben Galle zusammen, kommt sie doch besonders dann vor, "wann die Leber

---

Albertinus (1560-1620) in *Lucifers Königreich vnd Seelengejäidt* (1616) auf (vgl. Albertinus, 1616, S. 362). Zu Leben und Werk vgl. Gemert, Guillaume van: Albertinus, Aegidius (Art.). In: Killy, 1988, Bd. 1, S. 89-91.

119 Proximus, S. 582.

120 Proximus, S. 582.

121 Melanchthon, 1846, Sp. 81: "Flava bilis [...] est spuma sanguinis [...]." Zu Philipp Melanchthon (1497-1560) vgl. Scheible, Heinz: Melanchthon, Philipp (Art.). In: Killy, 1990, Bd. 8, S. 88-92. Das *Liber de anima* erschien erstmals 1540.

122 Müller, 1993, S. 53.

123 Proximus, S. 581-582.

124 Zwinger, 1703, S. 10, auch Hohberg, 1687, S. 395-396, gebraucht "Schwindsucht" und "Dörre" synonym. Zu Leben und Werk Wolf Helmhard von Hohbergs (1612-1688) und seiner *Georgica curiosa* (Erstdruck 1682), vgl. Schilling, Michael: Hohberg, Wolf Helmhard Frhr. von (Art.). In: Killy, 1990, Bd. 5, S. 432-433, sowie Burkhardt/Priddat, 2000, S. 759-767.

erhitzt" ist.[125] Im Werk Grimmelshausens findet sich ein abschreckendes Beispiel dieses Zusammenhangs zwischen "Dörrsucht", Zorn und gelber Galle. Im *Keuschen Joseph* heißt es über das Ende der zornig-unbeherrschten, cholerisch[126] veranlagten Selicha, der, wie oben zitiert, "die Gall in alle Glieder geloffen"[127] ist:

> Selicha aber nachdem sie bey anderthalb Jahren gesachtet und gantz ausgedorret / verreckte in Verzweyfelung [...].[128]

Es ist nicht unwahrscheinlich, dass mit der letztendlich tödlichen Ausdörrung Selichas auf das Krankheitsbild der Dörrsucht angespielt wird, wobei hier auch an ein wörtlich zu nehmendes Verdorren und Austrocknen durch die Hitzigkeit ihres leidenschaftlichen Zorns zu denken ist. Die Erkrankung ist in jedem Falle eine psychosomatische, so dass Breuers These, Selicha sterbe "an einer Gemütskrankheit"[129], grundsätzlich zutreffend ist, jedoch noch um die somatische Komponente ihres Siechtums ergänzt werden muss. Ihr elender Tod lässt sich aus diesem Blickwinkel gleich dreifach begründen: Sie stirbt aus Zorn, wegen eines (vom Zorn mit hervorgerufenen) Überschusses an gelber Galle und auf Grund ihrer (durch die bilis flava verursachten) Dörrsucht. Ein vierter, wiederum auf einer anderen Ebene angesiedelter Grund ihres frühzeitigen Todes mag in ihrem moralischen Fehlverhalten zu sehen sein, das, alleine schon um der poetischen Gerechtigkeit willen, mit dem Tode bestraft werden muss.

In Anbetracht der bisherigen Beispiele erscheint es zunächst durchaus plausibel, auch in Grimmelshausens Werken folgenden - nach Ansicht der zeitgenössische Medizin weitgehend akzeptierten - festen Zusammenhang zwischen gelber Galle, Zorn und schweren körperlichen Erkrankungen anzunehmen: Ebenso wie der Zorn zu einer akuten Steigerung der Gallenproduktion führt, die ernstzunehmende Erkrankungen hervorrufen kann, erhöht andererseits eine cholerische Veranlagung die Bereitschaft, zornig zu werden, und damit das Risiko einer weiteren Zunahme dieses (im Übermaß problematischen) gelben Körpersafts.

Dass heftiger Zorn dazu führen kann, dass einem Menschen die Galle überläuft, ist oben bereits, besonders am Fall des Proximus, aber auch am Beispiel Selichas, gezeigt worden. Können aber andererseits die Galle und ihr Saft wirklich dafür verantwortlich gemacht werden, wenn ein Mensch von übermäßigem Zorn ergriffen wird? Zur Beantwortung dieser Frage sei ein weiterer Textabschnitt, in diesem Fall aus dem *Simplicissimus*, betrachtet, der sich mit

---

125 Hohberg, 1687, S. 395, vgl. dazu auch Zwinger, 1703, S. 11.

126 Siegfried Schneiders betont allerdings ihre melancholische Veranlagung, vgl. Schneiders, 1997, S. 166.

127 Keuscher Joseph, S. 71.

128 Keuscher Joseph, S. 82.

129 Breuer, 1976, S. 314.

diesem Affekt und seinem Zusammenhang mit der humoralen Konstitution eines Menschen auseinandersetzt.

Die zu untersuchende Textpassage weist zunächst einmal deutliche Ähnlichkeiten zu (Pseudo-)Arnalds von Villanova[130] Regimen-Kommentar auf. In Letzterem heißt es (in der Übersetzung von Johann Joachim Bechers (1635-1682) *Parnassus medicinalis* (1662/1663))[131] zu einer der salernitanischen Gesundheitsregeln, in der es auch um Affektsteuerung geht:

> Nicht unbekant ist es auch / daß nit wenig in ihrem wüten und toben von der Hand Gottes berühret worden / so gar auch das Leben darüber verloren; Von Etlichen liset man / daß sie ein so sehr hefftiges wüten den Löwen gleicher / als den Menschen / haben / aber mit grossem Schaden der Gesundheit haben sie erfahren / was darauß erfolget ist / indem sie dardurch die schwere und fallende Kranckheit haben auff den Hals bekommen / das Podagram haben sie herbey gelockt / lahme und schwache Glieder haben sie endlich davon getragen.[132]

Eine parallele Form sowohl der "Ver-Tierung"[133] als auch der somatischen Erkrankung durch den Zorn findet sich bei Grimmelshausen. Simplicius lernt nach eigener Aussage bei seinem Kölner Kostherren

> alle Kranckheiten kennen / so die gröste Kunst an einem Doctor Medicinæ ist / dann man sagt / wenn man eine Kranckheit recht erkenne / so sey dem Patienten schon halb geholffen. [...] Da fand ich manchen todtkranck / der seine Kranckheit offt selbst nit wuste / und auch von andern Menschen / ja von den Doctoribus selbst / vor einen Gesunden gehalten wurde. Jch fande Leut / die waren vor Zorn kranck / und wenn sie diese Kranckheit anstieß / so verstellten sie die Gesichter wie die Teuffel / brülleten wie die Löwen / kratzten wie die Katzen / schlugen umb sich wie die Beeren [...] und [...] warffen [...] auch mit allem das sie in die Hände kriegten / umb sich wie die Narren.[134]

Den auf diese Weise an unmäßigem Zorn Leidenden drohen, genau wie in (Pseudo-)Arnalds Kommentar, "endlich die Lähme / Gicht / und ein frühzeitiger / wo nicht gar ewiger Todt [...]".[135] Bis hierhin ist noch alles eindeutig: Zornesausbrüche führen zu heftigen somatischen Befindlichkeitsstörungen und können sogar lebensgefährlich sein.

---

130 Zur Verfasserfrage vgl. Keil, Gundolf: Regimen sanitatis Salernitanum (Art.). In: Verfasserlexikon, 1989, Bd. 7, Sp. 1105. Zu Leben und Werk Arnalds von Villanova (gest. 1311) vgl. Keil, Gundolf: Arnald von Villanova (Art.). In: Verfasserlexikon, 1978, Bd. 1, Sp. 455-458.

131 Vgl. Smith, Pamela: Becher, Johann Joachim (Art.). In: Killy, 1988, Bd. 1, S. 363-365.

132 Becher, 1663, 4. Teil, S. 6.

133 Zum Begriff "Ver-Tierung" vgl. Ferdinand van Ingens Beschreibung von Selichas Verhalten im Josephsroman, Ingen, 1988, S. 414.

134 Simplicissimus, S. 338.

135 Simplicissimus, S. 339.

Die Frage aber, ob in solchen Fällen ein cholerisches Temperament diese Menschen zum Zorn überhaupt erst disponiere, wird, zumindest innerhalb dieses Textabschnitts, keineswegs positiv beantwortet. Eine Auslösung des Zorns und der durch ihn bedingten körperlichen Folgeschäden durch die physiologischen Vorgänge in der Leber stellt der Erzähler Simplicissimus zugunsten eines "moralisch-theologische[n]" Erklärungskonzeptes ausdrücklich in Frage[136]:

> Man sagt / diese Kranckheit komme von der Gall her / aber ich glaube / daß sie ihren Ursprung daher habe / wenn ein Narr hoffärtig seye / derhalben wenn du einen Zornigen rasen hörest / sonderlich über ein gering Ding / so halt kecklich darvor / daß er mehr stoltz als klug seye.[137]

Nicht eine besondere körperliche Befindlichkeit ist also für den übermäßigen Zorn eines Menschen verantwortlich, sondern ein falscher moralisch-psychischer Habitus.[138] Nicht der Überschuss eines Körpersafts, sondern der sündige Zustand des Menschen, der der superbia verfallen ist, steht hier im Vordergrund. In diesem Zusammenhang mit einer humoralpathologischen, d. h. einer somatischen Ätiologie argumentieren zu wollen, wäre nach Grimmelshausen ebenso verfehlt, wie es die Entschuldigungen der Courasche hinsichtlich ihrer Verstocktheit sind. Laster können sich nicht hinter einem humoralpathologischen Determinismus verbergen. Dies gilt auch für Selicha, die zwar in ihrer Krankheitsbegründung mit der Galle argumentiert, letztlich aber den Tod wegen ihres Gemütszustandes findet: Unkontrollierte Affekte[139] wie "der Zorn / die Lieb / der Eifer / die Rach / die Reu und die Furcht / daß ihre Schelmstuck an Tag kommen möchten", schwächen sie "je länger je mehr", hinterlassen die Ärzte hilflos[140] und führen schließlich zu ihrem Tod.[141]

Beachtenswert ist im Zusammenhang mit der Humoralpathologie schließlich auch noch, dass im *Simplicissimus* zwei Menschen als uneigentliche Choleriker auftreten. Zum einen ist dies, wie bereits erwähnt, Herzbruder, den

---

136 Vgl. dazu auch Schneiders, 1997, S. 152-154.

137 Simplicissimus, S. 338.

138 Interessant ist in diesem Zusammenhang die Deutung Friedrich Gaedes. Er sieht den in Verbindung mit dem Laster bzw. dem starken Affekt gebrauchten Krankheitsbegriff als Metapher für ein der Krankheit vergleichbares Ungleichgewicht der "Naturtriebe": "Ein kranker Organismus ist aus seiner Balance gebracht, ein bestimmter Teil des Körpers zeigt Überreaktion. Hier liegt der Ansatz zum Verständnis der Laster: es sind Naturtriebe, die sich verselbständigen und zu wuchern beginnen, da sie nicht mehr vom Gesamtsystem, zu dem sie gehören, bestimmt und balanciert werden." (Gaede, 1989, S. 42).

139 Zu diesem Problem im Kontext der "neustoizistischen Affektkritik" vgl. bes. die Analyse van Ingens, 1988, S. 413-414.

140 Keuscher Joseph, S. 74.

141 Keuscher Joseph, S. 82.

bestimmte Symptome "wie ein[en] Cholericus den die Gall verderbt" erscheinen lassen, auch wenn er dies, von seiner "Complexion" her, gar nicht ist.[142] An einer anderen Stelle lehnt Simplicissimus, der eigentlich Melancholiker ist,[143] die bereits erwähnte salamandrische Feuer-Läuterungskur mit dem Argument ab, dass sie ihm, "als einem Colerico, zu hitzig" sei.[144] Auch hier gilt also hinsichtlich der falschen Selbst- bzw. Fremdzuweisung das im Werk Grimmelshausens häufig umgesetzte simplicianische Motto, dass "der wahn betreügt"[145]. Ähnlich wie die cholerische Disposition beim zornigen Menschen nicht die Patenterklärung seines psychischen bzw. moralischen Fehlverhaltens darstellt, erweist sie sich im Werk Grimmelshausens auch als diagnostischer Schlüssel zur körperlichen Krankheit als teilweise unzureichend und taugt Simplicius in der Mummelsee-Episode nur noch als notdürftige Ausrede in einer peinlichen Situation.

Diese Beispiele bezüglich der Beurteilung der gelben Galle sollen im Rahmen dieser Arbeit genügen, um Grimmelshausens Umgang mit und sein Urteil über die Humoralpathologie paradigmatisch darzustellen: Versucht man ihre Zusammenschau, so ergibt sich als Fazit, dass Grimmelshausen mit dem humoralpathologischen Konzept zwar ganz selbstverständlich umgeht und über dessen Darstellung zur Schilderung zeitgenössisch-glaubhafter und in sich schlüssiger Krankheitsbilder kommt, andererseits jedoch erinnert er den Leser immer wieder auch an die Grenzen dieses Modells gerade dort, wo die moralische Verantwortlichkeit über das Konzept humoraler Determinierung in Frage gestellt wird.

142 Simplicissimus, S. 460.

143 Vgl. dazu etwa Breuer, Anmerkung S. 971 zu Simplicissimus, S. 514,7.

144 Simplicissimus, S. 514.

145 So das Motto der Kupferstiche im "Barocksimplicissimus", vgl. Breuer, 1999, S. 247.

2. Hygiæna

Im *Satyrischen Pilgram* folgt auf die "Physiologica" die "Hygiæna", unter welcher die Lehre von den "sex res non naturales" zu verstehen ist, d. h. von:[146]

1. Licht und Luft
2. Speise und Trank
3. Arbeit und Ruhe des Körpers
4. Schlafen und Wachen
5. Leerung und Füllung des Körpers
6. Bewegungen des Gemüts.

Nacheinander soll im Folgenden für diese sechs entscheidenden Bestandteile menschlicher Lebenswirklichkeit und Lebensgestaltung untersucht werden, ob, wie häufig und an welchen Stellen sie in den Dichtungen Grimmelhausens als gesund- oder krankmachende Faktoren nachzuweisen sind und wie sich Erzähler und Figuren im Urteil zu ihnen stellen.

2.1 Licht und Luft

Während das Licht im Werk Grimmelshausens nur von geringer Bedeutung für die Gesundheit und Krankheit der Romanfiguren zu sein scheint, spielt die Luft, die schon bei Galen (129- ca. 216 n.Chr.)[147] zugleich auch "im weiteren Sinne von 'Umwelt'" zu verstehen ist,[148] eine entscheidende Rolle in vielen Texten des Barockdichters, wobei ihre Bedeutung nicht hinterfragt oder ironisiert wird.

Zunächst kann gegenüber der Luft eines bestimmten Ortes eine persönliche Unverträglichkeit bestehen, so etwa bei Musai, der, als Gärtner in Alexandria eingesetzt, "weder der Garten-Arbeit / noch daselbigen Luffts gewohnt" ist und daher erkrankt und ärztliche Hilfe braucht.[149] Solche individuellen Luftunverträglichkeiten, die bei manchen Personen auftreten, wenn sie in eine ihnen fremde Gegend kommen, werden in der frühen Neuzeit auch anderweitig beschrieben, so etwa sehr allgemein in Pansas *Köstliche[m] vnd heilsame[m] Extract der gantzen Artzneykunst* (1618):

> Hinwiederumb sind andere / wenn sie sich in die frembde Lufft begeben / werden sie Kranck / vnnd können die Lufft [...] vnnd Speiß / der sie nicht gewohnet / vbel vertragen. Solches ist kein wunder / daher auch grosser Herrn Legaten /

146 Nachfolgend die "sex res non naturales" zitiert nach Kümmel, 1977, S. 132.

147 Zu Leben und Werk vgl. Nutton, Vivian: Galenos aus Pergamon (Art.). In: Cancik/Schneider, 1998, Bd. 4, Sp. 748-756.

148 Weisser, 1991, S. 25.

149 Musai, S. 315.

> ob sie gleich starcker Natur seyn / wann sie an weit abgelegene örter verschickt werden / vermögen sie die frembde Lufft nicht zu dulden / Sterben manchmal von der grossen anzahl die meisten / wie in den Historien zu befinden.[150]

Andererseits jedoch beurteilt Grimmelshausen die Luft (und damit im weiteren Sinne auch das Klima) gerade in Alexandria auch allgemein als ungünstig, denn nach dem Bericht Simplicissimi in der *Continuatio* heißt es von dieser ägyptischen Stadt, dass sie "ohne das ein ungesunden Lufft zuhaben pflegt".[151] Der Gedanke gesundheitlich zuträglicher oder eher abträglicher Orte, die sich übrigens nach klaren klimatisch-geographischen Kriterien ermitteln lassen,[152] ist auch der zeitgenössischen Vorstellung von dieser ersten der sex res non naturales inhärent. Das Urteil, das Simplicius über Alexandria fällt, muss dabei allerdings nicht dem allgemeinen bzw. dem ärztlichen Urteil seiner Zeitgenossen über die Luftqualität an diesem Ort entsprochen haben: So behauptet etwa Johann von Beverwyck (Johan van Beverwijck, 1594-1647)[153] in seinem *Schatz der Gesundheit* (erste niederländische Ausgabe, *Schat der gezondheit*, 1638, deutsch erstmals 1651) unter Verweis auf Strabon (um Christi Geburt)[154] von Alexandria genau das Gegenteil. Letzterer, so Beverwyck, lobe "im 17. Buch seiner Griechischen Weltbeschreibung [...] die gesunde Lufft der Stadt Alexandrien in Egypten", besonders im Vergleich zu anderen an Flüssen liegenden Städten.[155] In Erasmus Franciscis (eigentlich Erasmus von Finx, 1627-1694)[156] *Wunder=reiche[m] Uberzug unserer Nider=Welt* (1680) wird die auch Alexandria betreffende These, dass die "Aegyptische Lufft [...] nicht zum gesundesten" und daher für die dort wütende Pest verantwortlich sei, ausdrücklich widerlegt.[157]

Als ein krankmachender Faktor (zumindest für ein deutsches Heer) wirkt in Grimmelshausens *Courasche*-Roman die Luft bzw. das Klima in Italien. Courasche berichtet in ihrer Lebensgeschichte davon, dass die Kranken des Heers "den Jtaliänischen Lufft nicht wohl vertragen konten".[158] Auch wenn die erst im frühen 18. Jahrhundert von Francesco Torti geprägte Krankheitsbe-

---

150 Pansa, 1618, S. 86.

151 Continuatio, S. 650.

152 Vgl. etwa Böckler, 1678, S. 916.

153 Zu Leben und Werk vgl. Beverwyck, Johann von (Art.). In: Hirsch, 1929, Bd. 1, S. 517.

154 Zu Leben und Werk vgl. Radt, Stefan: Strabon (Art). In: Cancik/Schneider, 2001, Bd. 11, Sp. 1021-1025.

155 Beverwyck, 1671, S. 239.

156 Zu Leben und Werk vgl. Schilling, Michael: Francisci, Erasmus (Art.). In: Killy, 1989, Bd. 3, S. 463-464.

157 Francisci, 1680, S. 391.

158 Courasche, S. 98.

zeichnung "Mal'aria" (schlechte Luft)[159] Grimmelshausen noch nicht zur Verfügung stand, lässt sich vermuten, dass Courasche mit der Luftunverträglichkeit unter den Soldaten in Italien vor allem auf Fälle von Wechselfieber anspielt.

Neben ausgeprägt ungesunden finden sich aber unter den Schauplätzen der Grimmelshausenschen Romane auch explizit als gesund bezeichnete Orte. So nennt etwa der holländische Kapitän die Kreuzesinsel am Ende der *Continuatio* als den "allergesündesten Ort in der Welt", weil dort die "Krancke innerhalb fünff Tagen / alle miteinander widerumb zu kräfften kamen / und der Teutsche selbst [d. h. Simplicissimus, M. D.] die gantze Zeit so er daselbst gewesen Von Kranckheit nichts gewahr worden."[160] Einschränkend ist in diesem Falle allerdings hinzuzufügen, dass, wie Simplicissimus kurz zuvor in seinen eigenen Aufzeichnungen bemerkt, der "Jndianische Regen gegen Africa", der auch auf der Insel fällt, "sehr ungesund zuseyn pflegt", so dass er zum Schutz vor demselben so schnell wie möglich habe Hütten bauen müssen.[161] Auch könnte das Urteil des Kapitäns durch den Einwand relativiert werden, dass Simplicii Gesundheit vermutlich eher auf sein gottgefälliges Leben als auf äußere Faktoren zurückzuführen ist und die rasche Heilung der kranken Seeleute vor allem durch die fürsorglich-fachkundige Pflege durch den Inselbewohner bewirkt wird. Die Gesundheit dieses Ortes wäre damit weniger der außerordentlichen Qualität der Luft oder allgemeiner der Umwelt, sondern der (besonders moralischen) Vortrefflichkeit ihres einzigen Bewohners zuzuschreiben.

So wie die typische Luft eines bestimmten Ortes bzw. einer bestimmten Region gesundheitliche Konsequenzen hat, können auch temporäre Schwankungen der Luftzusammensetzung gesundheitliche Folgen haben. Vor allem zwischen einer vorübergehend und plötzlich verseuchten Luft und nachfolgenden Seuchenausbrüchen wird, ganz im Sinne einer galenistischen Miasma-Theorie,[162] bei Grimmelshausen ein Zusammenhang hergestellt: Ein Tiberhochwasser im Jahre 589, so Grimmelshausen zu Beginn seines Romans *Proximus und Lympida*, führt zu einer schweren Überschwemmung großer Landstriche:

> [E]in unzahlbare Summ von Menschen und Vieh / verdarb damahl in Wassersnoht / deren Cörper nachmahlen / als wider alles trucken wurde / mit ihrem Gestanck die Lufft verfäulten / und ein grosses sterben erregten [...].[163]

---

159 Winkle, 1997, S. 761-762.

160 Continuatio, S. 698. Daneben erscheint auch die Luft im Sauerbrunnen als besonders gesund, vgl. Simplicissimus, S. 462.

161 Continuatio, S. 660.

162 Vgl. dazu etwa Eckart, 2000, S. 277.

163 Proximus, S. 520.

In den Jahren 590 und 591 verlaufen die Seuchenausbrüche ähnlich: Für das Jahr 590 wird erklärt, dass "eine grosse Menge Fisch getödtet / und nachgehend ans Land geworffen / und abermahl durch ihre Fäule die Luft vergifftet" worden sei,[164] 591 bringt "die Tyber [...] durch ihren hinterlassenen Gestanck / den Menschen ein newe Seuch", die noch heftiger wütet.[165] Diese Erklärungsmuster begegnen dem Leser nicht nur bei Grimmelshausen, sondern auch in den Spekulationen seiner ärztlichen und nicht-ärztlichen Zeitgenossen über die Ursachen eines Seuchenausbruchs, wie Annemarie Kinzelbach in ihrer Untersuchung für die beiden Städte Überlingen und Ulm zeigt. In den frühneuzeitlichen Quellen aus diesen beiden Städten wird der Ausbruch von Epidemien z. B. mit Überschwemmungen in Verbindung gebracht, in deren Folge eine Luftverpestung eingetreten sei.[166] Nach galenistischer Lehrmeinung können "Luftverschmutzungen [...] aus infizierten Sümpfen, Teichen, Höhlen, Grotten und menschlichen oder tierischen Leichen und Exkrementen aufsteigen", Vorboten von Seuchen sind auch ein heißer Sommer sowie "Kometen und andere Himmelszeichen".[167] Bereits für die hippokratische Medizin stellten nicht nur "die geographische Lage des Wohnortes, die vorherrschenden Windrichtungen, die Beschaffenheit von Boden und Trinkwasser" wichtige Faktoren im Hinblick auf Gesundheit und Krankheit dar. Auch die Bedeutung vorübergehender Umwelt-Veränderungen für das Entstehen einer Krankheit, also die "Bedeutung des Klimas, der allgemeinen Wetterlage, des Charakters der Jahreszeiten und ihrer Übergänge", wurde von hippokratischen Ärzten betont.[168] Dieses Konzept differenzierte sich dann seit Galen immer weiter hinsichtlich der unterschiedlichen Luftbeschaffenheiten aus.[169]

In der frühneuzeitlichen Vorstellung findet sich parallel dazu ein weiteres Modell der Krankheitsverursachung: die Kontagien. Allerdings waren in der frühen Neuzeit "die Grenzen zwischen Kontagion und Miasma [...] fließend"[170] und beide Konzepte schlossen sich keineswegs aus. Dem Kontagion lag "primär die Vorstellung einer stofflichen Übertragung der Krankheit durch Ansteckung von Mensch zu Mensch oder über Gegenstände, an denen die Krankheitsmaterie haftete", zugrunde.[171] Ein gutes Beispiel dafür, dass Grimmelshausen auch die kontagiösen Vorstellungen seiner Zeit zur Kenntnis nimmt, ja sie genau beobachtet, ist die Tatsache, dass Simplicissimus nach seinen überstandenen Blattern Schwierigkeiten hat, sein "Felleisen voll kostbar

164 Proximus, S. 520.

165 Proximus, S. 520-521.

166 Kinzelbach, 1995, S. 144-145.

167 Müller, 1993, S. 241.

168 Weisser, 1991, S. 14.

169 Zu den Einzelheiten vgl. etwa Müller, 1993, S. 83.

170 Stolberg, 2003, S. 159.

171 Stolberg, 2003, S. 158.

Leinengezeug" zu verkaufen, "weil jeder sorgte / ich [d. h. Simplicissimus, M. D.] möchte ihm auch eine Kranckheit damit an Hals hencken."[172] Blattern werden auch in der medizinischen Literatur der Zeit immer wieder als direkt und sogar über Dritte ansteckend eingestuft. So weiß Coler zu berichten:

> Die Pocken sind ein anfellig ding / wer bey Pockenden Kindern gewesen ist / vnd kömpt zu Hause / der kans seinen Kindern bald mitbringen / wanns ein Kind im Hause bekömpt / so müssen die andern balde hernach.[173]

Zur Ansteckungsprävention empfiehlt er, ein an Pocken erkranktes Kind in einem separaten Raum unterzubringen und ihm eine separate Speise zuzubereiten.[174]

Auch die Ablehnung, Kleider eines Menschen zu kaufen, dessen Krankheit als ansteckend gilt, entspricht den tatsächlichen Maßnahmen zur Krankheitsprophylaxe und Seuchenbekämpfung, wie sie in der frühen Neuzeit praktiziert wurden. Seuchenfreie Städte wehrten sich gegen die Einfuhr von "*Waren und Gegenstände[n]* [Hervorhebung bei Kinzelbach, M. D.], die aus seuchenverdächtigen Orten stammten," vor allem auch von "Kleidung und Hausrat".[175] Gerade "Textilien, Materialien aus Baumwolle und Leinen" wurden als gefährlich angesehen.[176]

Direkte Krankheitsübertragung von Mensch zu Mensch kann nach Grimmelshausen auch bei Ruhrepidemien im Militär (oder bei der Einschleppung dieser Epidemie in der Dorfgemeinschaft) stattfinden: Im *Stoltzen Melcher* wird dies eindrücklich dargestellt.[177]

Krankheiten werden also im Werk Grimmelshausens einmal als miasmatisch, einmal als kontagiös verursacht beschrieben. Zu den weiteren, in seinen Texten nachzuweisenden krankmachenden Faktoren zählen außerdem, wie noch zu erläutern sein wird, eine unmäßige Lebensweise, Besessenheit und ein die Strafe Gottes provozierendes, unmoralisches Verhalten, so dass sich ein sehr differenziertes Bild der Verursachung von Krankheiten ergibt, das verschiedensten zeitgenössischen Vorstellungen Rechnung trägt.

Doch zurück zur Einschätzung der Luft als konstitutiven Faktor für Gesundheit und Krankheit: Frische Luft kann als akut heilsamer Faktor in körperlichen Krisen diätetisch indiziert sein, so im Zusammenhang mit dem

---

172 Simplicissimus, S. 375.

173 Coler, 1645, 2. Teil, S. 265.

174 Coler, 1645, 2. Teil, S. 265.

175 Kinzelbach, 1995, S. 254.

176 Kinzelbach, 1995, S. 255.

177 Stoltzer Melcher, S. 690; S. 700. Eine Schilderung gegenseitiger Ansteckung im militärischen oder zivilen Bereich kann man auch bei Theodor Zwinger (Zwinger, 1703, S. 335-336) nachlesen: "Jn dem übrigen halte ich diese Kranckheit zugleich ansteckend / wenigst ist sie öffters Epidemia, so daß viel nach einander oder zugleich / in einer Stadt / einer Provintz / auch einer Armee / darinnen sie mehrmahlen zu grassieren pflegt / davon angegriffen werden."

lichen Krisen diätetisch indiziert sein, so im Zusammenhang mit dem Schock, den ein lasterhafter Pfarrer durch die Strafe des Hellebardierers erleidet.[178] Zur Verwindung desselben wird er zur Ader gelassen und dann nahe ans Fenster gelegt, "frische Lufft auff die Aderlässe zu schöpffen".[179] Daneben kann eine schlechte Beschaffenheit der Luft auch dort beim Einzelmenschen gefährliche körperliche Symptome hervorrufen, wo ihre Verpestung unterhalb jener Schwelle bleibt, die zu größeren Seuchen führt. Im Falle der abessinischen Köchin auf der Kreuzesinsel und des von ihr hinterlassenen "grausamen Gestanck[s]"[180] wird davon noch an anderer Stelle (I.5.1) zu handeln sein.

Für die Luft als erste der sex res non naturales bleibt insgesamt festzuhalten, dass sie im Werk Grimmelshausens als ein nicht unbedeutender Faktor innerhalb des menschlichen Lebens eingeschätzt wird, der sich im positiven wie negativen Sinne, kontinuierlich oder abhängig von temporären Schwankungen auf Individuen oder auf ein Kollektiv gesundheitlich auswirken kann. Fast die ganze Bandbreite des zeitgenössisch-galenistischen Verständnisses von den gesundheitlichen Auswirkungen der Luft (und der Umwelt) kommt in Grimmelshausens Umgang mit diesem Element zum Ausdruck, während eine Infragestellung ihrer Bedeutung durch die Figuren oder den Erzähler unterbleibt.

2.2 Speise und Trank

Der zweite wichtige Bestandteil der sex res non naturales sind Speise und Trank als gesunderhaltende, krankmachende und heilende Faktoren. Bestimmte Speisen können beispielsweise für den Einzelnen unverträglich oder schwer verdaulich sein: So leidet Simplicius etwa unter Flatulenzen, da "die ohngewöhnliche Speisen und Artzneyen / die man mir täglich gab / meinen [wegen der asketischen Ernährung im Walde, M. D.] zusammen geschrumpelten Magen und eingeschnorrtes Gedärm wieder zu recht zu bringen", für ihn blähend sind.[181] Auch in der zeitgenössischen Medizin werden Blähungen als eine "Überforderung der Verdauung" dargestellt.[182] Verständlich wird die Fehlverdauung des jungen Simplicius auch vor dem Hintergrund jenes warnenden Ratschlags im *Regimen sanitatis Salernitanum*, eine gewohnte Diät und Lebensweise nicht ohne ernste Gründe umzustellen:

> Von der Diæt.
> Wer in der Speiß und Tranck sich hat ein Maaß gesetzt /

178 Vgl. Vogelnest I, S. 345-348.

179 Vogelnest I, S. 348.

180 Continuatio, S. 666.

181 Simplicissimus, S. 100. Blähungen gehören übrigens auch zum Krankheitsbild der Melancholie, vgl. etwa Coler, 1645, 2. Teil, S. 91.

182 Stolberg, 2003, S. 169.

> Und sich daran gewöhnt / der halt es ohnverletzt /
> Er ändere es nicht / es wär dann eine Sach /
> Daß solches fordern thät ein grösser Ungemach.[183]

Problematisch ist es für Grimmelshausen jedoch vor allem, wenn der Mensch das rechte Maß in Ernährungsdingen verliert: Während ein "Löw oder ein Wolff / wenn er zu fett werden will [...] fastet [...] / biß er wieder mager / frisch und gesund wird", muss Simplicissimus der Hanauer Gesellschaft den Vorwurf machen: "Jhr fresst und saufft euch kranck und todt [...]!"[184] Grimmelshausen spielt hier auf das prinzipiell für die galenistischen sex res non naturales geltende "Gebot des rechten Maßes, der Mitte zwischen den Extremen" an.[185] Im Grunde lässt sich im Urteil Grimmelshausens das "klassische philosophische Postulat der *Mesotes* [Hervorhebung durch den Verfasser, M. D.], des rechten Maßes, das die Basis der galenistischen Medizin vorgibt,"[186] an allen sex res non naturales zeigen und kann als eine jener medizinischen Überzeugungen angesehen werden, die Grimmelshausens Erzähler und Figuren nicht hinterfragen, sondern bedingungslos teilen. Spuren von Spott bleiben allerdings nicht aus:

Ein Podagrakranker erhält als Diät

> [...] ein Salätgen: Ein Perlegerstsüppgen: ein grün Kräutigen von Spinat; ein mit Butter / Sparglen und Citronen Eingemachtes: und ein gebratnes junges Hänngen; [...] sein Trunck war ein abgelegenes Striger Mertzen-Bier / welches gar gesund seyn soll [...].[187]

Diese unter anderem durch Diminutivformen satirisch dargestellte Diät erscheint zumindest dem Hellebardierer nicht als besonders schmackhaft, denn er will, entgegen seiner sonstigen Gewohnheit als Unsichtbarer, "mit ihme nicht schmarotzen", sondern hält sich an das üppigere Essen und den Wein bei den Dienstboten.[188]

Trotz der satirischen Darstellung, die auf den ersten Blick die ganze Menüfolge in ein lächerliches Licht rückt, soll im Folgenden für dieses diätetische

---

183 Becher, 1663, 4. Teil, S. 87. Im Lateinischen heißt es an dieser Stelle (zit. nach Schola, 1657, S. 263):

> De Diæta.
> OMnibus adsuetam jubeo servare diætam,
> Quod sic esse probo, ni sit mutare necesse.
> Hippocrates testis, quoniam sequitur mala pestis.
> Fortior hac meta est medicinia, certa diæta.
> Quam si non cures fatuè regis, & malè curas.

184 Simplicissimus, S. 160.

185 Kümmel, 1977, S. 137.

186 Kutzer, 2000, S. 161.

187 Vogelnest I, S. 380.

188 Vogelnest I, S. 380.

Beispiel genauer untersucht werden, ob die dargestellte Verköstigung des Kranken nach geltenden galenistischen Vorstellungen medizinisch sinnvoll gewesen sein mag, inwieweit also in diese, die Krankenkost karikierende Darstellung trotz allem medizinisch-diätetisches Wissen eingeflossen ist. Eine ausführliche Detailanalyse erscheint deshalb gerechtfertigt, weil dies für die zweite der einleitend formulierten Grundfragen dieser Arbeit wichtige Ergebnisse erbringen kann, die Frage nämlich, inwieweit in die Romane Grimmelshausens überhaupt zeitgenössisches medizinisches Wissen, wie er es in verbreiteten deutschsprachigen Fachtexten des 16. und 17. Jahrhunderts finden konnte, mit eingegangen ist.

Zunächst einmal scheint es, trotz der verhältnismäßig leichten Verdaulichkeit der ausgewählten Speisen, diätetisch fragwürdig, dass das Gericht aus mehreren Gängen besteht, empfiehlt doch schon Ryff in seinem *New Kochbu[o]ch / Für die Krancken* (1545), man solle bei Podagra "in einer malzeit nit mancherley speiß / oder vil richt vnd trachten essen / sonder man sol sich des imbiß mit einer richt / oder trachten bnügen lassen / oder auffs höchst mit zweien."[189] Schließlich ist "Füllerey" ja sogar eine der Ursachen des Podagras.[190] Besonders wenn man sich beim Abendessen "mit allerhand Speisen überladen" hat, so der salernitanische Regimen-Kommentar (Pseudo-)Arnalds von Villanova in der Übersetzung von Bechers *Parnassus medicinalis*, kann dadurch Podagra ausgelöst werden.[191] Dass der Podagrakranke grundsätzlich, besonders aber am Abend, wenig essen soll, ist auch eine Empfehlung Johann Wittichs (1537-1598) im ersten Teil seines *Vade mecum* (erste Auflage 1595).[192] Vermutlich soll aber die hier beschriebene menüartige Zusammenstellung mehrerer Gänge zunächst nur als ein weiteres Zeichen für den Reichtum des Kranken gesehen werden, denn dieser erscheint bereits in der - diesem Abschnitt vorhergehenden - Konversation seiner zukünftigen Einbrecher als ein "wolhabige[r] Mann".[193]

Das erwähnte "Salätgen" hat, wenn es sich dabei um grünen Salat bzw. Lattich handelt, nach Bechers *Parnassus medicinalis* folgende Wirkungen:

> Lattich ist feucht und kalt / biß in dritten Grad / bringt den Schlaf / stillt die auffrührische Gall / macht Milch / öffnet den Leib / ist gut zu dem Magen / nehret wol [...].[194]

---

189 Ryff, 1545/1979, Bl. 130^r. Ebenso rät auch Wirsung, der Patient solle "wenig essen vnd trincken" (Wirsung, 1605, 4. Teil, Bl. 275^v).

190 Wirsung, 1605, 4. Teil, Bl. 275^r.

191 Becher, 1663, 4. Teil, S. 15.

192 Wittich, 1601, S. 447. Zu Leben und Werk Wittichs vgl. Vierodt, Hermann: Wittich, Johann (Art.). In: Hirsch, 1934, Bd. 5, S. 974.

193 Vogelnest I, S. 377.

194 Becher, 1663, 2. Teil, S. 212.

Eine schlaffördernde Wirkung bringt Wittich dazu, Salat besonders "im Anfang des Nachtmals" zu empfehlen,[195] genau wie er auch hier am Anfang der Speisenfolge steht. In Wittichs *Praeservator sanitatis* (erste Auflage 1590)[196] wird der Salat speziell für Choleriker empfohlen,[197] denn Salat "gibt eine kalte narung".[198] Dies ist nicht uninteressant, kann doch Podagra auch "in gar hitziger Cholera" vorkommen.[199]

Wird der Podagrakranke im ersten *Vogelnest* ebenfalls als Choleriker und sein Leiden als hitzig eingestuft, wofür beispielsweise seine feurig-hitzigen sexuellen Begierden sprechen, von denen er beim Anblick seiner Frau "entzündet" wird,[200] dann funktioniert die Behandlung hier nach dem galenistischen Prinzip "Contraria contrariis": Über eine dem Zustand des kranken Menschen angemessene Ernährung sollen mittels der Nahrungsbestandteile (hier: Salat) und ihrer Qualitäten (hier: Kälte) die aus dem Gleichgewicht geratenen Körpersäfte wieder in ein ausgewogenes Verhältnis zu einander gebracht, d. h. eine "ausgeglichene Mischung" der Säfte sowie der mit ihnen verbundenen Primärqualitäten (feucht-trocken, warm-kalt) wiederhergestellt werden.[201]

Spinat als Kost für einen Podagrakranken erweist sich dagegen als durchaus problematisch: Tritt Podagra, wie oben erwähnt, "in gar hitziger Cholera"[202] auf, so rät Wirsung, der für diese Krankheit auf dieselbe Krankenkost wie bei Ischias verweist,[203] zwar zum bei Grimmelshausens Podagrakrankem auf dem Speiseplan stehenden Geflügel, warnt aber ausdrücklich vor Spinat.[204] Auch Ryff empfiehlt in seiner Podagradiät, den "Binetsch / odder Spinat" zu meiden.[205] Eine ausdrückliche Empfehlung des Spinats bei Podagra findet sich in den für diese Arbeit gesichteten frühneuzeitlichen Medizintexten

195 Wittich, 1601, S. 72.

196 Die hier verwendete Ausgabe ist undatiert, da die erste Auflage von 1590 wie die hier vorliegende in Leipzig erschien, könnte es sich um diese handeln, vgl. Vierodt, Hermann: Wittich, Johann (Art.). In: Hirsch, 1934, Bd. 5, S. 974.

197 Wittich, 1590, S. 190.

198 Wittich, 1590, S. 82.

199 Wirsung, 1605, 4. Teil, Bl. 270^{r}-270^{v}.

200 Vogelnest I, S. 378-379. Auch wenn er - seiner Unkeuschheit wegen - als Sanguiniker einzustufen wäre, wäre diesem Temperament entsprechend Wärme bei ihm vorherrschend.

201 Rothschuh, 1978, S. 194-195, vgl. dazu auch Teucke, 1996, S. 23. Umgekehrt sind bestimmte Speisen einem Menschen von bestimmter Komplexion auch schädlich, vgl. Lemmer, 1984, S. 6-7.

202 Wirsung, 1605, 4. Teil, Bl. 275^{v}.

203 Wirsung, 1605, 4. Teil, Bl. 278^{v}.

204 Wirsung, 1605, 4. Teil, Bl. 270^{r}-270^{v} .

205 Ryff, 1545/1979, Bl. 130^{r}-130^{v}.

nicht[206]: Spinat mag zwar "beinahe in aller leibs kranckheit zu[o]r speise genommen werden"[207] und "für krancke vnd gesunde Personen ein gut purgier Müßlein" sein, da er "den Leib gar gelind vnd sanfft erweichet",[208] auch ist er, wie der Salat, "kalter Natur",[209] d. h. beide kühlen besonders die Leber,[210] was bei "hitziger Cholera" als Ursache des Podagras an sich nicht unerwünscht sein kann - die oben angeführten Warnungen vor dem Spinatverzehr lassen es aber trotzdem als fragwürdig erscheinen, dass Spinat auf dem ärztlichen Diätplan bei Podagra vorkam.

Eine erstaunliche Ähnlichkeit hat der Grimmelshausensche Diätplan hingegen zu jener Zusammenstellung an Speisen, die Wittich als Krankenkost bei "hitzigen Fiebern" empfiehlt: Neben Salat sind dies "Gerstengraupen zu einem dünnen Schleym mit Wasser [...] abgekocht",[211] Geflügel[212] und eben auch Spinat.[213] Eine Kost bestehend aus Spargel, Spinat und Gerstenzubereitungen steht bei ihm auch dann auf dem Speiseplan, wenn die Leber "von der CHOLERA [...] zu viel hitzig" ist. "Kreutermüser von Salat / Speneth" und Weinabstinenz sind in diesem Fall nach Wittichs Meinung sehr hilfreich.[214] Nach Wittich also wäre der Podgrakranke gerade dann mit seiner Diät zumindest weitgehend richtig versorgt, wenn man ihn entsprechend der obigen Hypothese tatsächlich als Choleriker einstuft und primär seine Leberkrankheit behandelt.

In der Gerste findet sich, so Beverwyck, wie im Spinat und Salat, eine "verkühlende Krafft"[215], sie stellt also eine durchaus sinnvolle Ergänzung zu den anderen kühlenden Speisen dar. Als Krankenkost ist außerdem Gerstenbrei geeignet, denn er "nähret mässiglich" und "lencket zur Ruhe",[216] Ähnliches kann sicher auch für das "Perlegerstsüppgen" angenommen werden. Wirsung rät dem Podagrakranken, er solle "sich mit Gersten / Haberkern / gebrandten

---

206 So führt etwa auch Becher unter den Indikationen des Spinats Podagra nicht an, vgl. Becher, 1663, 2. Teil, S. 182.

207 Bock, 1577/1964, S. 117ʳ.

208 Theodor, 1664, S. 809, sein *New vollkommen Kräuter-Buch* erschien erstmals 1588-1591. Vgl. etwa auch Wittich, 1601, S. 290.

209 Beverwyck, 1671, S. 320; vgl. ebenso auch Calender, 2. Materie, S. 144.

210 Hohberg, 1687, S. 657.

211 Wirsung, 1605, 4. Teil, Bl. 275ᵛ, empfiehlt bei bevorstehendem Podagra "in gar hitziger Cholera", dass der Patient "Gerstenwasser" trinken solle.

212 Wittich, 1607, Bl. 106ʳ. Es handelt sich bei der zitierten Schrift um den 1607 in zweiter Auflage erschienenen zweiten Teil des *Vade mecum*, vgl. dazu Vierodt, Hermann: Wittich, Johann (Art.). In: Hirsch, 1934, Bd. 5, S. 974.

213 Wittich, 1607, Bl. 107ʳ.

214 Wittich, 1601, S. 344-345.

215 Beverwyck, 1671, S. 304.

216 Beverwyck, 1671, S. 306.

Müßlen / vnd dergleichen ringdäwigen Speisen erhalten".[217] Spargel wird von Wittich wie Spinat als leicht laxierend eingestuft und seine Zubereitung mit Butter empfohlen,[218] weiterhin soll er nach Becher harntreibend und leberreinigend wirken.[219]

Dass dem Kranken ausgerechnet Geflügel gereicht wird, erscheint, wie bereits oben erwähnt, diätetisch ebenfalls höchst sinnvoll. Zunächst wegen der Qualität dieses Fleisches allgemein: In der frühen Neuzeit "sprach man dem zahmen Hausgeflügel das gesündeste Fleisch zu".[220] Als gutes, leicht verträgliches Fleisch ist Hühnerfleisch ohnehin für die Krankenkost geeignet, seine Verabreichung im vorliegenden Fall mag aber auch noch spezifischer im Podagra begründet liegen. So führt Ryff in seinen Vorschlägen zur Podagradiät aus:

> Junge hünlin seind Som[m]ers zeit auch bequem / aber Winters zeit Capaunenn / Aber alles solichs fleysch ist gesünder gebraten dann gesotten. Vnnd darmit man den lust vnd Appetit anreytze / mag man kurtze brülin darüber machen / oder bequeme Salsen darzu[o] bereydten / mit Pomerantzen / oder Granaten safft / mit zucker ein wenig süß gemacht / darmit jm die scharpffe seure vergang.[221]

Tatsächlich wird das Geflügelfleisch im *Vogelnest* in gebratener Form serviert und darüber hinaus eine unter anderem mit Zitronen zubereitete Speise dazu gereicht.

Zum Strigauer Bier, dem hier für den Kranken aufgetragenen Getränk, heißt es bei Coler im ersten Teil seiner *Oeconomia* relativ knapp: "Strignisch ist ein trübe Bier [...]. Jst ein gesund Bier vmb der terra sigillata willen [...]."[222] Der März ist nach frühneuzeitlicher Meinung die optimale Zeit, um gutes Bier zu brauen.[223] Es handelt sich also bei dem "Striger Mertzen-Bier" um ein gesundes, gutes Getränk, das allerdings wegen seines besonderen Herstellungsmonats, gerade wenn es "abgelegen", also lange gelagert, getrunken wird, nach Meinung Beverwycks auch recht stark ist.[224] Zum Abendessen wird es wohl vor allen Dingen deshalb gereicht, weil es Wein zu vermeiden gilt, denn auch das Weintrinken gehört zu den Hauptursachen des Podagras.[225]

---

217 Wirsung, 1605, 4. Teil, Bl. 275^{v}.

218 Wittich, 1601, S. 290.

219 Becher, 1663, 2. Teil, S. 190.

220 Teucke, 1996, S. 128.

221 Ryff, 1545/1979, Bl. 131^{r}-131^{v}.

222 Coler, 1645, 1. Teil, S. 23.

223 Vgl. etwa Böckler, 1677, S. 865; Coler, 1645, 1. Teil, S. 37.

224 Beverwyck, 1671, S. 525.

225 Vgl. etwa Wirsung, 1605, 4. Teil, S. 275^{r}; Zwinger, 1703, S. 626; Beverwyck, 1672, S. 1148.

Der Podagrakranke soll daher nach Wittich "in zeit des schmertzens" keinen Wein, sondern ein "gering Haußbier" zu sich nehmen.[226]
Wie ist, alle Einzelbeobachtungen zusammenfassend, die Krankenkost, die Breuer in seinem Kommentar als "[i]ronische Aufzählung einer Diätmahlzeit" beschreibt,[227] im Hinblick auf die medizinischen Diätempfehlungen der Zeit insgesamt zu bewerten?

Von einigen Ungereimtheiten hinsichtlich des Spinats und der Menge der Speisen abgesehen, lässt sich - trotz der offensichtlichen Ironisierung - diese Diätempfehlung vor dem Hintergrund frühneuzeitlicher Medizinliteratur tatsächlich als diätetisch sinnvoll einstufen. Die Parallelen zu den Diät-Empfehlungen für Kranke, sogar speziell für Podagra-Kranke, wie sie sich in Ökonomien, Arznei- und Kochbüchern und Gesundheitsratgebern finden lassen, legen auch für den Bereich der Diätetik eine Auseinandersetzung Grimmelshausens mit dem heilkundlichen Wissen seiner Zeit nahe. An einem weiteren, beispielhaft ausgewählten Textabschnitt soll im Folgenden diese These überprüft werden:

Auch im *Rathstübel Plutonis* wird gesunde Ernährung in ironischer Weise thematisiert, indem man gemeinsam und in recht scherzhaftem Ton über die Möglichkeiten des sparsamen Lebens diskutiert. Ähnlich wie die Podagradiät im ersten *Vogelnest* ist auch eine in diesem Gespräch unter Berufung auf einen Mediziner gegebene Ernährungsempfehlung weder zufällig noch aus Sicht der zeitgenössischen Medizin unhaltbar. Der Knan rät:

> [W]il man aber auch Leibs-Stärcke haben / so esse man etwan ein weichgesotten Ey / dann ich hab vom Doctor hören sagen / ein Ey gebe dem Menschen so viel Nahrung / und mache so viel gesund Geblüt alß ein Pfund Fleisch.[228]

Zwar gilt es hinsichtlich solcher pauschalen Ratschläge einschränkend darauf hinzuweisen, dass nach antikem wie auch nach frühneuzeitlichem Medizinverständnis die individuelle Konstitution und Lebensweise vorrangig gegenüber einem generellen Ratschlag zu berücksichtigen sind, dass also nicht jede Speise für jeden Menschenschlag tauglich ist:

> Denn ein starcker Mensch vnnd welcher starcke Arbeit verrichtet / bedarff gröbere Speisen / als ein ander / der geringe bewegung hat: einen hitzigen Cholerischen Magen sind die weichgesottene Eier nicht dienstlich / sondern viel mehr ein stück Rindfleisch / oder ander starcke Speiß. [...] Dargegen erfodert ein kalter schwacher Magen Warme vnnd subtile Speiß.[229]

Andererseits stimmt die Aussage des Knans über den Wert eines "weichgesotten[en] Ey[s]", von der Problematik ihrer Verallgemeinerung für alle Men-

226 Wittich, 1601, S. 447.

227 Breuer, Anmerkung S. 914 zu Vogelnest I, S. 380,6-9.

228 Rathstübel, S. 685.

229 Pansa, 1618, S. 93.

schen gleich welchen Standes abgesehen, aus mehreren Gründen mit den diätetischen Vorstellungen seiner Zeitgenossen überein. Denn erstens werden Eier nach deren Ansicht tatsächlich "leichtlich in Blut verwandelt".[230] Zweitens macht auch die - hier scheinbar nur nebenbei erwähnte - richtige Zubereitungsart des Eies viel aus. So weist (Pseudo-)Arnald darauf hin, dass kurz gesottene Eier am besten und leichtverdaulich seien, während gebratene Eier dem Verdauungssystem mehr Mühe abverlangten.[231] Bock beruft sich im vierten Teil seines *Kreütterbuch[s]* (*Teütsche Speißkammer*) für eine entsprechende Zubereitungsempfehlung auf Galen:

> Zu[o]m dritten dieweil am kochen vnnd bereiten vil gelegen ist / will Galenus das die besten vnnd gesündeste eyer / nicht zu[o] hart noch zu[o] weich gesotten oder gebraten sollen werden / solche Eyer [...] seind bald verdawet / vnd bringen den schwachen bald gu[o]te nahrung.[232]

Insofern steht die Empfehlung des - selbst medizinisch ungebildeten - Knans, die er von einem studierten Mediziner gehört haben will, im Einklang mit seit der Antike weitertradierten Ernährungsratschlägen.[233]

Als drittes Beispiel für Grimmelshausens Kenntnis von medizinisch relevanten Lebensmittelqualitäten könnte die Geißenmilch dienen, die im Sauerbrunnen einer "am Gehenck" erkrankten Gräfin verabreicht wird.[234] Verwendet wird dieses tierische Produkt hier nicht als bloßes Nahrungsmittel, sondern als Ausgangs- und als Trägersubstanz einer Arznei. Einerseits enthält die

---

230 Coler, 1645, 2. Teil, S. 506.

231 Vgl. Arnaldus vonVillanova zu einem Lehrvers der *Schola*, nach Becher, 1663, 4. Teil, S. 29-30. Vgl. dazu auch den folgenden Abschnitt der *Schola salernitanum*:
De Cibi Potusque in prandio atque cœna permissione, sive alteratione.
INter prandendum sit sæpè parumq[ue] bibendum.
Si sumas ovum, molle sit atque novum. (Schola, 1657, S. 203)

232 Bock, 1577/1964, Bl. 425^{v}.

233 Zumindest im Kontext historisch-legendarischer Denkwürdigkeiten erwähnt Grimmelshausen eine weitere, in diesem Falle aber recht wundersame Speise, die den Menschen zuverlässig gesund erhalten soll: General Zoroaster ernährt sich zwanzig Jahre in der "eusserste[n] Wüsteney des ungeheuren felsichten Gebürgs Ararat [...] von einem so zugerichten Käse [...] / daß er kein Kranckheit oder Beschwerlichkeit des Leibs gefühlet hat" (Musai, S. 291). Für diese Stelle dienen, wie Breuer in seinem Kommentar nachweist, Peter Laurembergs (1585-1639) *Acerra Philologica* (erstmals 1633) als Quelle, vgl. Breuer, Anmerkung S. 928 zu Musai, S. 291. Zu Leben und Werk Laurembergs vgl. Sieveke, Franz Günter: Lauremberg, Peter (Art.). In: Killy, 1990, Bd. 7, S. 175.

234 Simplicissimus, S. 476-477. Nach Meinung Breuers und Heßelmanns handelt es sich bei dieser Gräfin um die sich als adlig ausgebende Courasche (Breuer, Anmerkung S. 953 zu Simplicissimus, S. 476,29; Heßelmann, 2003, S. 192). Zur Milchkur vgl. auch Heßelmann, 2004, S. 230.

Milch selbst schon bestimmte Wirkstoffe, weil die Ziege vor dem Melken spezielle, vorher ausgewählte Kräuter verzehren muss: Durch Zufütterung ausgewählter Kräuter kann, so führt beispielsweise Joseph Quercetanus (Du Chesne, 1546-1609) aus, "[d]er Milch jnnerliche Beschaffenheit" verändert und so dem jeweiligen Leiden des Patienten angepasst werden.[235] Andererseits gibt, ergänzend dazu, "der Doctor [...] der Gräfin noch so ein Ertzney drüber".[236] Das Kochen beispielsweise von Kräutern in Ziegenmilch ist in der Praxis frühneuzeitlicher Arzneizubereitung nichts Unübliches.[237] Gerade diese Milchsorte wird, so Adam Lonitzer (1528-1586) in seinem *Kreuterbuch* (Erstdruck 1557),[238] "vor andern [Milcharten, M. D.] in der Artzney gebraucht."[239] Breuer erwähnt in seiner Anmerkung, dass eine "[s]olcherart 'präparierte' Geiß-Milch [...] u. a. gegen melancholische Erkrankungen verordnet" worden sei.[240]

Unabhängig von den direkten und indirekten arzneilichen Zusätzen aber erscheint Ziegenmilch als geradezu ideale Milchart zur Anwendung bei Milchkuren. Quercetanus bezeichnet sie - neben Esels- und Frauenmilch - als eine der Milcharten mit der größten "heilsamkeit".[241] Becher zählt zahlreiche weitere Wirkungen dieser Milchart, die etwa auch als Kräftigungsmittel dienen könne, auf:

> [Sie, M. D.] nehret / kühlet / ist gut in der Schwind= und Lungensucht / frühe nüchtern täglich getruncken / machet Fleisch / verzehret die heimliche Hitz / und bringet die abgemattete Glieder wider zu Kräfften [...].[242]

Nach Bock wirkt sie besonders gegen die Schwindsucht:[243]

> Milch [...] verzeret die groben zähen phlegmatische hannige oder versaltzene flüß / daruon stäts grosser Hu[o]sten mit eitter vnnd blu[o]t außwerffen folgen / darumb sagt Avicenna das solche verwundte Brust vnd Lungen rörlein mit Milch geseubert werden / vnnd zu[o]r heilung gefürdert [...]. Zu[o] ernendten flüssigen presten würt die Geiß milch am ersten gelobt / darumb das die Geiß gemeiniglich druckener fu[o]ter lieben / vnd sonderlich das laub an den hecken

---

235 Quercetanus, 1625, S. 213. Zu Leben und Werk vgl. Salomon, Max: Du Chesne, Joseph. In: Hirsch, 1930, Bd. 2, S. 7-8.

236 Simplicissimus, S. 476.

237 Vgl. etwa Zwinger, 1703, S. 747.

238 Vgl. Müller-Jahnke, Wolf-Dieter: Lonitzer, Adam (Art.). In: Killy, 1990, Bd. 7, S. 341.

239 Lonitzer, 1679/1962, S. 573.

240 Breuer, Anmerkung S. 953 zu Simplicissimus S. 476,34.

241 Quercetanus, 1625, S. 213.

242 Becher, 1663, 1. Teil, S. 23.

243 Vgl. auch Becher, 1663, 4. Teil, S. 69 (Lehrvers des salernitanischen Gesundheitsgedichts): "Geißmilch zur Lung ist gut".

vnnd beumen / daruon die Milch jhr eigenschafft vnd qualitet bekommet / vast gern essen.[244]

Nicht nur die von Bock erwähnten natürlichen Nahrungsvorlieben der Ziegen (auch bei anderen Milchtieren spielt nach frühneuzeitlicher Anschauung der Genuss gesunder Kräuter durchaus eine Rolle für die diätetisch-medizinische Anwendung ihrer Milch, wie beispielsweise Johann Sigismund Elsholtz (1623-1688)[245] dies für Kühe zu berichten weiß)[246], sondern auch die Konsistenz der Milch prädestinieren dieses Nahrungsmittel für seinen Einsatz in Diätetik und Medizin:

(Pseudo-)Arnald (erneut in der Fassung des *Parnassus medicinalis*) erwähnt in seiner Gegenüberstellung verschiedener Milcharten, dass Geißenmilch "unter andern das Mittel hält / noch zu dick / noch zu fett ist".[247] So fragwürdig ein Arzt, der den sprechenden Namen "Doctor Hans in allen Gassen"[248] trägt, auch sein mag, die präparierte Ziegenmilch, zu der er der Gräfin rät, ist als Therapeutikum vom Standpunkt frühneuzeitlicher Medizin aus zunächst wenig fragwürdig.[249] Aus ärztlicher Sicht problematisch mag dabei allenfalls die Tatsache sein, dass die geschilderte Milchkur während des Aufenthalts in einem Bad durchgeführt wird. So empfehlen etwa Jakob Theodor/Tabernaemontanus in seinem *Neuw Wasserschatz* (Erstdruck 1581)[250] und Georg Graseck[251] in seiner speziell für den Peterstaler Sauerbrunnen verfassten Schrift *Fons salutis scatebra Petrina* (frühester nachweisbarer Druck 1603) während einer Sauerbrunnenkur Milchverzicht: "Vor Milch vnnd Milchspeiß soll man sich hüten [...]."[252] Im Zusammenhang mit Badekuren[253] raten auch Ryff und Johann Bauhin (1541-1613),[254] Milchprodukte zu meiden.[255]

---

244 Bock, 1577/1964, Bl. 406^{v}.

245 Zu Leben und Werk vgl. Bröer, Ralf: Elsholtz, Johann Sigismund (Art.). In: Eckart/Gradmann, 1995, S. 122; Lemmer, 1984, 1-16.

246 Elsholtz, 1682/1984, S. 131-132.

247 Vgl. Becher, 1663, 4. Teil, S. 24.

248 Simplicissimus, S. 476.

249 Wenn die "Gräfin" in Wahrheit tatsächlich Courasche sein sollte, muss sich der Leser fragen, inwieweit diese Therapie sinnvoll zur Behandlung ihrer "Franzosenkrankheit" ist - die Verabreichung der Ziegenmilch wäre dann aber immerhin durch ihre bei Becher erwähnten Indikationen zu rechtfertigen.

250 Vgl. dazu Telle, Joachim: Theodor, Jakob (Art.). In: Killy, 1991, Bd. 11, S. 329.

251 Zu Leben und Werk vgl. Graseck, oder Grasseck (George) (Art.). In: Adelung/Jöcher, 1787/1960, Erg.-Bd. 2, Sp. 1582.

252 Theodor, 1584, S. 237, vgl. ähnlich Graseck, o. J., S. 250.

253 Sauerbrunnen wurden allerdings - zumindest im 16. Jahrhundert - "vorwiegend zu Trinkkuren" genutzt (Fürbeth, 1994, S. 475).

254 Zu Leben und Werk vgl. Gurlt, Ernst Julius: Bauhin (Art.). In: Hirsch, 1929, Bd. 1, S. 382. Bauhins *Historia novi et admirabilis fontis balneique Bollensis* erschien

Abgesehen von dieser Einschränkung zeigt sich auch am Beispiel der von Grimmelshausen erwähnten Ziegenmilch, dass der Barockautor die diätetischen Qualitäten bestimmter Nahrungsmittel kennt und über ihre medizinischen Einsatzmöglichkeiten informiert ist.[256]

Festzuhalten ist daher als Konsequenz aller bisher untersuchten Beispiele die Beobachtung, dass sich für den Bereich der Ernährung in den Werken Grimmelshausens zum allergrößten Teil deutliche Übereinstimmungen mit den Anweisungen frühneuzeitlicher diätetisch-medizinischer Literatur finden, selbst dort, wo Ironisierungen dies zunächst gar nicht vermuten ließen.

2.3 Arbeit und Ruhe

Auch "Arbeit und Ruhe" (die zusammen den dritten Komplex unter den sex res non naturales bilden) werden von Grimmelshausen in ihrer Wirkung auf Gesundheit und Krankheit des Menschen ernst genommen. In der Widmungsvorrede zu seiner Schrift *Ratio Status* ermahnt Grimmelshausen den "Herrn Kraфften von Crailsheim" zu einem ausgewogenen Verhältnis von "Kopffbrechender Arbeit" und Entspannung:

> Dann gleich wie die Schlag Feder eines Feuerschlosses / oder ein Arm=Brust / das allzeit gespannet stehen muß / endlich lahm und lotter wird; Also wird auch ein mit zu vielen überhäufften Sorgen beladenes Gemüht viel eher laß / und zu fernerer Arbeit unbequem / wonicht endlich gar untüchtig / wann es nicht zu Zeiten seine Erquickung hat [...].[257]

Insofern erscheinen, je nach "eines jeden Humor", Jagen, Spielen, Spazieren und besonders auch Lesen als ausgleichende Beschäftigungen gerechtfertigt. Entspannung soll also vor allem das "Gemüht" finden, so dass hier zugleich mit der dritten der sechs res non naturales auch die sechste erwähnt wird: die Gemütsbewegungen. Im Sinne einer Verbindung der dritten und der sechsten nicht-natürlichen Sache weist auch Heinz-Günter Schmitz - unter Erwähnung der bei Grimmelshausen anzitierten und in der Barockliteratur gebräuchlichen Bogenmetapher - darauf hin, dass nach barocker Vorstellung selbst die Melancholie zu den Auswirkungen übermäßiger Anspannung gehören kann und durch Erholungsstunden vermieden werden muss.[258]

---

lateinisch 1598 und wurde bereits 1599 von David Föter ins Deutsche übersetzt.

255 Ryff, 1545/1979, Bl. 146^{v}; Bauhin, 1602, 2. Buch, S. 120-121.

256 Vgl. dazu auch eine Passage aus dem *Satyrischen Pilgram*, S. 142: "Die Arcades wolten keine Medicos noch Medicin leiden / ausgenommen die Kühmilch / die sie im Frühlinge (wie wir ietzunder die Gaiß= vnd Eselsmilch) an statt der Medicin brauchten [...]."

257 Ratio Status, S. [3].

258 Schmitz, 1969, S. 213.

Neben der Verwendung der Bogenmetapher stellt der Leser weitere Parallelen zu diätetischen Ausführungen der frühen Neuzeit fest: Eine vergleichbare, allerdings noch längere Liste derjenigen Tätigkeiten, die das Gemüt - besonders auch das des Regenten - "in müdigkeit erquicken", findet sich beispielsweise schon in den *Occulta naturæ miracula* (1559, deutsch 1572) des Levinus Lemnius (1505-1568).[259] Becher übernimmt im vierten Teil seines *Parnassus medicinalis* auch *Etliche Reguln von Erhaltung der Gesundheit / welche durch Ioannem Katzchium Hallensem, der Artzney Doctorn, vor diesem beschrieben / nun aber auffs new übersehen und verbessert worden.*[260] In diesen heißt es zu den starken Affekten:

> Solche Zufälle deß Gemüths aber werden durch die musicalische Instrumenten, schöne Gesänger / lustige Historien und Gesprächen corrigirt und zu recht gebracht.[261]

Weiterhin wird auch bei ihm die Jagd an "Fürstlichen Höfen" aus affekttherapeutischen Zwecken empfohlen.[262] Auch in der "Diätetik der Gemütsbewegungen" von Guarinonius, die Breuer ausführlich untersucht hat, begegnet dem Leser der Vorschlag, Auge, Ohr und Gemüt durch Natur, Kunst und Musik und unter anderem auch durch die Literatur zu erheitern.[263]

Während die Adligen sich besonders an "ein[em] solch großen hauffen Sorgen" erschöpfen, wie ihn unter anderem die "künfftige schwere Verantwortung", die sie "uff sich liegen" haben, hervorruft,[264] liegt die Gefahr der Überarbeitung beim Studenten oder Gelehrten an anderer Stelle: Im *Simplicissimus* begegnet der Protagonist einem "Phantasten [...] / der sich überstudirt / und in der Poëterey gewaltig verstiegen" hat,[265] der also, so Jaeger, an der "Gelehrtenkrankheit" leidet.[266] Durch übertriebenes Nachdenken und Studieren ist er der Melancholie verfallen.[267] Möglicherweise ist seine Erkrankung sogar noch genauer als eine "Poetenkrankheit" einzustufen, die Grimmelshau-

259 Lemnius, 1593, S. 95, zu Leminus vgl. auch Kümmel, 1969, S. 199, Müller-Jahnke, 1985, S. 123-124, sowie Lemnius, (Lævinus) (Art.). In: Jöcher, 1750/1961, Bd. 2, Sp. 1359.

260 Becher, 1663, 4. Teil, S. 133-145. Zu Leben und Werk von Ioannes Katzchius, d. h. Johannes Katzsch (1538-1598), der mit seinem Werk *De gubernanda sanitate* (1549) ein bis ins 17. Jahrhundert rezipiertes "in der antik-mittelalterlichen diätetischen Tradition stehendes 'Regimen Sanitatis'" verfasste, vgl. Katzsch, Johannes (Art.). In: DBE, 1997, Bd. 5, S. 467.

261 Becher, 1663, 4. Teil, S. 144.

262 Becher, 1663, 4. Teil, S. 144.

263 Vgl. Breuer, 1986, S. 1120-1121.

264 Satyrischer Pilgram, S. 36.

265 Simplicissimus, S. 253.

266 Vgl. dazu ausführlich Jaeger, 1981, S. 39-64.

267 Jaeger, 1981, S. 41.

sen im "Gegensatz" des Diskurses "von der Poeterey" im zweiten Teil des *Satyrischen Pilgram* schildert: Den an ihr leidenden Dichtern ist

> ihr Hirn mit Poetischen Dünsten der Thorheit solchergestalt übernäbelt und angefüllt [...] / daß beynahe kein Platz mehr übrig bleibt / dahin sich die Gedanckhen uff Verrichtungen anderer nötigen Geschäfften logiren könten; und wan man einen solchen Kerl siehet poetisiren / dürffte mancher aus seinen Gebärden urtheilen und darauff schweren / er were gar verruckt im Kopff! welchen Morbum Francion in seines Lebens Erzehlung so artlich austruckhet / daß es auch kein Mahler mit lebendigen Farben besser entwerffen hette können;[268]

Der wahnsinnige Jupiter kann daher zugleich auch als ein warnendes Beispiel für jenen Gelehrten- und Poetentyp verstanden werden, der seinem Beruf zu exzessiv nachgeht, d. h. der zur maßvollen Zeiteinteilung zwischen Arbeit und Muße nicht in der Lage ist.[269] Nach Meinung Friedrich Gaedes allerdings liegt der Grund für den Wahnsinn Jupiters nicht in der quantitativen Übertreibung seiner poetisch-gelehrten Tätigkeit, sondern vielmehr in jener "verstiegen"-hybriden und von Grimmelshausen poetologisch als falsch eingestuften Art und Weise, in der er die Dichtkunst als ein "alter deus" zu beherrschen beansprucht.[270] Den unterschiedlichen Auffassungen zu Jupiters Wahnsinn ist gemeinsam, dass sie eine Maßlosigkeit bezüglich der gesundheitlich bzw. moralisch richtigen Lebensordnung als Krankheitsursache annehmen. Dies bestätigt ein weiteres Mal die Bedeutung, welche die Einhaltung des rechten Maßes nach Auffassung Grimmelshausens für die leibseelische Gesundheit eines Menschen hat.

Sind Ruhephasen zur rechten Zeit schon im Bereich der physisch-psychischen Prophylaxe wichtig, dann erst recht auch im Bereich der Therapie, wenn auch das folgende Beispiel ein weiteres Mal nicht losgelöst von der Figurenperspektive gesehen werden darf, da die Lasterhaftigkeit Courasches möglicherweise auch ihr Erkenntnisvermögen in diätetischen Dingen trübt. Nach ihrer mehrfachen Vergewaltigung sieht sie in der von ihr ergriffenen Möglich-

---

268 Satyrischer Pilgram, S. 93.

269 Kümmel, 1984, S. 83, weist darauf hin, dass Cardano in seinem *Opus novum cunctis de sanitate tuenda* dem "Homo litteratus" empfehle, "stets eine *Uhr* und einen *Spiegel* [Hervorhebungen durch den Verfasser, M. D.] zur Hand zu haben: die Uhr, um die Zeit richtig einteilen zu können, den Spiegel, um den eigenen Gesundheitszustand beobachten und drohenden Krankheiten vorbeugen zu können."

270 Vgl. dazu Gaede, 1989, S. 47-48. Dabei ist es bezeichnend, dass der melancholische Narr im *Simplicissimus* ausgerechnet den Namen Jupiter trägt, ordnet doch Garzoni in seinem *Spital vnheylsamer Narren und Närrinnen* (1586, deutsch 1618) gerade diesen Gott den melancholischen Narren als besonderen Beschützer zu, vgl. Garzoni, 1618, S. 27-31.

keit, einige Zeit einfach "auf der Streu zu liegen" und sich "wie ein Streit-Pferd im Winter-Quartier auszumästen", den Grund ihrer raschen Gesundung.[271]

Die im Werk Grimmelshausens immer wieder differenziert formulierte und dialektisch inszenierte Forderung nach einer Beachtung des rechten Maßes in Bezug auf alle sex res non naturales bietet einseitigen Konzepten der Propagierung einer Arbeit ohne Muße oder einer Muße ohne Arbeit keinen Raum: In den (natürlich ironisch gemeinten) Empfehlungen, die Simplicissimus einem Landesherren gibt, um "am aller sichersten" zu seinem "Verderben" zu gelangen,[272] ist neben vielerlei anderen Ratschlägen zur Verschwendung auch jener zu lesen:

> Betreffend die Ubungen deines Leibs / so schaue fleissig zu / daß du dir keine Kranckheit an Halß / viel weniger dich gar zu Todt arbeitest / dann die Bauren so doch zur Arbeit geboren / sagen selbst / wer sich zu Todt frone / der sei verdamt [...].[273]

Auch übermäßiger Muße gegenüber ist also Vorsicht geboten, wenn das Leben nicht ins "Verderben" führen soll. Gerade das gezwungen arbeitsreiche und maßvolle Leben der Bauern "so doch zur Arbeit geboren", trägt möglicherweise sogar zu ihrer Gesunderhaltung bei. Dies ist zumindest die Aussage von einer der beiden antithetischen Positionen im vierten Diskurs des *Satyrischen Pilgram*:

> [...] Er [d. h. der Bauer, M. D.] verricht in seinem Thun gemeiniglich ein geruhiges Alter / das sich weit hinauß erstreckt; Wohingegen andere so in Stätten wohnen / viel in Kranckheiten unterworffen / alß die durch das Potagram / Grieß / Wasser: Wein und Lungensucht und andere viel gefährliche Kranckheiten / die unter 100. Bauern nicht einen bekant sind / abgemergelt werden / daß sie die helfte von eines Dorffmanns Glückseeligkeit nicht erreichen; Jch dörffte sagen ein Bauer lebe besser als ein Printz / und hab nicht Ursach mit einem Fürsten zudauschen [...].[274]

Der "Müssiggang" muss also vermieden werden, wie Simplicius auf der Kreuzesinsel erkennt, denn er "verursacht [...] beydes der Seelen und dem Leib ihre Kranckheiten / und zuletzt wann mans am wenigsten warnimbt / das endlich Verderben". Daher erfindet er, nach dem Tod seines Gefährten allein auf der paradiesischen Insel, eine regelrechte Beschäftigungstherapie für sich und legt einen Garten an, damit er "dem Müssiggang abschaffte".[275] Damit geht er, wie die in ihrer Gesundheit gepriesenen Bauern, einer landwirtschaftlichen, kör-

---

271 Courasche, S. 71.

272 Rathstübel, S. 727.

273 Rathstübel, S. 738.

274 Satyrischer Pilgram, S. 36.

275 Continuatio, S. 676. Nach Hans Peter Erlhoff ist diese (im Grunde überflüssige) Tätigkeit allerdings wenig befriedigend für ihn, vgl. Erlhoff, 1988, S. 92-93. Zur Arbeit als Therapie der acedia vgl. etwa Bader, 1990, S. 17.

perlich erschöpfenden Beschäftigung nach und vermeidet es dadurch, der für den eremitisch Lebenden gefährlichen acedia[276] anheim zu fallen.

Muße ist zur Regeneration des Menschen unvermeidlich, doch muss sie strukturiert werden. Daher erzählen Simplicissimus und Herzbruder einander "in solcher müssiger Zeit" ihre Lebensläufe,[277] um, wie Breuer kommentiert, mit dem "Erzählen im Dienste der Diätetik" neben dem Müßiggang auch die Melancholie zu vertreiben.[278] Aus vergleichbaren Gründen werden auch in der Jupiter-Episode die Beschäftigung und das Gespräch mit einem Phantasten Simplicissimus zum Zeitvertreib, da ihm "die Zeit ohne das zimlich lang" wird.[279]

Beschäftigung zum Zweck, sich die Melancholie zu vertreiben, wird auch als Motivation des Simplicissimus zum Verfassen des *Ewig-währenden Calenders*, also zum eigenen Schreiben, angegeben: Dieses Werk sei geschrieben worden, "wann er etwann in seinen Wittwerstand eine übrige Stund hätte / darinn jhn die Melancholia überfallen und plagen: oder besser zusagen / wann er seine Zeit mit [recte: nit, M. D.] müssig zubringen wolte".[280] Schmitz hat in seiner Untersuchung über *Barocke Dichtung im Dienst der Diätetik*[281] gezeigt, dass es sich bei derartigen "Hinweise[n] auf den hygienischen Nutzen des Dichtens und der Dichtung" um barocke Topoi handelt, die nicht allein im Werk Grimmelshausens auftreten.[282] Die Melancholie kann nach Auffassung zahlreicher Barockpoeten durch Dichtung sowohl auf der Seite des Produzenten als auch auf der des Rezipienten vertrieben werden.[283]

Ähnliches leisten allerdings auch die unmittelbare Kommunikation in Form von "Gesprächsspielen"[284] oder einfach die gelebte Geselligkeit.[285] Dies bekräftigen auch die zeitgenössischen Mediziner wie etwa Pansa.[286] Melancholie ist jedoch nicht die einzige Indikation für Gespräch und Geselligkeit, sondern

---

276 Vgl. zur acedia auch Schneiders, 1997, S. 35-37.

277 Simplicissimus, S. 455.

278 Breuer, Anmerkung S. 944 zu Simplicissimus, S. 455,24-28.

279 Simplicissimus, S. 254, vgl. dazu Breuer, Anmerkung S. 880-881 zu Simplicissimus, S. 254,2-4.

280 Calender, 3. Materie, S. 92. Vgl. dazu auch Schneiders, 1997, S. 131-132.

281 So der Untertitel von Schmitz, 1969.

282 Schmitz, 1969, S. 212, vgl. dazu auch Breuer, 1986, S. 1119-1121; S. 1126.

283 Schmitz, 1969, S. 211-214; Schneiders, 1997, S. 124-135 (unter besonderer Berücksichtigung Garzonis und Grimmelshausens). Zur frühneuzeitlichen Rolle der Dichtung als "medicina animi" und des Dichters als "Arzt der Seele" vgl. auch Schmitz, 1972, S. 49-52 u. ö.

284 Schmitz, 1969, S. 223-224.

285 Schmitz, 1969, S. 222.

286 Vgl. etwa Pansa, 1616, Bl. K v[v]. Die Melancholieschrift selbst ist undatiert. Teuber, 1991, S. 185 datiert sie jedoch auf 1616.

diese wirken auch im weiteren Sinne gesundheitsfördernd. So mögen - aus zeitgenössischer ärztlicher Sicht - die kunstvollen Gespräche, die (besonders im *Rathstübel Plutonis*) am Sauerbrunnen von den Kurgästen geführt werden, dazu geeignet sein, die positive Wirkung eines Kuraufenthalts an diesem "locus diaeteticus"[287] zu verstärken. Melchior Sebisch der Jüngere (1578-1674)[288] betont in seiner *Beschreibung Vnd Widerlegung / Etlicher Mißbräuche vnd Jrrthumb / so biß anhero in dem Gebrauch der Saurbrunnen [...] bey vns fürgangen* (1647), dass eine gute Stimmung des Kurenden sehr erwünscht sei, weshalb "man[n] in wärenten Trinck= vnd Baden Cur alle trawrigkeit / bekümmernuß / sorg vnd angst bey seits setzen solle / vnd sich mit gutem Gespräche / vnd conversation, Jtem mit allerhand kurtzweilen / Spielen / vnd wo es die gelegenheit gibt / mit der Musica vocali & instrumentali erlustigen vnd erfrewen."[289] "Gesprächsspiele"[290] und gesellige Vergnügen fungieren hier also als therapeutisches Begleitprogramm zur Kur,[291] so wie auch Herzbruder "allerhand anmüthige Gesellschafften", die er am Sauerbrunnen vorfindet, heilungsfördernd erscheinen.[292] Indem das gesellige Gespräch bei Sebisch neben Musik, Spiel und anderer Kurzweil erwähnt wird, ist die vorliegende Analyse der Bedeutung von Arbeit und Ruhe im Werke Grimmelshausen

---

287 So bezeichnet Siegfried Schneiders sehr treffend den Sauerbrunnen (Schneiders, 1997, S. 151).

288 Zu Leben und Werk vgl. Pagel: Sebisch, Melchior (Art.). In: Hirsch, 1934, Bd. 5, S. 196.

289 Sebisch, 1647, S. 106-107, ähnlich auch Graseck, o. J., S. 277. Zumindest wird nach der Deutung von Berns der Sauerbrunnen zum "Ort des höfischen Divertissements" (Berns, 2002, S. 252), unabhängig davon, ob dies diätetisch positiv oder negativ zu bewerten ist. Eine genaue Analyse der sozialen Verfasstheit des Sauerbrunnens findet sich bei Heßelmann (vgl. Heßelmann, 2003, S. 187-220).

290 Breuer, 2000, S. 317, weist eindeutig darauf hin, dass es sich bei der Diskussion des *Rathstübels Plutonis* um ein "Gesprächsspiel" handele.

291 Daneben werden im *Rathstübel Plutonis* auch andere im Sauerbrunnen und allgemein in der Mußezeit gebräuchliche Formen des Zeitvertreibs erwähnt, nämlich das Spazierengehen bzw. der Aufenthalt in lieblicher Natur (Rathstübel, S. 655, zu dessen Bedeutung innerhalb des Tagesplans vgl. auch Bauhin, 1602, 2. Buch, S. 89-91) und das Musikhören (Simplicius spielt auf einem Trumscheit und lässt dabei auch ein Echo ertönen, vgl. Rathstübel, S. 655-656) sowie das Lesen (Rathstübel, S. 656). So kann dann wieder besonders der Melancholiker, der an den Sauerbrunnen kommt, auf Heilung hoffen (vgl. dazu Schneiders, 1997, S. 159), denn der Sauerbrunnen, sein heilsames Wasser, die dort unternommenen Spaziergänge, der Aufenthalt in schöner Landschaft und die Belustigungen und Gespräche erfüllen selbstverständlich die oben genannten Voraussetzungen einer Melancholietherapie (vgl. auch Steiger, 1996, S. 63-64).

292 Simplicissimus, S. 462.

wieder bei ihrem Ausgangspunkt, der Muße, angelangt, deren Anteil an der menschlichen Lebensgestaltung und deren richtige oder falsche Ausfüllung darüber entscheiden, ob sie eine sinnvolle, heilsame Erholung oder eine gesundheitliche Gefährdung darstellt.

2.4 Schlafen und Wachen

Weniger differenziert ist der Blick Grimmelshausens auf das rechte Maß zwischen Schlafen und Wachen zur Aufrechterhaltung oder Wiedererlangung der Gesundheit: Hier scheint bezüglich des Schlafes nur das Zuwenig, nicht das Zuviel problematisch, auch bleiben die Bemerkungen über die Verbindung von Schlaf-Wach-Rhythmus und Gesundheit bzw. Krankheit sehr allgemein.

Dem Städter, so heißt es im *Satyrischen Pilgram*, der sich noch dazu oft in verantwortungsvoller Position befindet, kann leicht eine "Sorg [...] den Schlaff brechen", daher ist er auch, anders als der oben dargestellt, häufig sehr gesunde Bauer, "viel in Kranckheiten unterworffen".[293] Den Regenten ergeht es hinsichtlich ihres Schlafs nicht besser, wie das "Kalb" Simplicissimus ausführt.[294] Interessanter als diese Allgemeinplätze sind die am Einzelfall beschriebenen Symptome akuten Schlafmangels: Beim Versuch, Simplicissimus in einen Narren zu verwandeln, bedienen sich die Durchführenden unter anderem auch einer bewussten Störung seines Schlaf-Wach-Rhythmus. Seine Peiniger bemühen sich, wie Simplicissimus berichtet, "entweder daß ich mehr trincken / oder auffs wenigste nicht schlaffen solte [...]." Tatsächlich leidet er nach "[d]rey Täg und zwo Nächt", die er schlaflos "in diesem raucherichten Keller zubracht" hat, unter schweren Kopfschmerzen.[295] Eine Ohnmacht ist schließlich die unvermeidliche Folge.[296] Ein wenig Erholung, wenn auch noch nicht das Ende der Inszenierung, bietet schließlich ein "länger als 24. Stund" währender Schlaf.[297]

Die Methode, einen Menschen durch Schlafmangel zum Narren zu machen, ist nicht aus der Luft gegriffen. So warnt auch Beverwyck in seinem *Schatz der Vngesundheit* (niederländische Erstausgabe *Schat der ongezondheit*, 1641, deutsch 1671)[298] besonders vor den zerebralen Symptomen des Schlafmangels: Zuwenig Schlaf führt dazu, dass "Blut unnd Geister [...] entzündet" werden, was seinerseits "Hauptpein / Schwindel / Fieber / und Eytelhirnigkeit verursacht".[299] Auch Georg Andreas Böckler (zweite Hälfte 17. Jh.)[300] weiß

---

293 Satyrischer Pilgram, S. 36.

294 Simplicissimus, S. 154.

295 Simplicissimus, S. 134.

296 Simplicissimus, S. 135.

297 Simplicissimus, S. 137.

298 Vgl. Beverwyck (Art.). In: Hirsch, 1929, Bd. 1, S. 517.

299 Beverwyck, 1672, S. 477.

in seiner *Nützliche[n] Hauß= und Feld=Schule* (Erstdruck 1678) um die Wirkungen extremen Schlafmangels auf das Gehirn:

> Das übermässige Wachen aber verderbt die Temperatur des Hirns / verursacht die Tobsucht und das Hirnwüten / entzündet die Feuchtigkeiten [...].[301]

Die Verwandlung des jugendlichen Simplicissimus zu einem Narren soll sich also nicht nur über die psychisch extremen und verwirrenden Eindrücke von Himmel und Hölle vollziehen, sondern auch ganz konkret über eine physiologische Schädigung des Hirns. Das Wissen um die Wirkungen der sex res non naturales kann also, wie dieses Beispiel zeigt, nicht nur zur Gesunderhaltung oder Heilung, sondern auch dazu eingesetzt werden, einem Menschen zu schaden. Insofern steht es im Horizont ärztlicher Macht, die heilen und töten kann und auf die im weiteren Verlauf dieser Untersuchung noch einzugehen sein wird.[302]

2.5 Leerung und Füllung

Da "Leerung und Füllung des Körpers" mit den klassischen ausleitenden Verfahren der galenistischen Medizin (Aderlass, Purgieren, Klistieren, Schwitzen, Schröpfen etc.) in engem Zusammenhang stehen, sollen die aus Grimmelshausens Werken dazu ableitbaren Urteile unter I.5.1 im Rahmen der "Trapestica" näher beschrieben werden.

2.6 Bewegungen des Gemüts

Die "Bewegungen des Gemüts" als Faktoren für körperliche Gesundheit und Krankheit in den fiktionalen und nichtfiktionalen Texten Grimmelshausens ließen sich in vollem Umfang nur im Rahmen einer eigenständigen, ausführlichen Untersuchung darstellen, die neben medizinischen Quellen auch die verschiedenen Formen antiker und barocker Affektenlehre zu berücksichtigen hätte.[303] Da das barocke Verständnis leibseelischer Zusammenhänge hier nicht

---

300 Zu Leben und Werk vgl. Boeckler (Georg. Andr.) (Art.). In: Jöcher, 1750/1960, Bd. 1, Sp. 1165.

301 Böckler, 1678, S. 926.

302 Der Zusammenhang zwischen Schlaflosigkeit und Krankheit gilt weiterhin auch in umgekehrter Richtung: Während ein gestörtes Gleichgewicht von Schlafen und Wachen Krankheit hervorbringen kann, stört umgekehrt eine schwere Krankheit auch den Schlaf und führt im Falle des Vaters von Proximus zu Insomnia (vgl. Proximus, S. 536-537). Doch ist diese Beobachtung so selbstverständlich, dass sie keiner weiteren Erörterung bedarf.

303 Eine Analyse des Josephsromans unter Einbeziehung der neostoizistischen Affektenlehre findet sich bei van Ingen (Ingen, 1988, S. 405-420), siehe auch

ausführlich erörtert werden kann, ohne den durch die beiden Leitfragen vorgegebenen Rahmen dieser Arbeit zu sprengen, sollen im Folgenden für die Verbindung zwischen Gemütsbewegungen und körperlichem Zustand nur einige besonders prägnante und interessante Beispiele aus den Werken Grimmelshausens - unter gleichzeitigem Verweis auf jene Textpassagen, die bereits im Hinblick auf die Rolle der gelben Galle erwähnt wurden - angeführt werden.

Hierbei ist es erforderlich, jene Fehlschlüsse zu vermeiden, die Werner Friedrich Kümmel bei einer zu schnellen Gleichsetzung der (unter anderem in Abschnitt I.1 geschilderten) leib-seelischen Wechselwirkungen mit dem heutigen Verständnis von Psychosomatik befürchtet.[304] Weiterhin darf übrigens auch bei der Beurteilung der Therapie seelisch-geistiger Störungen nicht von einer heutigen Psychologie ausgegangen werden. Noch bis ins 19. Jahrhundert konnte eine Therapie, die eine gezielte Affektbeeinflussung anstrebte, dabei somatisch-mechanistisch vorgehen:

> So versuchten die Ärzte des Mittelalters wie auch noch des frühen 18. und 19. Jahrhunderts bei Leiden aller Art - nicht nur bei Geisteskranken - auf die Seele in einer geradezu "mechanistischen" Weise einzuwirken, die körperlichen Therapiemaßnahmen wie z. B. der Verabreichung von Medikamenten, Aderlässen, Purgierungen, Diät- oder Badevorschriften genau entsprach. Man hatte dabei auch keine Bedenken, durch falsche Aussagen, schockierende Eindrücke, abstoßende Erfahrungen usw. die Seele je nach Lage der Dinge in der gewünschten Richtung zu beeinflussen [...].[305]

In diesem Zusammenhang wäre etwa auf Scheinoperationen und vergleichbare Behandlungsstrategien zur Therapie der "Melancholia hypochondriaca" (vgl. auch I.5.3) hinzuweisen.[306]

In einem Abschnitt des *Courasche*-Romans wird die Problematik der Verknüpfung leiblicher und seelischer "Symptome" explizit reflektiert. Nachdem Springsinsfeld Courasche in der Nacht "mit der Faust von allem Kräfften ins Angesicht" geschlagen hat, so dass ihr "das Blut [...] häuffig zum Maul und der Nasen heraus" läuft,[307] sieht ausgerechnet die - zumindest in ihrem äußeren Auftreten - von Sensibilität meist weit entfernte "Landstörtzerin" Parallelen

---

Breuer, 1976, S. 303-332, bes. S. 314-315.

304 Kümmel, 1977, S. 134-135.

305 Kümmel, 1977, S. 136. Wegen der humoralpathologischen Komponente einer Geisteskrankheit wurden natürlich auch gezielt somatische Therapien (Medikamente, Aderlässe, Bäder u. a. m.) zur Beeinflussung des seelischen Zustands eingesetzt, vgl. etwa am Beispiel des niederländischen Arztes Pieter van Foreest (1522-1592) Kutzer, 1995, S. 262-263.

306 Simplicissimus, S. 164-165, sowie Breuer, Anmerkung S. 850 zu Simplicissimus, S. 164,6-165,14.

307 Courasche, S. 117.

zwischen ihrem (an sich selbst beobachteten) Umgang mit leiblichen und jenem mit seelischen Verletzungen:

> Gleichwie nun aber ich in meinem Gemüth / auch um die allergeringste Schmach und vermeinte zugefügte Unbillichkeit / gantz rachgierig und unversöhnlich war / als erzeigte sich auch mein Leib / wann er im geringsten verletzt würde / gleichsam gantz unheilsam; nicht weiß ich / ob derselbe dem Gemüht nachähmte / oder ob die Zärte meiner Haut und sonderbahren complexion, so grobe Stöse / wie ein Saltzburger Holtzbauer nicht ertragen konnte [...].[308]

Gerade in der ersten der beiden Deutungen, die Courasche für die schlechte Heilung der "blaue[n] Fenster" in ihrem Gesicht gibt, erscheinen die äußeren, körperlichen Symptome gleichsam als Bekräftigung des Wunsches, Springinsfeld "loß [zu] werden",[309] also als eine psychosomatische Reaktion. Bemerkenswert ist dabei, dass an dieser Stelle nicht etwa von einer Wirkung der Affekte auf den Leib die Rede ist, welche dort rasch vorübergehende Symptome wie Erröten, Herzklopfen oder eine Ohnmacht hervorbringen, sondern dass der hierarchisch weit unterhalb der Seele angesiedelte Leib hier zum Handlungsträger wird, indem er den Zustand des Gemüts nachahmt. Nicht der Affekt drückt sich im Leib, sondern der Leib drückt den Affekt aus und stellt dadurch die von Courasche als ungerechtfertigt beurteilte Misshandlung[310] offen und gewissermaßen vorwurfsvoll länger zur Schau, als dies auf der rein organischen Ebene zu erwarten wäre.

Andreas Solbach weist vor allem auf die psychologischen Implikationen dieser Textstelle im Zusammenhang mit weiteren Textpassagen hin, die Couraschês "Irritabilität" gegenüber "Bloßstellung" und "Spott" zeigen,[311] sie also psychisch charakterisieren. In der vorliegenden Arbeit steht dagegen weniger Courasche selbst als die Tatsache im Vordergrund, dass Grimmelshausen hier einen psychosomatischen Blick auf einen Körper wirft. Das lange Persistieren der Blutergüsse kann dabei durchaus auch Konsequenzen haben, die nicht in Couraschês Sinne sind. Zwar können Dritte, die die Blutergüsse auf Couraschês "sonst zarte[m] Angesicht"[312] einer Semiose unterziehen, diese Körperzeichen einerseits im Sinne Couraschês als Vorwurf und Anklage gegenüber Springinsfelds Gewalttat auffassen. Zugleich wird aber damit auch

308 Courasche, S. 121.

309 Courasche, S. 121.

310 Ob sie tatsächlich als ungerecht bezeichnet werden kann, wird in der Forschung viel diskutiert und hängt besonders davon ab, ob Courasche als eine dämonische Gestalt bzw. als eine Hexe beurteilt wird oder nicht. Stellvertretend für die Forschungsliteratur, die sich mit dem letzten Abschnitt der Ehe zwischen Springinsfeld und Courasche und mit ihrer Scheidung auseinandersetzt, sei hier nur Mazingue, 1984, S. 311-317, genannt.

311 Solbach, 2002, S. 152; vgl. auch Solbach, 1986, S. 78-80.

312 Courasche, S. 121.

ihre eigene schmähliche Erniedrigung durch den Ehemann länger zur Schau gestellt, als ihr lieb sein kann. Wie bei der Untersuchung des einleitenden *Courasche*-Kapitels muss auch hier vor einer zu weit reichenden Verallgemeinerung der aus diesem Textabschnitt gewonnenen Ergebnisse gewarnt werden, denn wieder liegt die - in diesem Fall psychosomatische - Interpretation des Körpergeschehens nur in Form der Selbstbeobachtung und Selbstdiagnose aus der Figurenperspektive vor.

Ein Zusammenhang zwischen Wundheilung und Gemüt, wenn auch mit deutlich weniger Eigenmächtigkeit des (agierenden) Leibes, wird auch in einem anderen Roman Grimmelshausens postuliert. Dort lässt sich allerdings nicht eine verzögerte, sondern umgekehrt eine beschleunigte Wundheilung beobachten. Der verletzte und ausgemergelte Herzbruder, einst von Olivier ungerecht behandelt, verleumdet und um seine Position beim Militär gebracht, erfährt nach dem Wiedersehen mit Simplicissimus vom gewaltsamen Tod seines Verleumders, was einer Genugtuung gleichkommt:

> Jch tröstete Herzbrudern so gut ich konte / und vertraute ihm / daß ich noch mehr Geld hätte als die jenige Duplonen die er gesehen / welches alles zu seinen Diensten stünde; und in dem erzehlte ich ihm auch Olieviers Untergang / und was gestalt ich seinen Todt rächen müssen. Welches sein Gemüt dermassen erquickte / also daß es ihm auch an seinem Leib wol zu statten kam / gestalten es sich an allen Wunden täglich mit ihm besserte.[313]

Eher beiläufig werden von den jeweiligen Erzählern der Grimmelshausenschen Romane jene Fälle erwähnt, in denen akute Erschütterungen des Gemüts (etwa ein starker Schrecken[314] oder ein großes Entsetzen[315]) oder aber langandauernde Affekte negative gesundheitliche Auswirkungen haben, indem sie schwere, zuweilen sogar tödliche Krankheiten auslösen. Neben der bereits angeführten qualvollen und tödlichen Krankheit Selichas wären hier etwa die Krankheiten der beiden besorgten Väter des ungerechtfertigt beschuldigten Herzbruder und des lasterhaften Julus zu nennen.[316] Zumindest befürchtet wird auch im *Keuschen Joseph* eine Erkrankung Jacobs aus Sorge um seine Söhne.[317]

---

313 Simplicissimus, S. 443. Neben Herzbruders Genugtuung mögen dabei auch das Verschwinden seiner materiellen Sorgen und die Gesellschaft, die Simplicius ihm leistet, die Wundheilung beschleunigen.

314 Vgl. etwa Vogelnest I, S. 362-365 (Schrecken einer Jungfrau über das Spiegelbild des Hellebardierers).

315 Verkehrte Welt, S. 421 (Entsetzen des Erzählers über die Hölle), Vogelnest II, S. 599 (möglicherweise krankmachendes oder tödliches Entsetzen vor der Teufelsmaske).

316 Simplicissimus, S. 198; Continuatio, S. 594.

317 Keuscher Joseph, S. 108.

Zur Groteske gesteigert wird eine solche affektbedingte somatische Schädigung in jenen Fällen, in denen die Gemütsbewegungen, die zur Krankheit oder gar zum Tode führen, nicht durch das traurige Schicksal von nahen Verwandten oder geliebten Menschen ausgelöst werden. Der Geizige kann auch aus Kummer über den Verlust von materiellen Gütern zugrunde gehen, wie das Beispiel einer der Ehefrauen Springinsfelds zeigt: Diese ist so geizig, dass sie "vor Scham und Bekümmernus" über ein von ihr und ihrem Mann zu entrichtendes Bußgeld "erkranckte und den Weeg aller Welt gieng".[318] Der Geiz selbst ist zwar nicht unter die akut auftretenden Affekte, sondern vielmehr unter die habituellen vitia zu zählen (nach Beverwyck allerdings stellt auch er selbst eine Gemütsbewegung, nämlich eine "Lust zum Gelde und Gut",[319] dar). Er verursacht jedoch seinerseits Affekte wie Furcht oder Zorn. Noch absurder als der gerade geschilderte erscheint ein zweiter Todesfall infolge von Geiz: Ein alter Dragoner, der vorübergehend im "Paradeis / ein[em] so genannte[n] Frauen-Closter / auff Salvaguardi"[320] ein üppiges Leben geführt hat, wird schließlich von seinem Posten abgelöst,[321]

> welches ihm auff das gute Leben so and thät / daß er darüber erkranckte / und weil auch ein starckes Fieber darzu schlug / zumalen auch die alte Mucken / die er sein Lebtag im Krieg auffgefangen / darzu kamen / machte ers kurtz / allermassen ich in drey Wochen hernach etwas zu begraben hatte [...].[322]

Der Geiz kann darüber hinaus auch zu Schlafmangel und zu "sorgsamben unnd beschwerlichen Träumen" führen,[323] was wiederum das gesundheitliche Gleichgewicht gefährdet. Er martert einen von ihm beherrschten Menschen "an Leib so greulich [...] / daß sie keines andern Henckers bedörffen" und quält auch ihr Gemüt geradezu höllenmäßig.[324]

Hier stellt sich die Frage, ob mit den geizbedingten Todes- und Krankheitsfällen tatsächlich nur das Laster und der lasterhafte Mensch karikiert werden sollen oder ob der Erzähler, zumindest in diesem Zusammenhang, auch das galenistische Konzept der Erkrankung durch eine heftige Gemütsbewegung nicht mehr ernst nehmen will.

In der zeitgenössischen Medizin wird tatsächlich eine Lebensverkürzung durch den Geiz angenommen: So wirkt sich nach Pansa dieser Affekt direkt negativ auf die Beschaffenheit des Gehirns aus, fängt doch ein geiziger Mensch an "in seinem Gehirn zu trucknen / daß er ferner nicht Schlaffen noch

---

318 Springinsfeld, S. 268.

319 Beverwyck, 1671, S. 160.

320 Simplicissimus, S. 222.

321 Simplicissimus, S. 222-225.

322 Simplicissimus, S. 225.

323 Continuatio, S. 579.

324 Continuatio, S. 581.

ruhen kan / ob er gleich gern wolte".[325] Auch Guarinonius nennt unter den Früchten des Geizes neben weiteren aus ihm folgenden Lastern "die Verkürtzung deß zeitlichen Gesondts vnd Lebens".[326] Doch fiele es angesichts der ironischen Art der Schilderung beider Todesfälle im *Simplicissimus* bzw. im *Springinsfeld* schwer, die Kritik nur auf die beiden Geizhälse zu beziehen und ihr schreckliches Ende als eine Warnung im Sinne des Galenismus zu deuten. Man könnte darin, im Gegenteil, auch eine satirische Überzeichnung jener frühneuzeitlichen Pathographien sehen, welche die somatischen Wirkungen der Affekte besonders betonen. Setzt der psychosomatische Erklärungsansatz schon in der oben untersuchten Selbstdeutung Courasches eigentlich voraus, dass diese Figur dafür sensibler sein müsste, als der Leser sie einschätzt, so wird das psychosomatische Modell in diesen beiden Extremfällen zur Karikatur seiner selbst.

325 Pansa, 1618, S. 25.
326 Guarinonius, 1610, S. 322.

3. Æthiologica

Bei der Frage nach den "Æthiologica", nach den Krankheitsursachen, kehren viele Aspekte wieder, die bereits in den beiden vorausgegangenen Abschnitten über die sex res non naturales (mangelndes Maßhalten, miasmatische und kontagiöse Ursachen von Seuchen) und über die Humoralpathologie (z. B. Lähmungserscheinungen durch krankhaft cholerisches Temperament) berücksichtigt worden sind. Diesen werden im weiteren Verlauf der Arbeit außerdem noch andere krankmachende Faktoren hinzuzufügen sein, die weniger in den Bereich der galenistischen Medizin und damit auch nicht in diesen Teil der Untersuchung gehören, aber in den Romanen Grimmelshausens besonders ins Gewicht fallen (etwa magische, dämonologische und göttliche Ursachen). Ausführlich sollen sie daher jeweils in den dafür geeigneten späteren Abschnitten behandelt werden.

Nach der Einteilung Grimmelshausens zählen aber zu den "Æthiologica" nicht nur die Krankheitsursachen, sondern auch die Krankheiten und Krankheitssymptome selbst. Die Beachtung und Analyse der beiden letzteren sind für die Erforschung von Grimmelshausens Verhältnis zur Medizin seiner Zeit von ebenso großer Bedeutung wie die Frage nach den im Text genannten Krankheitsursachen, nach Grimmelshausens Haltung zu sechs res non naturales usw.: Nur wenn eine bestimmte Krankheit vom Leser richtig eingeordnet wird, sind ihm auch Rückschlüsse darauf möglich, ob die ihr gegenüber innerfiktional eingenommene Haltung und die jeweils zu ihrer Bekämpfung angewendete Therapie nach den Vorstellungen zeitgenössischer Mediziner als angemessen einzustufen wären oder nicht, nur dann kann er erkennen, wo sich Fiktionalität von medizinischer Realität abhebt.

Wie aber sieht im konkreten Einzelfall ein angemessener Umgang mit einer im Text genannten Krankheitsdiagnose und mit bestimmten, in einem Abschnitt beschriebenen Symptomen aus? Welche Methoden erweisen sich zur Deutung derselben als problematisch? Diese Frage soll an zwei wichtigen Beispielen, an Herzbruders Vergiftung und am Umgang der Figuren des simplicianischen Zyklus mit der "Franzosenkrankheit", exemplarisch beantwortet werden.

Am prekärsten ist, sowohl aus medizin- wie auch aus literarhistorischer Sicht, der in der Vergangenheit oft nicht nur auf der Grundlage von Sachtexten, sondern sogar auf der Basis fiktionaler Texte gewagte Versuch, retrospektive Diagnosen zu stellen.[327] Hierbei werden zum einen oft die Vieldeutigkeit der Krankheitsbeschreibungen, die fehlende Spezifität der Symptome und die

327 Derartige Versuche finden sich etwa auch in der mediävistischen Forschungsliteratur, so z. B. im Falle der *Parzival*-Interpretationen Bernhard Dietrich Haages und Torsten Haferlachs, die den Versuch unternehmen, dem verwundeten Urjans im *Parzival* eine moderne Diagnose seiner Verletzung zu stellen (vgl. Haage, 1994, S. 196-197; Haferlach, 1991, S. 61-62).

mögliche Überlagerung verschiedener gleichzeitiger Erkrankungen missachtet.[328] Zum anderen sind - zumindest in fiktionalen Texten[329] - die im Text genannten Krankheiten Bestandteile eines durch die Fiktionalität geprägten Gesamtzusammenhangs. Nur im Rahmen der Regeln und Gesetze, die innerhalb desselben gelten, vor dem Hintergrund der jeweils sich ergebenden Erzähl- und Handlungsstrukturen sind sie, sind auch ihre Ursache und ihr Verlauf überhaupt zu deuten.[330]

Ein extremes Beispiel einer retrospektiven Diagnose soll diese Problematik für das Werk Grimmelshausens illustrieren. Es findet sich in der medizinischen Dissertation von Ites, die Herzbruders Lähmung[331] als Tabes dorsalis, also als "Form der Neurosyphilis im Spätstadium der Syphilis mit Degeneration der Hinterstränge des Rückenmarks",[332] einzustufen versucht.[333] Vergleicht man

---

328 Auf die generellen Probleme, vor die eine solche retrospektive Diagnose den heutigen Rezipienten frühneuzeitlicher Quellen stellt, weist etwa Kinzelbach in ihrer Untersuchung über "Gesunde und Kranke in den Reichsstädten Überlingen und Ulm 1500-1700" (so der Untertitel ihrer Monographie) am Beispiel angeblicher Pestepidemien hin (Kinzelbach, 1995, S. 150-155). Im 17. Jahrhundert, in dem das Interesse an einer "Differenzierung der Krankheiten" zunehme, fänden sich weiterhin in den von Kinzelbach untersuchten Quellen oft Hinweise darauf, dass Epidemien mit Massensterben durch "eine Kombination von Krankheiten" verursacht worden seien. Es besteht also (zumindest in Ansätzen) bereits unter den Zeitgenossen ein Bewusstsein der möglichen Gleichzeitigkeit von Epidemien, was Diagnoseversuche zusätzlich verkompliziert (Kinzelbach, 1995, S. 159). Dass oft nicht nur eine Seuche ein Heer heimsuchte, beobachtet auch Courasche, wenn sie berichtet, dass unter ihrem Heer "die rothe Ruhr und die Pest" grassierten (Courasche, S. 120), wie auch immer beide Krankheiten hier verstanden werden müssen.

329 Auch chronikalische Berichte, ärztliche Autobiographien oder Aufzeichnungen etc., also nicht primär fiktionale Textgattungen, müssen in ihrer Prägung durch bestimmte Gattungsmuster, in ihrer Anpassung des Stoffs im Hinblick etwa auf eine didaktische Intention, auf Selbstdarstellung, Fürstenlob, gesellschaftliche Normen etc. wahrgenommen werden, so dass auch hier die Krankheitsdarstellung nicht losgelöst vom Gesamtzusammenhang des Textes und der Textgattung gesehen werden darf. Dies mag etwa an der ausführlichen Analyse der Gattung der frühneuzeitlichen Autobiographie durch Horst Wenzel deutlich werden, vgl. Wenzel, 2004, S. 572-595.

330 Vgl. dazu die Rezension Rihas, 1992, S. 357, zu Haages Deutungen.

331 Simplicissimus, S. 460-462 u. S. 467.

332 Pschyrembel, 1998, S. 1547.

333 Ites, 1943, S. 13-14: Dies wird auch noch mit Spekulationen über die Lebenswirklichkeit der Soldaten im Dreißigjährigen Krieg gerechtfertigt, bei denen in "dem ganzen Durcheinander und der Verkommenheit an eine Lues eher zu denken" sei

dies mit dem Grund, den der Erzähler Simplicissimus ausdrücklich für das Auftreten der Lähmung anführt, nämlich "daß Hertzbrudern vergeben worden / und weil das Gifft nicht starck genug gewesen / ihn gleich hinzurichten / daß solches ihm in die Glider geschlagen were",[334] dann wird bereits daran die Absurdität der Deutung ersichtlich. Doch lässt sich an diesem Beispiel weiterhin gut zeigen, welche wichtigen Beobachtungen jenseits einer modernen Diagnose dem Leser an einer derartigen Textpassage möglich sind:

Die oben angeführte Begründung des Erzählers geht nur auf das erste Auftreten der Lähmung, nicht aber darauf ein, warum sich Herzbruders Zustand trotz der ärztlich verordneten Gegenmaßnahmen, d. h. trotz des Bestrebens, das Gift "wieder durch Pharmaca, Antidota, Schweißbäder" auszutreiben,[335] nach der Rückkehr des Simplicissimus von einer Reise "mehr gebösert als gebessert" hat.[336] Frühneuzeitliche Ärzte empfehlen schließlich eine Sauerbrunnenkur auch bei Vergiftungen,[337] und auch wenn Herzbruders Zustand nach Meinung von Simplicius "eben keinen Sauerbrunnen erfordert hette",[338] lassen die dortigen klimatischen und sozialen Faktoren zumindest Herzbruder daran glauben, dass der Ort, an dem er sich nun einmal befindet, für seine Heilung geeignet ist.[339]

Aus dem trotz aller heilungsfördernden Faktoren ungünstigen Verlauf der Krankheit mögen die Unfähigkeit und das moralische Versagen der profitorientierten Ärzte und Apotheker abzulesen sein, die ihren Patienten trotz ihrer Erfolglosigkeit "strenger als eine fette Gans gerupfft"[340] haben und ihn in der Todesnot dann schließlich gänzlich verlassen.[341] Weiterhin wäre zu diskutieren, inwieweit der geschilderte tödliche Verlauf eine generelle, wenn auch implizite Kritik an der Behandlung von Vergiftungen durch evakuierende Methoden beinhaltet. Auch könnte die Tatsache, dass der Sauerbrunnen als heilsamer Ort mit einem Sterbefall kontaminiert wird, als satirische Infragestellung seiner Wunderkräfte verstanden werden. Schließlich wird im Bericht des Erzählers über Herzbruders zum Tode führendes Siechtum ein durchaus ambivalentes Verhalten des Protagonisten gegenüber seinem sterbenskranken Freund deutlich, das einmal mehr seine moralische Haltung in Frage stellt, ohne ihn explizit zu kritisieren. Trotz des schlechten Zustands von Herzbruder sagt Simplicissimus von sich selbst:

(Ites, 1943, S. 14).

334 Simplicissimus, S. 461.

335 Simplicissimus, S. 461.

336 Simplicissimus, S. 467.

337 Bauhin, 1602, 2. Buch, S. 83.

338 Simplicissimus, S. 462.

339 Simplicissimus, S. 462.

340 Simplicissimus, S. 467.

341 Simplicissimus, S. 471.

> Hingegen machte ich mich lustig / und suchte meine Freud / wo ich solche zu finden vermeynte / doch solcher gestalt / daß meinem Hertzbruder an seiner Pfleg nichts manglete.[342]

Die Darstellung von Herzbruders Leiden und seinem Ableben ermöglicht also - unter anderem - eine indirekte Charakterisierung (und Entlarvung) des Protagonisten, der nur mit halbem Herzen die letzten Wochen seines Freundes begleitet.

Statt im Fall Herzbruders allein die exakte Todesursache ermitteln zu wollen und das Hauptaugenmerk auf eine noch genauere, die mangelnde Präzision der intratextuellen Angaben gewissermaßen "verbessernde" *Diagnose* zu lenken, sollte daher - dies kann als Ergebnis der vorausgegangenen Betrachtungen festgehalten werden - die Aufmerksamkeit auf die innerliterarische(n) *Funktion(en)* der Erfolglosigkeit ärztlicher Bemühungen gerichtet werden.

Eine bestimmte Krankheit kann, je nachdem, in welchem Erzählkontext sie auftritt, und je nach der Perspektive dessen, der von ihr betroffen wird, sehr verschieden interpretiert und kommentiert werden. Dafür soll die "Franzosenkrankheit" im Werk Grimmelshausens - auch hier wäre eine schlichte Gleichsetzung mit dem, was die heutige Medizin als "Syphilis" bezeichnet, unangemessen[343] - im Folgenden als Beispiel dienen.

Die Einschätzung der "Frantzosen" durch die Romanfiguren Grimmelshausens ist unterschiedlich, in gewisser Weise sogar widersprüchlich: Simplicissimus wird im Glauben, von dieser Geschlechtskrankheit heimgesucht worden zu sein, und wohl wissend, dass ihm nach seinem promiskuitiven Pariser Leben die "Frantzosen [...] billicher als so vil Pistolen gebührten", von dieser vermeintlichen Diagnose "gantz desperat"[344] und vertraut dem Pfarrer an:

---

342 Simplicissimus, S. 467.

343 So berichtet die frühneuzeitliche Literatur von, "im Vergleich zu dem heute als 'Syphilis' bekannten Krankheitsbild, oft sehr dramatischen Symptomen und Verläufen" bis hin zum Verfaulen bei lebendigem Leibe (Stolberg, 2003, S. 162-163). Zum medizin- und kulturhistorischen Hintergrund dieser Seuche gehört weiterhin die besondere Aufmerksamkeit, die die medizinische Wissenschaft der frühen Neuzeit ihr schenkte: Die Verunsicherung, mit der die galenistisch-medizinische Welt ab dem 16. Jahrhundert der damals neu auftretenden Krankheit gegenüberstand, führte zu einer durch sie entfachten, allgemeinen und kontroversen Diskussion über Krankheitsursachen, Krankheitsübertragung und besonders über tatsächlich wirksame Methoden der Krankheitsbehandlung, vgl. Eckart, 2000, S. 162-163.

344 Simplicissimus, S. 372.

> nach dem Geld fragte ich nichts / wenn ich nur diese abscheuliche verfluchte Kranckheit nit am Hals hätte / oder wäre nur an Ort und Enden / da ich wider *cur*irt werden könnte [...].[345]

Zumindest als Erzählerin nimmt hingegen Courasche ihr venerisches Leiden deutlich gelassener, ja sie nennt ihre Krankheit zweideutig eine "lustige"[346] und widmet der Schilderung ihrer Heilung nur wenige Sätze.[347] Die teure Guajakholz-Kur,[348] die zu ihrer Behandlung eingesetzt wird, kann sie sich nicht zuletzt deshalb leisten, weil sie über ausreichende (finanzielle) Mittel dazu verfügt: "gesund war mirs / daß ich Mittel genug hatte / mich wiederum darvon curirn zu lassen"[349] - ein guter biographischer Beweis übrigens für die Richtigkeit ihrer pragmatischen Lebensweisheit, dass "Ducaten [...] aus Nöhten erretten" (und damit gewissermaßen an die Stelle Gottes treten).[350] Nicht einmal von neuen sexuellen Eroberungen lässt sie sich während der Rekonvaleszenz abhalten, was aber auch medizinisch erklärbar ist: Nach Zwinger treten schon bei noch währender (Franzosen-)Krankheit häufig "Geilheit / und unreine Lust" auf.[351]

Doch fällt auch Courasche der Umgang mit ihrer Krankheit zumindest dann schwer, wenn sie diese gegen ihren Willen vor der Gesellschaft enthüllen muss, bringen doch nicht allein die zeitgenössischen Mediziner, sondern auch die Laien dieses Leiden mit Prostitution und Unzucht in Verbindung.[352] Vor sich selbst und aus zeitlichem Abstand kann sie die Hautveränderungen der Syphilis ebenso satirisch wie euphemistisch als kostbares Geschmeide, als "Rubinen" bezeichnen, die ihren Leib an intimen Stellen "zieren [...] als [d. h. als ob, M. D.] der lustige und fröliche Frühling den gantzen Erdboden mit allerhand schönen wohlgezierten Blumen besetzte".[353] Sie, die Unfruchtbare[354] und Gealterte, die sich nur noch durch kosmetische Maßnahmen attraktiv machen kann,[355] vergleicht sich, poetisch und nicht ohne eine distanzierte

---

345 Simplicissimus, S. 373.

346 Courasche, S. 131.

347 Courasche, S. 131.

348 Courasche, S. 133, zu den frühneuzeitlichen Behandlungsmethoden der Syphilis vgl. allg. Stein, 2003.

349 Courasche, S. 131.

350 Courasche, S. 21.

351 Zwinger, 1703, S. 509.

352 Vgl. etwa Coler, 1645, 2. Teil, S. 226-227; Zwinger, 1703, S. 505-506; Stolberg, 2003, S. 162: "Daß man sich die Krankheit insbesondere durch den Umgang mit Huren oder anderen 'freizügigen' Frauenzimmern holte, war Allgemeinwissen."

353 Courasche, S. 131.

354 Vgl. Courasche, S. 134.

355 Courasche, S. 133.

"Selbstironie"[356] mit dem fruchtbaren Erdboden im Frühling. Das "Volck in Saurbrunnen", das ihre kaum verheilte, durch eine List ihres Liebhabers Simplicius öffentlich entblößte Haut "hinten und fornen beschauete", reagiert nach dem Fallen der Hüllen auf den Blick hinter die Maske jedoch mit weitaus derberem Spott: Man zeigt vorwurfsvoll "mit Fingern" auf sie und singt "ein Lied"[357] von ihrer sexuell "unersättlichen Natur",[358] was sie psychisch dermaßen verletzt, dass sie den Sauerbrunnen verlassen muss.

Dass von Courasche nicht die Krankheit selbst, sondern nur die sozialen Folgen derselbens als verletzend geschildert werden, mag daran liegen, dass sie die Ursachen ihres Leidens kennt und es als Folge derselben in Kauf zu nehmen bereit ist:

> Sihe / da bekam ich das jenige / was mir bereits vor zwölff oder funffzehen Jahren rechtmässiger Weise gebühret hätte / nemlich die liebe Frantzosen [...].[359]

Nicht primär kontagiöse Erwägungen im Sinne eines durch Promiskuität erhöhten Risikos von Geschlechtskrankheiten stehen hier im Vordergrund, sondern argumentiert wird auf der Basis anderer ätiologischer Vorstellungen: Möglicherweise spielt Courasche hier auf das ius talionis ("WOrmit einer sündiget / darmit pflegt einer auch gestrafft zu werden")[360] an, wobei die ihr von Gott zuerkannte Strafe dann aber nicht zu der Reue führt, die man in einem solchen Falle erwarten sollte.[361] Nach der Interpretation Breuers kann

---

356 Vgl. ebenso Breuer, Anmerkung S. 799 zu Courasche, S. 131,17.

357 Courasche, S. 132. Vgl. dazu Solbach, 2002, S. 152: "Hier liegt eine symbolische Verletzung vor, die den Körper und den Namen betrifft, denn Simplicius offenbart nicht nur ihren Körper und die sichtbaren Spuren der venerischen Krankheit, sondern er erneuert damit auch ihren Namen. Zudem gibt er sie als furchtsam, also als das Gegenteil ihres Namens, und als betrogene Betrügerin dem öffentlichen Spott preis. Daß er dies mit Hilfe eindeutiger Sexualsymbolik tut, sei nur en passant vermerkt. Courasche kann den Spott nicht ertragen und verlässt zutiefst gekränkt als Verliererin das Feld." Zur Demütigung Couraschs am Sauerbrunnen, vgl. auch Solbach, 1986, S. 78-80.

358 Courasche, S. 131.

359 Courasche, S. 131.

360 Simplicissimus, S. 373, vgl. Stadler, 1973, S. 356. Das ius talionis gilt also nicht allein, wie Walter Busch (Busch, 1988, S. 111-112) gezeigt hat, in Grimmelshausens *Verkehrter Welt*, d. h. in der Hölle, sondern es kann bereits in den diesseitigen Leiden (vgl. dazu grundlegend Stadler, 1973, S. 351-369) dingfest gemacht werden. Zu den unterschiedlichen Formen des "ius talionis" in der menschlichen Rechtspraxis vgl. Schild, 1998, S. 261-266.

361 Immerhin zu diskutieren ist eine mögliche Wirksamkeit des "ius talionis" übrigens auch in Bezug auf einen anderen Aspekt von Couraschs Biographie. Auch wenn Grimmelshausen sich über die Hintergründe ihrer Unfruchtbarkeit ausschweigt, so

die Franzosenkrankheit - völlig untheologisch und auf der Basis eines Krankheitsverständnisses "der antiken diätetischen Medizin"[362] - "als gerechte Strafe" ihrer "Maßlosigkeit" verstanden werden, da sie es ihrer "eigenen unersättlichen Natur halber gar zu grob"[363] gemacht habe.[364] Derartige Argumentationsmuster konnten in den bisherigen Ausführungen bereits bei der Untersuchung der sex res non naturales nachgewiesen werden.

Bei Herzbruders Erkrankung bleiben die medizinischen Gründe für ihren fatalen Verlauf im Dunkeln. Die "Franzosenkrankheit" erweist sich hingegen medizinisch als klar definiert, auch ihre Ätiologie mag für den heutigen Leser zwar überraschend sein, bleibt aber nachvollziehbar. Dass die Krankheit dennoch als eine schillernde erscheint, liegt an ihrer unterschiedlichen Bewertung durch die Romanfiguren: Nicht nur beurteilen Simplicius und Courasche die Franzosenkrankheit jeweils verschieden, sondern Courasche selbst ändert aus dem Erzählabstand den Blick auf ihre Erkrankung. Als Figur, die in ihrer blutbesudelten Nacktheit zur unfreiwilligen Karikatur ihrer selbst wird, erscheint ihr das Behaftetsein mit diesem Übel unerträglich und beschämend. Als Erzählerin verfolgt sie mit einer freiwilligen, geistreichen Selbstkarikierung das Ziel, Simplicius als tölpelhaft-lüsternen, getäuschten Liebhaber darzustellen, der einer syphilitischen Prostituierten auf den Leim geht. Auch die "Franzosenkrankheit" ist also, mag sie auch medizinisch weniger rätselhaft erscheinen als Herzbruders vergeblich hinausgezögerter Tod, nur dann angemessen erfasst, wenn auch hier die Frage nach dem fiktionalen Kontext ihres Auftretens und nach ihren innerliterarischen Funktionen gestellt wird. In beiden Fällen geht es nicht um eine anachronistische Diagnosestellung, sondern das Leiden kann jeweils nur dann richtig erfasst werden, wenn neben der Art der Erkrankung auch die Art ihrer Einbindung in das Figuren- und Handlungsgefüge untersucht wird.

---

könnte der Leser dennoch vermuten, dass deren Ursache vielleicht in einem zu häufigen Geschlechtsverkehr liegen mag, der als Sünde zur weiblichen Sterilität führen kann (vgl. dazu Jütte, 2003, S. 119; andererseits ließe Courasche, S. 134, auch eine angeborene Unfruchtbarkeit durchaus plausibel erscheinen). Zumindest Jörg Jochen Berns scheint einen Zusammenhang zwischen Courasches Promiskuität und ihrer Unfruchtbarkeit zu sehen (Berns, 1990, S. 423): "In der Tat kommt der Courasche der biologische Muttertitel schon deshalb nicht zu, weil sie Prostituierte ist, die ihre Fruchtbarkeit eingebüßt hat."

362 Breuer, 2002, S. 232.

363 Courasche, S. 131. Eine ähnliche Wendung findet sich auch an anderer Stelle des Romans, dort aber nicht bezogen auf Krankheit, sondern nur auf den Ansehensverlust vor den Leuten als Folge ihrer Maßlosigkeit: "Endlich machte ichs so grob / daß die Leute anfiengen mit Fingern auf mich zu zeichen" (Courasche, S. 40).

364 Breuer, 2002, S. 232.

4. Simiotica

Nur vereinzelt werden von Grimmelshausen die "Simiotica" erwähnt, d. h. die "Dies Critici oder Decretorii, die Indicia, Intercidentia" sowie die "Urtheile aus dem Urina, excrementis, spato [recte: "sputo", M. D.], und insonderheit aus den Pulsen".[365]

Zu den äußeren Krankheitsindizien gehören in der Wahrnehmung des 16. und 17. Jahrhunderts, wie Robert Jütte in seiner Untersuchung über den *Medizinische[n] Alltag in der frühen Neuzeit*[366] erläutert, Fieber, Schwächegefühl, Hautausschläge, Schmerzen[367] und Haarausfall, Letzterer besonders als Merkmal für Geschlechtskrankheiten.[368] So wichtig sie für eine ärztliche Diagnose sind, so schwierig wäre es, sie in den Werken Grimmelshausens als einzige Diagnosegrundlage heranzuziehen. So kommt Haarausfall darin mehrfach nach schweren Erkrankungen vor - keineswegs nur nach Geschlechtskrankheiten:[369] Bei Springinsfeld ist er Folge einer nicht näher bezeichneten "herbe[n] Haupt-Kranckheit" (nach Breuer handelt es sich dabei möglicherweise um Typhus).[370] Die Verwundeten im Lazarett haben zusätzlich zu ihrem schlechten Allgemeinzustand (und vermutlich als Folge desselben) ihr "Haar verlohren".[371] Bei Simplicissimus schließlich verursachen die "Kinds-Blattern" seinen Haarausfall.[372] Nicht einmal lebensbedrohliche oder schwere Krankheiten sind zum Haarausfall erforderlich, denn Haare können bereits "durch ein geringe Kranckheit leichtlich gar hingenommen werden".[373] Auch der "Erbgrind" beeinträchtigt die Haarpracht, "so daß mancher armer Teufel" ihn unter einer Perücke "verbirget".[374] Als differentialdiagnostisches Zeichen kommt der Haarausfall daher ebenso wenig in Frage wie die unspezifischen Symptome Schmerzen oder Fieber.

Ebenso müssen auch andere beobachtbare, d. h. zumeist äußere Krankheitszeichen nicht immer eindeutig sein - man denke etwa an den Hautausschlag durch die Blattern, unter dem Simplicissimus leidet und den er zunächst recht allgemein als "Rotlauff" beurteilt (selbst ein vielfältiger Sammelbegriff unterschiedlicher Leiden, die im allgemeinen "durch eine oberflächliche, mehr oder weniger ausgedehnte, rötliche, schmerzhafte Schwellung […], oft beglei-

---

365 Satyrischer Pilgram, S. 140.

366 So der Untertitel seiner Monographie *Ärzte, Heiler und Patienten.*

367 Jütte, 1991, S. 34-35.

368 Jütte, 1991, S. 170.

369 Simplicissimus, S. 375.

370 Springinsfeld, S. 253.

371 Springinsfeld, S. 286.

372 Simplicissimus, S. 373-374.

373 Dietwalt, S. 209.

374 So Grimmelshausen im Kapitel "[V]on der Mummerey" im zweiten Teil des *Satyrischen Pilgram*, S. 136.

tet von Hitze und schwerem Krankheitsgefühl" charakterisiert werden können)[375] und ihn bald darauf mit syphilitischen Hautausschlägen verwechselt.[376]

Diese unsichere Selbstdiagnose, so ironisch gefärbt sie im Kontext des Romans erscheinen mag, muss keineswegs als medizinische Inkompetenz gedeutet werden. Dass Pocken mit ihren unspezifischen Symptomen im Anfangsstadium nicht leicht von anderen fiebrigen Erkrankungen zu unterscheiden sind, darauf lassen sich beispielsweise auch in einer zeitgenössischen Hausapotheke im Kapitel "Von Masern und Pocken" Hinweise finden, wobei in dieser Schrift, modern gesprochen, besonders die pädiatrische Diagnosestellung im Vordergrund steht:

> Weil aber zuvor / ehe sie recht ausschlagen / eine febrilische Hitze sich findet / dadurch die kleine Kinder nicht wenig geqvälet werden / als soll man fleißig nachforschen / ob die Hitze aus den Magen oder andern örtern / oder wegen der Masern und Pocken herrühre [...].[377]

Auf bei fiebrigen Erkrankungen mit Hautausschlägen auftretende differenzialdiagnostische Schwierigkeiten deutet es auch hin, wenn in einem anderen medizinischen Ratgeber in ein und demselben Kapitel "Blattern / Purpeln / Kindsblattern / Windbocken / Schaffblattern / Masern / Röte der Kinder vnd Vrschlechten"[378] gemeinsam abgehandelt werden. Alle diese Krankheiten (sofern es sich bei den Bezeichnungen nicht ohnehin um synonyme Benennungen ein und desselben Krankheitsbildes handelt) zeichnen sich durch Hautausschläge aus, zwischen denen zumindest im sicherlich vereinfachenden Laienratgeber kein größerer Unterschied gemacht wird.

Mögen auch die äußeren Krankheitszeichen zu einer treffsicheren Diagnose nicht ausreichen, so sind doch die Symptome der beginnenden Pockenerkrankung bei Simplicius von Grimmelshausen glaubwürdig dargestellt. Die von Simplicius geschilderten heftigen Kopfschmerzen und sein schlechtes Allgemeinbefinden[379] entsprechen zumindest weitgehend dem, was Ärzte zur Zeit Grimmelshausens über den Beginn der Blatternerkrankung zu Papier brachten: Zwinger schreibt in seinem *Sichere[n] Und Geschwinde[n] Artzt* unter dem Stichwort "Kinder=Blateren / Pocken / Variolæ", dass diese Krankheit "bißweilen auch erwachsene Leut" befalle und am Beginn derselben "ein hitziges

375 Stolberg, 2003, S. 150.

376 Simplicissimus, S. 371-372.

377 Blochwitz, 1685, S. 100. Zu Leben und Werk von Martin Blochwitz, dessen *De anatomia sambuci* (1631) im Jahre 1651 erstmals deutsch erschien, vgl. Blochwitz, Martin (Art.). In: Hirsch, 1929, Bd. 1, S. 572-573.

378 Wittich, 1607, Bl. 89r.

379 Simplicissimus, S. 371.

Fieber / mit Hertzdrucken / Engbrüstigkeit / Hauptwehe / wässerigen Augen" stünde.[380]

Diagnostische Schwierigkeiten bereiten im Werk Grimmelshausens weiterhin, wie bereits mehrfach erwähnt, die Lähmungssymptome, die Herzbruder durch seine Vergiftung entwickelt.[381] Die Vergiftungserscheinungen können leicht mit der durch Zorn und "Gallen=grimmen" verursachten "Paralysis ex Colica, Parhesis",[382] also mit einer Lähmung durch cholerische Dyskrasie, verwechselt werden (vgl. auch I.1 und I.3). Simplicius und Herzbruder müssen sich (vor der Stellung der richtigen Diagnose am Sauerbrunnen) zunächst mit einer derartigen, schwer nachvollziehbaren Erklärung für Herzbruders Leiden auseinandersetzen. Unklar bleibt dabei, ob der die Sauerbrunnenkur empfehlende Wiener Arzt tatsächlich genau diese falsche Diagnose, die einen Sauerbrunnenaufenthalt indiziert erscheinen ließe,[383] gegenüber seinem Patienten ausspricht. Für diesen Fall wäre es einerseits denkbar, dass auch der Mediziner sich von den ähnlichen Symptomen hätte täuschen lassen und dass er eine derartige "Paralysis ex Colica" wirklich festzustellen glaubte. Wenn er allerdings, wie Herzbruder annimmt, zu diesem Ratschlag bestochen worden ist,[384] kann seine Diagnose auch absichtlich falsch, also erlogen sein. Sie gehörte dann dem Bereich eines betrügerischen Umgangs mit medizinischem Wissen an.

Auch von Seiten eines vorgeblich Kranken kann - vor allem über die "Manipulierbarkeit der sinnlichen Wahrnehmung"[385] - zumindest einem medizinischen Laien das Stellen einer falschen Diagnose nahegelegt werden, worauf an anderer Stelle (vgl. etwa I.5.2) noch näher eingegangen werden soll. Als Beispiel sei hier nur die Krankheitssimulatio der Bettler, die Grimmelshausen in seinen Werken mehrfach thematisiert, erwähnt.[386]

Angesichts dieser zahlreichen Schwierigkeiten, die sich beim Schließen auf eine Krankheit aus ihren äußeren, oft unspezifischen Symptomen ergeben, wird die Hochschätzung, die Simplicissimus in Bezug auf das Stellen einer zutreffenden Diagnose artikuliert, verständlich. Einige Zeilen aus der oben (I.1) bereits zitierten Textpassage sollen dies verdeutlichen:

---

380 Zwinger, 1703, S. 292. Die durch die Pocken hervorgerufene Augenentzündung wird von Simplicissimus allerdings erst später erwähnt, vgl. Simplicissimus, S. 374.

381 Simplicissimus, S. 460.

382 Zwinger, 1703, S. 394.

383 Vgl. etwa Zwinger, 1703, S. 365-366.

384 Simplicissimus, S. 462.

385 Gaede, 1989, S. 70.

386 Vgl. etwa Satyrischer Pilgram, S. 148-149; Vogelnest I, S. 318-322, dazu Jütte, 1980, S. 122-131.

> Jch lernete viel in der Zeit die ich bey ihm [d. h. dem Kölner Kostherrn, M. D.] war / vornehmlich aber alle Kranckheiten kennen / so die gröste Kunst an einem Doctor Medicinæ ist / dann man sagt / wenn man eine Kranckheit recht erkenne / so sey dem Patienten schon halb geholffen.[387]

Dass gerade Simplicius beansprucht, diese Diagnosefähigkeit - auf dem nichtmedizinischen Gebiet der moralischen Diagnosestellung im Bereich der Laster - zu besitzen, erscheint aber nach Rolf Tarot in sich fragwürdig. Es sei beachtlich, so Tarot, wie Simplicissimus "in der Kölner Episode die Unwissenheit und Lasterhaftigkeit der anderen, zum Teil in pharisäerhaftem Ton [...], durchhechelt, manchen todkrank an Sünden findet, der selbst von seiner Krankheit nichts weiß, selber aber des Balkens in seinem eigenen Auge nicht gewahr wird."[388] Auch ist äußerst fraglich, ob den moralisch Kranken damit geholfen ist, dass ein Außenstehender ihr Leiden erkennt, ist doch allein die Selbsterkenntnis der geeignete Weg, um aus der zentralen Sünde der "superbia" in den Zustand der "humilitas" zu gelangen.[389]

Zum Zweck einer medizinischen Diagnostik müssen dem Arzt spezifischere Diagnosemethoden zur Verfügung stehen als die Beobachtung der oben angeführten äußeren Symptome. Während die Urindiagnostik von Simplicissimus nicht bewertet wird, steht er sowohl als Erzähler als auch als Figur der Kotdiagnostik, wie Doktor Canard sie durchführt, kritisch gegenüber, zumal sie, wie dieser selbst bekennt, nicht wirklich dem Erkenntnisgewinn, sondern mehr der Gewinnmaximierung des Arztes dient. Dies wird an einem Dialog zwischen ihm und dem Mediziner deutlich:

> Der Herr Doctor hat neulich etwas von einem Fürsten in Mund genommen / und demselben seinen Geschmack abgewinnen müssen / ich wolte lieber zehen Jahr stehen und auffwarten / ehe ich eines andern Koth versuchen wolte [...]: Er [d. h. Canard, M. D.] antwortet / das muste ich nicht thun / sondern thäts gern / damit / wenn der Fürst sehe / wie sauer michs ankäme / seinen Zustand recht zu erkündigen / meine Verehrung desto grösser würde; und warumb wolte ich dessen Koth nit versuchen / der mir etlich hundert Pistoln darvor zu Lohn gibt [...]?[390]

Während die Harnschau allgemein "[b]is weit ins 17. Jahrhundert nichts von ihrer früheren Bedeutung" einbüßt, "auch wenn sie in Kreisen der akademischen Ärzte und gut ausgebildeten Chirurgen allmählich in Verruf" gerät,[391] gilt nach der Anmerkung Breuers das Kosten des Kots "schon zu Grimmels-

---

387 Simplicissimus, S. 338.

388 Tarot, 1976, S. 519.

389 Zum Zusammenhang von superbia, humilitas und Selbsterkenntnis vgl. Gaede, 1989, S. 64.

390 Simplicissimus, S. 356.

391 Jütte, 1991, S. 109.

hausens Lebzeiten [als, M. D.] äußerst umstritten."[392] Das Motiv des Kotessens, um sich dadurch den Lohn eines hohen Herrn zu erwerben, findet sich - wenn auch in einer anderen Konstellation - immerhin schon beim titelgebenden Narren im *Dil Ulenspiegel* (erster nachweisbarer Druck 1510/11)[393] und weist damit vielleicht auch Canard als einen Narren aus. Diagnostische Erwägungen jedenfalls sind im *Simplicissimus*-Roman im Handeln des Arztes nicht (oder zumindest nicht vorrangig) nachweisbar, auch wird über den medizinischen Erfolg der Methode nichts ausgesagt.

Auf die in der galenistischen Medizin üblichen Versuche, aus der "außergewöhnliche[n] Konsistenz", aus "Geruch und Färbung von Stuhl, Urin und Erbrochenem"[394] Rückschlüsse über den Krankheitszustand zu gewinnen, spielt, ironisch gebrochen, auch eine andere Stelle des Romans an: Simplicissimus bekommt in Bezug auf das Erbrochene des Gubernators nach einer durchzechten Nacht gleichsam als Aprilscherz den Ratschlag, die damit gefüllte Schüssel "dem Doctor" zu bringen, "damit er daran sehe / was vor ein Zustand unser Herr habe".[395] Dies jedoch kann man bei dem noch immer betrunkenen Gubernator, der ja unter keiner besonderen Krankheit, sondern vor allem unter den Folgen seiner Unmäßigkeit leidet, auch ohne ärztliche Fähigkeiten wahrnehmen.

Auch die Pulsdiagnostik, eine recht komplexe, bereits aus der Antike tradierte und immer weiter verfeinerte Untersuchungsmethode,[396] der die Unterscheidung einer Vielzahl an "Pulsqualitäten und Pulsarten" zugrunde liegt,[397] wird nur spöttisch, nicht als eine erfolgreiche, der Heilung dienende Diagnosemethode erwähnt. Nachdem die Ehefrau des Kaufmanns im zweiten *Vogelnest* den jungen Doktor wegen einer vorgeblichen "indisposition" für den Abend heimlich zu sich nach Hause gebeten hat, antwortet der Ehemann unter dem Namen des Doktors mit einem Brief, in dem er sie bittet:

> [M]eine Hochgeehrtiste Frau [...] wolle belieben zu verfügen / daß beydes bey meiner Ankunfft und Wiederheimkehrung nirgends kein Liecht vorhanden sey; massen anderer Gestalt ich Bedenckens tragen würde / mich bey Nacht einzustellen; zumahlen auch ohne das die Gewißheit meiner Kunst solches wol entbehren kann / in dem ich ohne Ruhm zu melden nur auß Fühlung deß Pulses mehr zu finden / zu urtheilen / und gehörige Mittel darauff zu verschaffen

392 Breuer, Anmerkung S. 913 zu Simplicissimus, S. 356,23f.

393 Anon., 1966, S. 71-72 (24. Historie). Als Verfasser des *kurtzweilig Lesen[s] von Dyl Ulenspiegel* gilt "mit an Sicherheit grenzender Wahrscheinlichkeit" Hermann Bote (vor 1467- um 1520; zu Leben und Werk vgl. Blume, Herbert: Bote, Hermann (Art.). In: Killy, 1989, Bd. 2, S. 128-130).

394 Müller, 1993, S. 108.

395 Simplicissimus, S. 113.

396 Vgl. dazu etwa Kümmel, 1968, S. 269-288; Rothschuh, 1978, S. 193.

397 Kümmel, 1968, S. 275.

> weiß / als sonst mancher / der viel auß der Farb / und andern Umbständen judiciren muß [...].[398]

Ein gründliches ärztliches Vorgehen würde hingegen über die Pulsdiagnostik hinaus eine ausführliche Klärung der Anamnese, die Berücksichtigung der Ausscheidungsprodukte, ggf. auch die Blutschau und eine Palpation bestimmter Körperteile in die Untersuchung mit einschließen,[399] weiterhin wären aber auch "die Physiognomie und das äußerliche Erscheinungsbild" des Patienten zu beachten:[400] "Ein kluger Artzt begnügt sich [...] nicht allein / an dem Puls=Fühlen; sondern sihet auch zugleich andre Zeichen an [...]."[401] Das Pulsfühlen im Dunkeln, noch dazu bei einer im Grunde gesunden Patientin, ist hier also nicht primär diagnostisches Mittel, sondern, wie später im ersten Teil von Johann Wolfgang von Goethes (1749-1832) *Faust* (1808),[402] Vorwand und erste Stufe erotischer Annäherung.[403]

Auf die in den Romanen Grimmelshausens mehrfach auftretende Schwierigkeit, seelisch bedingte Krankheiten richtig zu diagnostizieren, wenn der Patient die psychisch-affektive Ursache seiner Krankheit nicht preisgeben will, wird unter dem Aspekt Grimmelshausenscher Ärztebilder noch hinzuweisen sein (vgl. III.1).[404] Gerade die Provokation bestimmter Affekte kann andererseits Klarheit in die Diagnose von Geisteskrankheiten bringen. In der Jupiterepisode des *Simplicissimus* wird der Protagonist mit einem Mal misstrauisch, ob es sich bei seinem Gefangenen tatsächlich um einen unzurechnungsfähigen Phantasten handelt:

> JCh gedachte bey mir selbst / der Kerl dörffte vielleicht kein Narr seyn wie er sich stellte / sondern mirs kochen / wie ichs zu Hanau gemacht / umb desto besser von uns durch zu kommen; gedacht ihn derowegen mit dem Zorn zu probiren / weil man einen Narren am besten bey solchem erkennet [...].[405]

Simplicissimus ist dabei mit seiner früheren Narren-Simulatio,[406] an die er in dieser Passage zurückdenkt, kein Einzelfall. Auch manche Bettler stellen sich, wie Grimmelshausen im *Satyrischen Pilgram* schreibt, "als wären sie verruckt

---

398 Vogelnest II, S. 501.

399 Jütte, 1991, S. 109-111.

400 Jütte, 1991, S. 111.

401 Francisci, 1673, S. 7.

402 Vgl. Goethe, 1972, S. 65-66 (=Faust I, V. 2024-2036).

403 Zum Pulsfühlen bei weiblichen Patienten und dessen erotischen Konnotationen in der frühen Neuzeit vgl. auch die beiden bei Elfriede Moser-Rath angeführten literarischen Verarbeitungen dieses Motivs, Moser-Rath, 1984, S. 194.

404 Vgl. dazu etwa Proximus, S. 633; Dietwalt, S. 164.

405 Simplicissimus, S. 263.

406 Zum Begriff der simulatio im Kontext des Narrenthemas im *Simplicissimus* vgl. Strässle, 2001, S. 79-90.

im Hirn".[407] Das Misstrauen ist daher gerechtfertigt und die Durchführung einer diagnostischen Maßnahme wohlbegründet. Der auf die Probe hin erfolgende Wutausbruch Jupiters und die Tatsache, dass er öffentlich "die Hosen herunder" zieht und "ohn einige Scham" eine Flohjagd an seinem Unterleib beginnt,[408] zeigt allerdings, dass es sich bei ihm tatsächlich um einen Geisteskranken handelt. Hier ist Diagnostik erfolgreich, wird aber nicht von einem Arzt, sondern vom Laien Simplicissimus durchgeführt. Sie erfolgt allerdings dennoch, nach zeitgenössischem Maßstab, auf medizinisch plausible Art und Weise, denn auch Guarinonius nennt die Disposition zum Zorn als eines der Merkmale der "geborne[n] Lappen vnd Narren": Diese seien besonders leicht zu Wutausbrüchen zu reizen.[409]

Zwar gibt es auch im Werk Grimmelshausens in Krankheitsverläufen so etwas wie die galenischen Krisen, in denen Krankheitsmaterie ausgeschieden wird und in denen sich der weitere Verlauf der Erkrankung zum Guten oder Schlechten entscheidet,[410] aber fraglich ist, ob aus ihnen und aus dem bisherigen Krankheitsverlauf Prognosen für das zukünftige Schicksal des Kranken zu gewinnen sind. Da die Entscheidung über die Heilung oder den Tod eines Menschen allein im Ermessen Gottes steht, liegen die Wundärzte mit ihren Heilungsprognosen keineswegs immer richtig, wie sich an einer Stelle aus dem zweiten *Vogelnest* deutlich zeigt. Dort heißt es von der Zeit nach der schweren Verletzung des Kaufmanns im Felde:

> Uber ein paar Tag hernach kam mein Pater in Utrecht zu ligen / eben als der Schmertz meiner Wunden am grösten war / und ich anfieng schwartz gerunnen und gestockt Blut außzuwerffen wie Wamst-Ermel / und weil mein Pater deßwegen vermeynte / ich würde auffliehen / so vermahnet er mich zur Beicht / worzu ich umb so viel desto williger war / weil mich die Wund-Aertzt beredeten / ich wäre mit einer falschen vergifften Kugel geschossen worden / die noch wol meinen gantzen Schenckel entzünden / und mich also wider ihr ersteres bessers vermuthen endlich auffopffern dörffte [...].[411]

407 Satyrischer Pilgram, S. 149.

408 Simplicissimus, S. 264.

409 Guarinonius, 1610, S. 365. Neben dieser medizinischen Deutung der Jupiterszene, sollte dabei auch eine moralische erwogen werden, nach der, folgt man Tarots Interpretation, Simplicissimus ebenso ein Narr ist wie Jupiter, wenn er sich auch in einer völlig anderen Situation befindet (Tarot, 1976, S. 517): "Simplicius vermißt und verkennt sich so gut wie der Narr Jupiter, nur ist dieser durch Krankheit ein Hoffartsnarr, während das Tun des Simplicius durch die Freiheit seines Willens bestimmt ist, die ihm die volle Verantwortung für sein Handeln auferlegt. Simplicius ist ein gleisnerischer und heuchlerischer Hoffartsnarr, der von den Menschen geehrt und geachtet sein will [...]."

410 Müller, 1993, S. 109.

411 Vogelnest II, S. 626.

Die Krankheit bleibt hier in ihrem Verlauf unvorhersehbar, denn nachdem dem Patienten ursprünglich eine bessere Prognose gestellt worden ist, als es dem tatsächlichen Verlauf entsprach ("ersteres bessers vermuthen"), tritt später wiederum der prognostizierte Tod des Patienten nicht ein, sondern der Kranke erholt sich von der schweren Verletzung und wird ganz gesund. Weder die Ärzte noch der Pfarrer noch der Patient selbst haben also eine Handhabe, den Ausgang einer Erkrankung zu prophezeien. Zuverlässiger sind die Prognosen nur dann, wenn eine Verwundung sofort als tödlich diagnostiziert wird. So heißt es vom Rittmeister, den Courasche kurz vor seinem Tod noch ehelicht: "[A]ber die Wundärtzte propheceyten ihm den gewissen Tod / weil ihm die Lung verwundet war [...]",[412] und dieser Tod tritt bei ihm auch, wie verheißen, in Kürze ein.

Die Zeichen einer Krankheit, die der Kranke selbst, sein Arzt oder andere Personen seiner Umwelt als Ausgangspunkt einer Diagnose oder Prognose nehmen, erweisen sich oft als vieldeutig und können daher zu Irrtum und Täuschung führen. Häufig jedoch liegt der Fehler weniger in den Zeichen selbst als in der Art ihrer Deutung. Wem es beispielsweise gar nicht primär um das Finden einer richtigen Diagnose geht (wie dem Doktor Canard, eventuell auch dem Wiener Arzt Herzbruders), wer die Zeichen unter dem Einfluss eigener Befürchtungen deutet (wie Simplicius seinen Hautausschlag, wenn er ihn als Anzeichen der Franzosenkrankheit versteht), wer prognostisch anmaßend Leben und Tod vorhersagen will (wie die Ärzte im zweiten *Vogelnest*) oder wer sich durch vorgetäuschte Symptome hinters Licht führen lässt (etwa durch eine Bettlersimulatio), der versteht die Zeichen nicht angemessen zu lesen.

412 Courasche, S. 34.

5. Trapestica (Therapeutika)

Die wörtliche Bedeutung des Begriffs "Trapestica" gibt dem Leser Rätsel auf. Grimmelshausen hat den Ausdruck jedenfalls aus Garzonis *Piazza*[413] übernommen. Eine Nennung von "Trapestica" außerhalb von Grimmelshausen/Garzoni konnte von der Verfasserin bisher noch nicht nachgewiesen werden. So führt etwa Grimmelshausens Zeitgenosse Stephaan Blankaart (1650-1702)[414] im *Lexicon medicum græco-latino-germanicum*[415] (1696) den Begriff nicht auf.[416] Auch ist es der Verfasserin bisher nicht gelungen, aus ähnlich lautenden Wörtern des Italienischen eine Erklärung dieses - nach Ansicht Garzonis und Grimmelshausens - griechischen Begriffs ausfindig zu machen.[417]

Betrachtet man die Einteilung der Medizin, die der Erfurter Arzt Johann Andreas Schlegel[418] in seinem *Tractatus medicus* (1686) anführt, so fällt auf, dass sie zwar in längeren Passagen wörtlich (oder mit nur minimalen Abweichungen) mit den Ausführungen Grimmelshausens und Garzonis übereinstimmt, dass Schlegel zugleich aber den Begriff der "Trapestica" vermeidet. Der fünfte Teil der Medizin wird von Schlegel vielmehr als der therapeutische benannt.[419] Geht man davon aus, dass Schlegel einen der beiden hier untersuchten früheren Texte (oder eine auf ihnen basierende Abhandlung) zur Vorlage gehabt haben muss, so konnte offenbar auch er mit dem Begriff "Trapestica" nicht mehr viel anfangen. Sinngemäß, dies geht auch aus der folgenden Textstelle des *Satyrischen Pilgram* hervor, muss "Trapestica" soviel wie "Therapie"/"Therapeutica" bedeuten:

---

413 Garzoni, 1626, S. 124.

414 Zu Leben und Werk vgl. Murken, Axel-Hinrich: Blankaart, Stephaan (Art.). In: Eckart/Gradmann, 1995, S. 63-64.

415 Als "Lexicon Medicum graeco-latinum" erschien es erstmals 1679, vgl. Murken: Blankaart (Art.). In: Eckart/Gradmann, 1995, S. 63-64.

416 Blankaart, 1696. Der Versuch, Trapestica auf "Trapeza" (Tisch) zurückzuführen, ergäbe allenfalls Verbindungen zum Bankenwesen (über den "Wechslertisch zum Geldwechseln, aus dem sich die antike Bank entwickelt hat", vgl. Ziebarth, 1937, Sp. 2194-2207), aber nicht zur Medizin.

417 Vgl. etwa Squarotti, Bd. 21, 2002, S. 184-186. Interessant mag zunächst der Verweis auf das Verb "trapestare" wirken, das aber eine Nebenform von "trepestare" (trampeln) darstellt und daher aus inhaltlichen Gründen ausscheiden muss. Ergebnislos blieb auch die Suche in Colussi, 1983-2004. Dieses Wörterbuch wurde herangezogen, um auch ältere Sprachstufen zu berücksichtigen.

418 Zu Leben und Werk vgl. Schlegel, Johann Andreas (Art.). In: Hirsch, 1934, Bd. 5, S. 81.

419 Schlegel, 1686, S. 131, vgl. auch S. 394.

> Diese [d. h. die Medizin, M. D.] wird aber getheilet in naturalem, conservativam, causalem, judicialem und remedialem, von den Griechen Physiologica, Hygiæna, Æthiologica und Trapestica genant.[420]

Die "Trapestica" setzt sich also mit den Heilmitteln, den "remedia", auseinander. In dieser Bedeutung wird der Bereich der "Trapestica" von Grimmelshausen ebenso ausführlich berücksichtigt wie etwa die "Physiologica" und die "Hygiæna". Die Trapestica umfasst - und spätestens diese Unterteilung erleichtert das Verständnis des Begriffs - "die Dieta, die Medicamenta und Chirurgia".[421] Grimmelshausen zählt die Heilverfahren hier in der korrekt galenistischen Reihenfolge des therapeutischen Vorgehens auf, denn im Falle einer Krankheit sind diätetische Maßnahmen das zunächst von den Ärzten einzusetzende Mittel, erst bei deren Unwirksamkeit folgen eine medikamentöse und, nur im schwersten Fall, eine chirurgische Behandlung.[422] In dieser Reihenfolge soll daher auch die vorliegende Untersuchung sich mit den therapeutischen Methoden im Werk Grimmelshausens befassen.

5.1 Dieta

Die im Krankheitsfall primär angewandte Diätetik, die daneben auch vorbeugend eingesetzt wird, orientiert sich - auch bei Grimmelshausen - stark an den "sex res non naturales", die bereits ausführlich behandelt wurden. Dennoch sollen einige weitere Beispiel diätetischen Vorgehens im Werk Grimmelshausens an dieser Stelle noch erläutert werden, um zu zeigen, von welch grundlegender Wichtigkeit die Diätetik in allen Werken des Barockautors für die Gesunderhaltung des Menschen ist.

In aller Deutlichkeit weist Grimmelshausen auf die Verantwortung jedes Einzelnen für seine Gesundheit hin. Solange es irgend möglich sei, sei der Mensch verpflichtet, "sein eigen Leib und Leben zuerhalten".[423] Selbst dort, wo Grimmelshausen eine solche "selbst Erhaltung" vorrangig für den ganzen Staat fordert, verweist dies zugleich auf die Selbsterhaltung des Einzelmenschen,[424] besteht doch seit der Antike die Tradition einer wechselseitigen Spiegelung von Körper und Staat.[425] Auch in medizinischen Ratgebern der frühen Neuzeit wird an die Eigenverantwortung des Menschen für seine Gesundheit appelliert,[426] so in der *Kurtze[n] Abhandlung Von dem*

420 Satyrischer Pilgram, S. 139.

421 Satyrischer Pilgram, S. 140.

422 Vgl. Schipperges, 1962, S. 66.

423 Ratio Status, S. 9.

424 Ratio Status, S. 9.

425 Vgl. dazu grundlegend Peil, 1983, S. 302-418.

426 Stolberg stuft dies als Tendenz vor allem protestantischer Autoren ein (vgl. Stolberg, 1998, S. 306: "Vor allem protestantische Autoren betonten nun verstärkt [...]

Menschenlichen Leben (niederländisch erstmals 1684, deutsch 1685) des Cornelis Bontekoe (1647-1685)[427]:

> [...] so erinnern wir uns auch unser Schuldigkeit / womit wir verpflichtet seyn / erstlich mit allen Fleiß die Mittel / so unser Leben erhalten zu suchen / und zu erkennen / hernach aber dieselben ins Werck zu setzen / und täglich für unsere Gesundheit zu sorgen [...].[428]

In der Utopie Johann Valentin Andreaes (1586-1654)[429] haben die Bürger von *Christianopolis* (1619)[430] die Notwendigkeit zur Sorge um den eigenen Leib längst verinnerlicht und folgen auch zuverlässig den diätetischen Ratschlägen der Ärzte.[431]

Wer hingegen keine vernünftige Ordnung in sein Leben zu bringen weiß, der darf sich nicht wundern, wenn er erkrankt, und auch der medizinisch nicht gebildete Springinsfeld ist sich dieses Faktums durchaus bewusst, wenn er im Erzählen seiner Biographie (ähnlich wie Courasche bezüglich ihrer venerischen Krankheit) kommentiert: "da machte ichs mit unordentlichem Leben so grob / daß ich darüber erkranckte".[432]

Dann, wenn ein Mensch bereits erkrankt ist, werden sein Maßhalten bzw. seine Mäßigung sogar noch wichtiger - gerade im sexuellen Bereich. Hierfür sei ein (bereits erwähntes) Beispiel aus dem ersten *Vogelnest* genauer betrachtet, dessen ironische Hintergründigkeit sich nur dann erschließt, wenn zeitgenössisches medizinisches Wissen dabei mit berücksichtigt wird:

Der podagrakranke Hausherr wird vom Anblick seiner für einen festlichen Anlass geschmückten Frau "unangesehen seines Podagræ / mit solchen häfftigen Begierden entzündet [...] / daß er begehrte / sie wolte in solchem ihren Schmuck einen Gang mit ihm wagen [...]".[433] Dies geschieht denn auch im Beisein des unsichtbaren ersten Vogelnestbesitzers, der "zusehen muste / was der Potagramer konte [...]."[434]

Dass sich der Ehemann, wie der Erzähler betont, "unangesehen seines Podagræ" zum Beischlaf entschließt, erscheint besonders komisch im Hinblick auf sein Leiden, denn dieses nimmt (nach Meinung der zeitgenössischen Me-

---

die von Gott und der Heiligen Schrift ausdrücklich gewünschte Möglichkeit, sich eines langen und gesunden Lebens zu versichern.")

427 Bröer, Ralf: Bontekoe, Cornelis (Art.). In: Eckart/Gradmann, 1995, S. 70; Bontekoe (Cornelis) (Art.). In: Jöcher, 1750/1960, Bd. 1, Sp. 1242-1243.

428 Bontekoe, 1701, S. 304-305.

429 Zu Leben und Werk vgl. Kühlmann, Wilhelm: Andreae, Johann Valentin (Art.). In: Killy, 1988, Bd. 1, S. 170-173.

430 Vgl. zu diesem Werk van Dülmen, 1972.

431 Vgl. Andreae, 1619/1972, S. 180.

432 Springinsfeld, S. 224, vgl. dazu die bereits zitierte *Courasche*-Stelle, S. 131.

433 Vogelnest I, S. 378.

434 Vogelnest I, S. 379.

diziner) gerade aus unmäßig gelebter Sexualität häufig seinen Anfang: Guarinonius zitiert aus den hippokratischen Schriften, dass "Knaben [...] kein Podagram vor der Venus" bekommen, vielmehr seien "[m]eistens die Eheleut mit Podagram[m] behafft". Für ihn ist "darauß zu schliessen / dz ein grosser hauffen im Ehestand nicht ehelich / sonder vppig / geyl / vnmäßig / vnuernüfftig / viehisch vnd bestialisch lebe / vnd seinem fleisch alles nachgibt".[435] Der bei Grimmelshausen auftretende Podagrapatient scheint für diese ätiologische These ein gutes Beispiel zu sein: Seine Unbeherrschtheit in sexuellen Dingen ist umso höher zu veranschlagen, als ihr hier gleich zwei Hinderungsgründe entgegenstehen - zum einen der Aufbruchswille seiner Frau, der sein Begehren "ungelegen" kommt,[436] zum anderen die Krankheit selbst. Ist es doch gerade im akut podagramischen Zustand nötig, sich des Beischlafs zu enthalten, denn für dieses Leiden sind "[d]er Beyschlaff / Zorn / Schrecken und andere Bewegungen [...] lauter Gifft".[437] So ist, setzt man dieses medizinische Wissen bei Grimmelshausen voraus, im sexuellen Begehren des Podagra-Kranken auf komische Weise zugleich der ätiologische Hinweis versteckt, dass in der sexuellen Unmäßigkeit gerade die Wurzel der Erkrankung dieser Romanfigur liege.

Ein Beispiel positiver Lebensordnung findet sich in Ungarn auf den "Widertäufferischen Höfen".[438] Auffallend ist in dieser Gesellschaftsform vor allem, dass unter beiden Geschlechtern "jeder sein Geschäffte"[439] hat und alle "ihre gewisse Stunden zum Essen / ihr gewisse Stunden zum Schlaffen / aber kein einzige Minut zum spielen noch spatzieren",[440] so dass niemals Müßiggang herrscht. Die Einteilung der Arbeits- und Ruhestunden (unter gleichzeitiger Vermeidung der acedia) erinnert entfernt sogar an die Empfehlungen der Gelehrtendiätetik,[441] die dem Leser der vorliegenden Arbeit ex negativo in der Gestalt des Jupiter schon begegnet sind. Durch das richtige Maß an Ruhe und Bewegung, Schlaf und Wachen gelingt es den Wiedertäufern auch, starke Affekte und Laster zu vermeiden: "[D]a war kein Zorn / kein Eifer / kein Rachgier / kein Neid / kein Feindschaft / kein Sorg umb Zeitlichs / kein Hof-

---

435 Guarinonius, 1610, S. 1134, so - teilweise wörtlich! - auch Albertinus, 1616, S. 310, vgl. weiterhin auch Wirsung, 1605, 4. Teil, Bl. 274^{v}, sowie Zwinger, 1703, S. 626.

436 Vogelnest I, S. 379.

437 Zwinger, 1703, S. 632.

438 Simplicissimus, S. 524-526. Zur Quellenfrage vgl. besonders Valentin, 1985, S. 41-55. Im Kommentar Breuers wird auch auf "ähnliche Entwürfe aus der utopischen Literatur der frühen Neuzeit (Morus, Campanella, Andreä)" verwiesen, vgl. Breuer, Anmerkung S. 976-977 zu Simplicissimus, S. 524,23.

439 Simplicissimus, S. 525.

440 Simplicissimus, S. 526.

441 Kümmel, 1984, bes. S. 83.

fart / kein Reu!"[442] Die Folge dieser "liebliche[n] Harmonia" ist,[443] dass sie "wegen löbl. Diæt und guter Ordnung selten erkrancken / wie ich [d. h. Simplicissimus, M. D.] dann manchen feinen Mann in hohem gesundem und geruhigem Alter bey ihnen sahe".[444] Möglicherweise ist für diesen psychophysisch außergewöhnlich harmonischen Zustand nicht allein die Einhaltung des rechten Maßes bei den sex res non naturales verantwortlich, sondern es kommt als siebter Faktor die intensive Gottesbeziehung hinzu, die sich etwa darin äußert, dass bereits die Jugend angehalten wird, regelmäßig zu "beten / und geistliche Gesänge [zu] singen".[445] Wenn dem so ist, kann hier erneut eine Parallele zu den Ansichten von Guarinonius gesehen werden,[446] denn für diesen ergibt sich Gesundheit wie folgt:

G ott /
E ssen vnd trincken /
S chlaffen vnd wachen /
O ede oder Ringerung deß Vberfluß /
N utzung oder Vbung deß Leibs /
D auglich Lufft /
T rost deß Gemühts.[447]

Dabei stellt sich bezüglich der siebten res non naturalis aber die Frage, inwieweit "diese Widertäufferische Ketzer" tatsächlich eine angemessene Gottesbeziehung haben können.[448] In diesem Zusammenhang bleibt auch zweifelhaft, ob (durch Bekehrung der Wiedertäufer zum rechten Glauben und gleichzeitige Anleitung der Glaubensgenossen des Simplicissimus zum "seelige[n] Leben"[449]) die wiedertäuferische Lebensform in ein vollständig gottgefälliges, christlich-katholisches Leben umgewandelt werden könnte, das im Stande

---

442 Simplicissimus, S. 526.

443 Simplicissimus, S. 526.

444 Simplicissimus, S. 525.

445 Simplicissimus, S. 526.

446 Eine ausführliche Analyse des Verhältnisses von Medizin bzw. Diätetik und Religiosität bei Guarinonius findet sich bei Guillaume van Gemert (van Gemert, 1995, S. 45-63, sowie van Gemert, 2000, S. 1127-1133). Die bei Guarinonius nachweisbare Verbindung einer eindeutig "katholische[n] Moraldidaxis" mit "medizinisch-praktischer Belehrung" (van Gemert, 1995, S. 51), d. h. seine Betonung der Konfessionsunterschiede auch in gesundheitlicher Hinsicht, finden dabei allerdings in der Grimmelshausenschen Wiedertäufer-Episode sicherlich keine Entsprechung.

447 Guarinonius, 1610, S. 106. Für den Hinweis auf diese Parallele danke ich Herrn Professor Dieter Breuer.

448 Zur zeitgenössischen Kontroverse um den Glauben der - hier gemeinten - Hutterischen Brüder vgl. Valentin, 1985, S. 47-54.

449 Simplicissimus, S. 526.

wäre, nicht allein den Leib, sondern auch die Seele in ihrer geistlichen Dimension optimal zu bewahren. Zumindest nach Ansicht Jean-Marie Valentins ist die Grundeinstellung Grimmelshausens gegenüber dem Menschen so pessimistisch, dass Simplicius sich letztlich die Einrichtung einer Lebensgemeinschaft nach dem Vorbild der Höfe nicht zutraut.[450] Die vollkommene Tauglichkeit des wiedertäuferischen Lebens für die physische Gesundheit bleibt von diesem Pessimismus allerdings völlig unberührt.

Nachdem nun - mit Grimmelshausens Schilderung der Wiedertäuferischen Höfe - der diätetische Idealfall betrachtet worden ist, sollen im Folgenden jene Verfahren genauer untersucht werden, die im Übergang von Prophylaxe und Therapie angesiedelt sind. Es handelt sich dabei um die (in I.2.5 ausgesparten) ausleitenden Verfahren wie beispielsweise Aderlass und Klistieren.

Jütte zählt den Aderlass zu den vorbeugend-diätetischen Maßnahmen, da er, von chirurgisch ausgebildeten Heilern durchgeführt, oft nicht erst therapeutisch, sondern auch prophylaktisch vorgenommen werde.[451] Dabei kommt der Aderlaß allerdings auch als Therapeutikum in Frage. Nicht nur ist er, wie Jütte schreibt, "billiger als eine einzige Arztvisite",[452] sondern außerdem auch dort ausführbar, wo der Patient "keinen Medicum haben konte" wie etwa in jenem "gar schlechten Dorff", in dem bei Simplicissimus die Blattern ausbrechen.[453] Für Grimmelshausen ist er also das Mittel der Wahl in all jenen infrastrukturell noch kaum erschlossenen Gebieten, in denen eine spezifisch-medikamentöse Behandlung in Ermanglung von Ärzten und Apothekern ohnehin kaum möglich erscheint.

Mehrfach wird in Grimmelshausens Romanen der Aderlass erfolgreich angewandt. Zweimal führt er zur Rettung bzw. Heilung des Simplicissimus: Das erste Mal, als in seiner bereits erwähnten Blatternerkrankung ein Dorfpfarrer Aderlass und Schwitzen zur Behandlung seines Blatterndeliriums anordnet.[454] Der Dorfpfarrer, obwohl medizinischer Laie, handelt dabei übrigens medizinisch durchaus korrekt. Für die Blattern empfiehlt Zwinger nachdrücklich: "Gleich in dem anfang mag eine Aderlässe bey denen Erwachsenen statt finden [...]."[455] So ist es nicht verwunderlich, dass Simplicissimus, der kurz vor dieser Therapie noch "wie ein Hirnschelliger fabelte", über den guten Erfolg der beiden ausleitenden Verfahren berichtet:

---

450 Valentin, 1985, S. 53-54.
451 Jütte, 1991, S. 73.
452 Jütte, 1991, S. 73.
453 Simplicissimus, S. 371.
454 Simplicissimus, S. 372.
455 Zwinger, 1703, S. 293.

> Das bekam mir so wol / daß ich mich in derselben Nacht wieder besanne wo ich war / und wie ich dahin kommen [...].[456]

Bereits in diesem ersten Fall scheint Simplicissimus sich, da schon ein Pfarrer um Hilfe geholt worden ist, in Lebensgefahr befunden zu haben. Bei der zweiten wirksamen Anwendung eines Aderlasses, nämlich nach der Geisterbegegnung in der *Continuatio*, ergeht es ihm bis zur erfolgreichen Durchführung des Aderlasses ebenfalls denkbar übel:

> Jch muste wol zwölff Tag deß Bethes hütten / und hätte ohne sterben nicht kräncker werden können; ein eintzige Aderläse bekam mir trefflich neben der Gutwartung die ich empfienge [...].[457]

In diesem Fall, in dem nach dem Urteil des Erzählers entweder der Schrecken durch die Spukerscheinung oder eine Verkühlung krankheitsauslösend gewirkt haben müssen,[458] wird sein Leiden nicht genauer benannt, auszugehen ist nach den Andeutungen des Erzählers von einer schweren fiebrigen Erkältung. Zur Anwendung des Aderlasses in der äußersten Not einer akuten Erkrankung wird auch im ersten der 1587 von Melchior Sebisch dem Älteren (1539-1625)[459] übersetzten *XV. Bücher Von dem Feldbaw* geraten[460] (dieses 1570 von Jean Liébault (gest. 1596) ergänzte Werk[461] wurde 1554 von Charles Estienne (1504-ca. 1564)[462] unter dem Titel *Maison rustique/Praedium rusticum* erstmals publiziert). Es wird empfohlen, dass man "in den allerhitzigste[n] Febern [...] biß zur Onmacht lassen" soll, "damit der gantze Leib erkalte vnnd die hitz gelescht werde."[463] Es sei hier nur am Rande erwähnt, dass die Hypothese des Simplicissimus, die Begegnung mit dem Geist habe ihn möglicherweise krank gemacht, durchaus die Unterstützung zeitgenössischer Ärzte hätte finden können: In seinem *Artzney=Buch* notiert der bereits erwähnte württembergische Hof- und Leibarzt Gäbelkover unter anderem auch ein Rezept für den Fall,

---

456 Simplicissimus, S. 372.

457 Continuatio, S. 645.

458 Simplicissimus, S. 645.

459 Zu Leben und Werk dieses älteren Melchior Sebisch vgl. Pagel: Sebitz, Melchior (Art.). In: Hirsch, 1934, Bd. 5, S. 196.

460 Zur Rezeption dieses Werks durch Grimmelshausen vgl. etwa Koschlig, 1977, S. 123.

461 Zu Leben und Werk vgl. Liebaut [sic!] (Johannes) (Art.). In: Jöcher, 1750/1961, Bd. 2, Sp. 2425, sowie Weiss: Liébault, Jean (Art.). In: Biographie universelle, 1819, Bd. 24, S. 461-462.

462 Zu Leben und Werk vgl. den Abschnitt zu Charles Estienne in: Neefs, J.: Estienne (Famille) (Art.). In: Balteau, 1975, Bd. 13, Sp. 91-101.

463 Sebisch, 1592, S. 117.

dass ein Mensch durch das Erschrecken vor einem Gespenst krank geworden sei.[464]

Auch die Tatsache, dass der Aderlass ähnlich wie das Klistieren von bestimmten Tieren instinktiv angewandt wird - die Schöpfungsordnung bewundernd fragt Simplicissimus: "Wer lehret den Storck / sich zu clystieren? den Pelican / sich zur Ader zu lassen?"[465] -, spricht in Grimmelshausens Augen dafür, dass es sich bei diesen beiden Verfahren um durchaus anerkennenswerte Präventions- und Heilmethoden handelt. Grimmelshausen weiß um ihre Rolle in der zeitgenössischen Veterinärmedizin. So lässt er Olivier erzählen:

> Mein Kragen und Koller sahe so blutig auß / als wie vor eines Schmidts Nothstall an S. Steffans-Tag / wann man den Pferden zur Ader läst [...].[466]

Bei dem von Olivier erwähnten Verfahren wurden besonders "unbändige Pferde" zur Ader gelassen. Wie Breuer in seinem Kommentar ausführt, galt das so gewonnene "Pferdeblut [...] als Heilmittel".[467]

Aderlässe zur Blutentziehung wurden aber nicht nur beim unbändigen Pferd, sondern auch beim unbändigen, affektgeleiteten Menschen durchgeführt. Im salernitanischen Gesundheitsgedicht heißt es (in der Übersetzung im *Parnassus medicinalis*):

> Von etlichen Affecten deß Aderlassens.
> Das Aderlassen frischt / vertreibt die Traurigkeit /
> Befreyt Verliebte von der Unbesonnenheit.[468]

Der Zusammenhang zwischen Aderlass und Therapie der Liebeskrankheit lässt sich humoralpathologisch erklären: Gerade der vom Blut bestimmte Sanguiniker hat durch seine Komplexion mit übermäßigem sexuellen Verlangen zu kämpfen. So urteilt Beverwyck, dass die Sanguiniker "die Allergesundeste seyn" könnten, "wann sie nicht wegen jhrer gesunden und temperirten Natur

---

464 Gäbelkover, 1680, S. 39. Auf eine ausführliche Zurückweisung von Peter Triefenbachs Deutung dieser Gespenster-Episode - er versteht die schwere Krankheit wie auch den nachfolgenden Aderlass als eine Wiedergeburt im alchemistischen Sinne (Triefenbach, 1979, S. 202-203) - kann im Hinblick auf das oben Dargestellte und unter Verweis auf Abschnitt II.1 verzichtet werden.

465 Simplicissimus, S. 159-160.

466 Simplicissimus, S. 429.

467 Breuer, Anmerkung S. 936 zu Simplicissimus, S. 429,8.

468 Becher, 1663, 4. Teil, S. 121, vgl. in der lateinischen Version (Schola, 1657, S. 395:

> De quibusdam Phlebotomiæ effectibus.
> EXhilarat tristes, iratos placat, amantes
> Ne sint amentes phlebotomia facit.

zur Wollust sehr geneigt wären: und also offtermalen mit Trincken und Weibern [...] jhr Leben verkürtzen."[469]

Dass ein Blutverlust (wenn auch in diesem Falle nicht durch ein lege artis durchgeführtes Aderlassen verursacht) dem Liebesrasen und der unmäßigen sexuellen Begierde Einhalt gebietet, wird nicht nur im *Regimen sanitatis Salernitanum*, sondern auch vom unsichtbaren Hellebardierer im ersten *Vogelnest* beteuert. Als er einen Ehebrecher gewaltsam zur Tür hinaus schleift, wobei letzterer sich Nasenbluten einhandelt, interpretiert er dabei diese Verletzung als gewissermaßen medizinisch indizierte Maßnahme:

> Jch war mit deß Kerls Nase so unsäuberlich an das Fußbrett gefahren / daß sie ihm blutet schier wie ein gestochene Sau / aber da bekümmert ich mich wenig umb / sondern ich wünschte vielmehr / daß ich allen solchen Hengsten dergestalt zur Ader lassen / und das erhitzte geile ehebrecherische Geblüt vom Hertzen raumen könnte [...].[470]

Im vorliegenden Fall scheint - trotz der satirischen Darstellungsweise - eine implizite Kritik an humoralpathologischen oder galenistisch-therapeutischen Konzepten nicht das primäre Ziel der Satire zu sein. Zumindest der Hellebardierer ist gleichsam von einer physiologisch, d. h. durch einen Aderlass induzierten Läuterung auf psychisch-moralischem Gebiet überzeugt, auch wenn das Verfahren selbst in dieser grotesken und gewalttätigen Situation gewissermaßen nur als Metapher anzitiert wird. Es ist daher davon auszugehen, dass die Satire hier mehr der Lasterkritik gegenüber dem Ehebrecher und weniger einer Karikierung des Aderlasses und seiner humoralpathologischen Hintergründe dient. Dass der sexuell ungebremste Ehebrecher allerdings nicht nur mit einem zur Ader gelassenen "Hengst", sondern auch mit einem abgestochenen Schwein verglichen wird, erinnert an die humoralpathologisch-chirurgischen "Schlachtbank"-Anspielungen Courasches, die ihre Galle metaphorisch einem "Säu-Magen" gleichsetzt.[471] So sollte hier zwar keine ausdrückliche Kritik des Aderlassens angenommen werden, doch zeigt sich eine gewollte figurenperspektivische Verzerrung und Vereinfachung der komplexen Hintergründe der Humoralpathologie durch den Hellebardierer.

Auch durch noch drastischere Verletzungen kann man, wie durch einen Aderlass, sexuelle Begierden dämpfen. Als Dietwalt und Amelinde von einer Räuberhorde überfallen werden, zu deren bösen Plänen auch die Vergewaltigung Amelindes gehört, wird die Tötung eines Räubers durch Dietwalt als ein "tapffere[r] Streich" mit dem Schwert dargestellt, mit dem er "ihm nicht allein die brennende Hitz seiner viehischen Begierden: sondern auch zugleich durch

469 Beverwyck, 1671, S. 60.

470 Vogelnest I, S. 416, vgl. dazu auch die Anmerkung Breuers, S. 931.

471 Courasche, S. 21.

Zerspaltung seines Kopffs bis auff die Zähne hinunter / des Lebens-Liecht ausleschte".[472]

Ein tatsächlicher, medizinischer Aderlass wird schließlich bei dem bereits erwähnten wollüstigen Pfarrer des ersten *Vogelnests* durchgeführt, als dieser eine Frau mit unlauteren theologischen Argumenten zur Unzucht verführen will[473] und dafür vom Hellebardierer auf den Misthaufen geworfen wird.[474] Nachdem der Barbier ihm auf das ausgestandene schreckliche Erlebnis hin einen Aderlass verpasst, scheint dem Pfarrer durch den Blutverlust und durch den vorangehenden Schrecken die Lust auf Frauen vorerst vergangen:

> Als ich durch den Hof gieng / lag das Herrgen am Fenster / frische Lufft auff die Aderlässe zu schöpffen / dem ich wol ansahe / daß ihn damals weder nach Frauen oder Jungfrauen / nach Kebs- oder Eheweibern / viel weniger nach der Susannen gelüstet [...].[475]

Auch am Ende der *Continuatio* wird ein Aderlass erwähnt, der aber in diesem Fall nicht am Menschen oder am Tier, sondern - in einem absolut grotesken Kontext - an einer Pflanze durchgeführt wird. Hier erscheint auch die Therapiemethode selbst unweigerlich in einem komischen Licht: Der Zimmermann verfällt auf der Insel dem Palmwein-Alkoholismus und glaubt, "man müsse den Balmen beyzeiten zu aderlassen / damit sie nit in ihren aignen Blut erstickten".[476] In erster Linie mag die Schilderung dieses Palmen-Aderlassrituals ihre Funktion in der Karikierung der Alkoholverfallenheit des Zimmermanns haben. Dennoch könnte darin auch eine implizite Infragestellung der Theorie von der Plethora enthalten sein, jenes unter Umständen lebensgefährlichen Überschusses an Blut, den man in der frühen Neuzeit, falls er sich nicht von selbst - etwa durch die weibliche Periode - abbaute, mit Aderlässen zu bekämpfen suchte.[477] Indem dieses Konzept hier zur Begründung übermäßigen Alkoholgenusses instrumentalisiert wird, wird daran zumindest deutlich, dass sich auch primär plausibel erscheinende medizinische Erklärungsmodelle und heilkundliches Handeln inadäquat verwenden, ja in diesem Falle zu gesundheitsschädigenden Zwecken missbrauchen lassen.

Falsch wird der Aderlass als medizinisches Verfahren auch dann eingeschätzt, wenn überhöhte Erwartungen mit ihm verbunden werden. In der sechsten Materie des *Ewig-währenden Calenders* lässt sich ein hintergründig-ironischer Kommentar zu einem bestimmten Aderlass-Tag finden, an dem der künstlich herbeigeführte Blutverlust besonders gut "zur Klug= und Weißheit"

---

472 Dietwalt, S. 204.

473 Vogelnest I, S. 344.

474 Vogelnest I, S. 344-345.

475 Vogelnest I, S. 348.

476 Continuatio, S. 671.

477 Stolberg, 2003, S. 121-125.

sein soll.[478] Die Ironie richtet sich dabei allerdings nicht nur auf übertriebene Hoffnungen bei Anwendung dieser Heilmethode, sondern auch auf die iatroastrologische Methode der Bestimmung günstiger Lasstage.

Bei einer Betrachtung der evakuierenden Verfahren in den Texten Grimmelshausens sollte besonders eine Szene in der *Verkehrten Welt* nicht übersehen werden, in der eine Höllenstrafe für Hoffärtige eindringlich beschrieben wird. Die von den Teufeln durchgeführte Folterung spielt in ironischer Weise nicht nur auf die Glasbläserei, sondern auch auf die Verabreichung von Klistieren an:

> [D]a wir vollends darzu gelangten / war es ein Pfuel ohngefehr so groß als der Feder-See / welcher [...] überall voll von Verdammten wimmelte [...]; wann sich deren einer ein wenig herfür thät und den Kopff auffreckte / witsch / war ein böser Geist vorhanden / der ihm erwischte / und ihm ein Röhr in Hindern steckte / dergleichen man auff den Glaß-Hütten zu gebrauchen pflegt / und bliese ihn damit auff / daß er in kurtzen sich einem Wassersüchtigen vergliche / geschwind aber je länger je grösser und dicker [...] würde [...]; so / das er endlich wie eine Wasser-Blase [...] mit einem grossen Knall zersprang [...].[479]

Tatsächlich war das Klistieren in der frühen Neuzeit teilweise gefürchtet, die Methode stand sogar im Ruf möglicher tödlicher Verläufe.[480] Auch an den Spott über solche Methoden in der zeitgenössischen Literatur (etwa in Molières, d. h. Jean-Baptiste Poquelins,[481] *Le Malade imaginaire*[482] von 1673) ist zu denken.[483]

Grimmelshausen variiert auch in anderen Bildern das Motiv der "Evakuationsmethoden"[484] als Höllenstrafen: Von "grausame[n] Bader[n] und Badknecht[en]"[485] werden betrügerische Wirte, die einst ihren Gästen den Beutel "geschrepfft" haben, nun selbst geschröpft:

> [I]hre [d. h. der Bader, M. D.] Fliethen oder Schrepffeysen waren so groß und dick auch in solcher Form als wie die Hufeisen / gantz glühent / mit denen sie den armen Badgästen alle streich / nicht nur die Haut sonder alle Gebein an

---

478 Calender, 6. Materie, S. 161.

479 Verkehrte Welt, S. 436.

480 Jütte, 1991, S. 134.

481 Zu Leben und Werk vgl. Molière (Art.). In: Engler, 1984, S. 650-652.

482 Vgl. besonders drastisch im dritten Zwischenspiel (Molière, 1988, S. 194-209). Interessant ist hier vor allem die Stereotypantwort des "Bachelierus", der als Therapie für alle Krankheiten empfiehlt: "Clysterium donare" (Molière, 1988, S. 198 u. ö.). Dafür erhält er regen Beifall aus dem Ärztekollegium.

483 Vgl. dazu etwa Rothschuh, 1978, S. 207-208.

484 Eckart, 2000, S. 112.

485 Verkehrte Welt, S. 503.

> Schulderplättern Rippen und Länden entzwey schlugen / das Blut und Fett an dem Eisen prudelte [...].[486]

Weiterhin benutzen sie "Schrepffhörner [...] in Kübelmässiger gröse", "brennende[n] Schweffel" als Waschlauge und "glühende Pantzerflecken", d. h. Drahtschwämme, zur Reinigung und Massage.[487] Offensichtlich bieten sich Heilmethoden wie das Schröpfen durchaus als Ausgangspunkt der Darstellung von Höllenqualen an, vielleicht, wenn man etwa die Forschungsergebnisse Jüttes zu bestimmten "Roßkuren" berücksichtigt,[488] nicht ganz zu Unrecht.

Implizite Kritik an evakuierenden Verfahren könnte auch an einer anderen, bereits erwähnten Textpassage der Grimmelshausenschen Werke abgelesen werden, die in der vorliegenden Untersuchung mehrfach und unter verschiedenen Aspekten zu betrachten ist. In der Mummelsee-Episode wird Simplicius vom "Fürst[en] oder Regent[en] über das stille Meer"[489] geraten, vom König der Sylphen eine ganz besondere Therapie zu erbitten:

> Wann ich (sagte er) die Gesundheit so sehr affectire / so solte ich seinen König ersuchen / daß er mich dem König der Salamandræ, mit welchem er in guter Correspondenz stünde / in eine Cur recommendire; derselbe könne die Menschliche corpora zurichten / und durch ein Edelgestein begaben / daß sie in keinem Feuer verbrennen möchten / wie ein sonderbarer Leinwat den wir auff Erden hätten / und im Feuer zu reinigen pflegten / wann er schmutzig worden were; alsdann setze man einen solchen Menschen wie eine schleimige alte stinckende Tabackpfeiff mitten ins Feur / da verzehrten sich dann alle böse Humores und schädliche Feuchtigkeiten / und komme der Patient wider [...] jung / frisch / gesund und neugeschaffen hervor [...].[490]

Bereits der Gedanke, einen Menschen vollständig feuerfest zu machen, erscheint dem Leser als ebenso märchenhaft wie so manche andere Beobachtung aus dem Unterwasserreich der Sylphen. Doch könnte dieser Abschnitt, vergleicht man die Schilderung mit der folgenden Passage aus Eberhard Werner Happels (1647-1690) *Relationes Curiosae* (1683-1691),[491] als hyperbolisch-satirische Anspielung auf bestimmte, bei den "Marckschreyer[n]" genutzte Verfahren gelesen werden:

> Man hat auch wohl natürliche Mittel / die Glieder zu præserviren, daß ihnen das Feuer nicht schade / wie solches die Marckschreyer vielfältig beweisen / auch

486 Verkehrte Welt, S. 504.

487 Verkehrte Welt, S. 504.

488 Vgl. etwa Jütte, 1991, S. 131-134.

489 Simplicissimus, S. 512.

490 Simplicissimus, S. 513-514.

491 Zu Leben und Werk Happels vgl. Kühlmann, Wilhelm: Happel, Eberhard Werner (Art.). In: Killy, 1989, Bd. 4, S. 511-512.

> insonderheit gnugsam vor etlichen Jahren allhier in Hamburg bey dem berühmten Feuer=Fresser zu sehen war.[492]

Möglicherweise verbirgt sich sogar hinter der vorgeschlagenen, phantastisch anmutenden Feuer-Therapie selbst eine Satire auf das tatsächlich in der Medizin geübte Verfahren extremer Schwitzkuren. Guarinonius etwa - allerdings hier vermutlich in satirischer Absicht übertreibend - beschreibt eine schweißtreibende Behandlungsmethode, bei der sich der Kurende "durch die Beckenknecht / nach dem das Brot abgebachen / [...] auff ein Laden oder Bret [...] legen vn[d] [...] mit den Füssen zuuor an in den Ofen stossen" lässt, so dass "der Kopff vor dem Ofenloch herfür guckt". Anschließend werde der Ofen geschlossen und der Patient lasse sich (den Kopf ausgenommen) "nit anderst als ein Pasteten / wol abdempffen".[493] An diese Beschreibung, die übrigens eine auffallende Ähnlichkeit zu einem Detail aus dem Kupferstich der *Artzt-Zugab* aufweist,[494] schließt sich bei Guarinonius gleich die ironische Schilderung eines Todesfalls durch eine übertrieben heldenhafte Anwendung dieses Verfahrens an.[495] Solche gegen die Franzosenkrankheit und zur Vertreibung von Fiebern eingesetzten Schweißbäder sind also nach Ansicht des Tiroler Arztes durchaus nicht unbedenklich.[496] An der Weigerung Simplicii, sich der vorgeschlagenen Läuterungskur zu unterziehen, ist seine eher skeptische Haltung gegenüber diesem salamandrischen Heilverfahren zu erkennen. Seine Ablehnung der Feuerkur kann daher möglicherweise - wie die Ausführungen von Guarinonius - auch als eine (indirekte) Kritik an derartig drastischen Versuchen der Reinigung des Menschen von schädlichen Körpersäften verstanden werden, wie sie die unter Extrembedingungen durchgeführten Schweißbäder darstellen.

Eindeutig durch eine Schwitzkur behandelt wird die Syphiliserkrankung des Julus in der *Continuatio.* Das Beispiel dieses lasterhaften Menschen zeigt, dass - zumindest im Hinblick auf die dadurch zu erzielenden affektiven Veränderungen - den evakuierenden Verfahren bei allen Erfolgen auch Grenzen gesetzt sind. Im Zusammenhang mit dieser Therapiemethode bedauert der Erzähler Simplicissimus, dass diese (primär physisch) notwendige Behandlung, bei der Julus "beydes seinen Leib und Beütel purgirn lassen" muss, ihn im seelisch-moralischen Sinne "drumb nit besser machte".[497]

---

492 Happel, 1687, S. 11 (Der unverbrenliche Mensch).

493 Guarinonius, 1610, S. 899.

494 Dargestellt ist ein Ofen, in den ein Mensch (allerdings anders als bei Guarinonius mit dem Kopf nach vorn) hineingeschoben wird. Auf diesem Ofen steht die Erläuterung: "Neü gebackne veriüngerde Menschen" (vgl. Artzt-Zugab, o. J.).

495 Guarinonius, 1610, S. 900.

496 Guarinonius, 1610, S. 899.

497 Continuatio, S. 592-593.

Auf der somatischen Ebene vollständig wirkungslos bleiben die Schweißbäder schließlich ausgerechnet in einem Fall, der ihren Einsatz in höchstem Maße rechtfertigt, nämlich bei der in I.3 ausführlich erörterten Vergiftung Herzbruders. Gegen sein Leiden werden neben "Pharmaca" und "Antidota" auch "Schweißbäder" angeordnet,[498] die dessen tödlichen Ausgang jedoch nicht verhindern.

Aus den zuletzt genannten Beispielen wird deutlich, dass die evakuierenden Verfahren - so wirkungsvoll sie auch bei bestimmten Erkrankungen eingesetzt werden - nur innerhalb bestimmter Grenzen sinnvoll angewendet werden können. Maßhalten und ein richtiger Umgang mit den jeweiligen Therapiemethoden durch die Beteiligten sind auch hier unbedingt erforderlich. Übertriebene Erwartungen an ein bestimmtes Verfahren, drastisch-groteske Anwendungsformen oder unrechtmäßige Instrumentalisierungen bestimmter Therapiearten können nicht als Argument für die Unwirksamkeit oder Unzulässigkeit ihres Einsatzes angeführt werden.

An weiteren diätetischen Verfahren sind solche zu nennen, die sich auf die fünf Sinne des Menschen beziehen: Kümmel erwähnt etwa, dass nach der Auffassung galenistischer Mediziner eine ruhige Gemütsverfassung durch bewusst eingesetzte "beruhigende oder aufmunternde Worte, Gespräche mit Freunden, die Gegenwart geliebter Menschen, lustige Geschichten, Scherze und Spiele sowie angenehme Sinneseindrücke aller Art" erzielt werden konnte:

> Dazu gehörte es beispielsweise, die Schönheiten der Natur zu betrachten, sich an leuchtenden Farben und kostbaren Dingen wie funkelnden Edelsteinen zu erfreuen, prächtige Gewänder zu tragen, Wohlgerüche einzuatmen und nicht zuletzt schöne Melodien und Klänge zu hören.[499]

Als Beispiel für derartige Therapien durch Sinneseindrücke in den Werken Grimmelshausens soll hier die Geruchstherapie dienen. Gerüche wirken direkt auf die im Gehirn lokalisierten spiritus animales,[500] wohlriechende Stoffe erquicken "durch guten gesunden Geruch" die "Hirngeister".[501] Ein ähnlicher Gedanke, nämlich dass "ein lieblicher Geruch dem Hirn so dienlich sey / als ein süsser vn[d] guter Geschmack dem Magen",[502] findet sich etwa bei Garzoni im Diskurs von den "Profumierern / oder Räuchern vnd Balsamieren".[503] Auch andere zeitgenössische Quellen setzen sich mit der Wirkung von Gerüchen auseinander, so Guarinonius, bei dem es von einem "lieblich[en]

---

498 Simplicissimus, S. 461.

499 Kümmel, 1977, S. 138, vgl. dazu, am Beispiel von Guarinonius, auch Breuer, S. 1120-1121.

500 Vgl. etwa Kutzer, 1998, S. 56.

501 Rathstübel, S. 731.

502 Garzoni, 1626, S. 477. Garzoni bezieht sich dabei ausdrücklich auf Galen.

503 Garzoni, 1626, S. 476.

Geruch" heißt, dass er "das Hertz stärckt / vnd die Leibsgeister erfrischt".[504] In *Dietwalt und Amelinde* wird eine Therapie mit "Hertzstärckenden Kraffftwassern" geschildert, deren Einsatz den ohnmächtige Dietwalt "bald wider zu sich selbst" bringt, indem sie auf die Spiritus vitales wirken.[505] In frühneuzeitlichen Arzneibüchern finden sich unzählige Rezepte zur Zubereitung und Anwendung dieser Arzneiform. Als ein typisches Beispiel sei hier aus der *Pharmacia domestica* (1628) Arnold Weickhards (1578-1645)[506] ein "Edelwohlriechend Kraffftwasser" genannt, in dem Zimt, Nelken, Cardamom - man denke dabei auch an die Wirkung, die solche Gewürze an anderer Stelle des *Dietwalt*-Romans zur Ohnmachtsprävention besitzen[507] (vgl. dazu ausführlich I.5.2) - und außerdem "Citronenschalen" enthalten sind und das äußerlich angewendet wird: Bei "Mattigkeit vnd Ohnmacht" werden damit "Händ / Haupt vnd Angesicht" bestrichen.[508] Zimt und andere Gewürze sind dabei sehr häufig ein wichtiger Bestandteil der Kraftwässer.[509] Coler empfiehlt, um einen Ohnmächtigen wieder zu sich bringen, ebenfalls den Einsatz starker Düfte, wobei auch er unter anderen Duftstoffen Zitronen und Zimt besonders hervorhebt: "adhibenda sunt odorifera cantico. 2.5. als da seyn Cinamomum, [...] poma Citria & quæ sub eodem genere comprehensa, limones dicuntur, myrtum, &c."[510]

Zur Wirksamkeit der Zitrone gegen Ohnmachten, wie sie zeitgenössisch bei Coler und Weickhard postuliert wird, findet sich bei Grimmelshausen ein leicht zu überlesendes Beispiel: Als in der *Continuatio* die abessinische Köchin halb ertrunken und ohnmächtig auf der Insel ankommt, heißt es von ihr:

> [...] und ob wir zwar nichts lebhafftigs zu ferner Erquickung bey uns hatten / als Citronen / so liessen wir doch nicht nach / ihro die spiritualische Feüchtigkeit die sich in den eussersten Enden der Citeronen Schällen enthält / unter die Nase zutrücken [...].[511]

Dieser Notbehelf, so improvisiert er auf der zivilisationsfernen Insel erscheinen mag, stellt dennoch nach barocker Vorstellung eine hervorragende Therapie bei Bewusstlosigkeit dar. Ein weiteres Mal also erscheint das in der Fiktion präsentierte therapeutische Handeln auch auf der Basis des zeitgenössischen Therapieverständnisses angemessen. Auf die weiteren Eigenschaften der Zitrone, die emblematischen Bedeutungen dieser Frucht und den Figuralsinn

---

504 Guarinonius, 1610, S. 499.

505 Dietwalt, S. 174.

506 Zu Leben und Werk vgl. Pagel: Weickhard, Arnold (Art.). In: Hirsch, 1934, Bd. 5, S. 879. Einen lateinischen *Thesaurus galeno-chymicus* verfasste er 1626.

507 Dietwalt, S. 210.

508 Weickhard, 1628, S. 19.

509 Vgl. etwa Wirsung, 1605, 8. Teil, S. 109-111.

510 Coler, 1645, 2. Teil, S. 153.

511 Continuatio, S. 662.

dieser Episode soll hier - unter Verweis auf die ausführliche Interpretation Thomas Strässles - nicht näher eingegangen werden.[512] Festzuhalten ist jedoch, dass diese Therapie (ebenso wie der Einsatz der Kraftwässer) Wirkung zeigt, so dass sich auch an dieser Textstelle die medizinische Wirksamkeit von Düften (für den innerfiktionalen Bereich) bestätigt.

Wie überall hinsichtlich der bei Grimmelshausen zu findenden diätetischen Überlegungen so gilt dabei auch hier, dass Hilfs- und Heilmittel, etwa im Übermaß oder in falscher Weise angewendet, auch zu krankmachenden Faktoren mit entgegengesetzter Wirkung werden können: Wohlgerüche können eine Ohnmacht heilen, der höllische Gestank der infernalischen Köchin in der *Continuatio* hingegen führt dazu, dass der Zimmermann "gantz unmächtig darvon" wird.[513] Ein Zusammenhang zwischen Teufel, Gestank, Gift und Krankheit wird in frühneuzeitlichen Texten vielfach hergestellt. Die Vorstellung, dass eine Ohnmacht "von böser stinckender Lufft" ausgelöst werden könne, erwähnt zum Beispiel auch Beverwyck in seinem *Schatz der Vngesundheit*.[514] Die Verbindung von Gestank und Krankheit ist der barocken Medizin ohnehin nicht fremd, denn auch Miasmata machen sich nach frühneuzeitlicher Vorstellung "vielfach durch ihren Gestank bemerkbar".[515] Den Zusammenhang zwischen giftiger Luft und teuflischer Einwirkung schließlich kann man beispielsweise in Johann Weiers (1515-1588)[516] Schrift *De praestigiis daemonum* (Erstdruck Basel 1563) finden, der sich in diesem Punkt auf Augustinus (354-430)[517] beruft.[518]

Abschließend sei bezüglich der Geruchstherapie noch darauf hingewiesen, dass zumindest der verschwenderische Einsatz kostbarer Düfte in den Werken Grimmelshausens zwiespältig gesehen wird: Im *Rathstübel Plutonis* können teure Duftstoffe die "Hirngeister erquicken und belustigen",[519] führen aber, wenn sie nicht mehr allein zu gesundheitlichen Zwecken, sondern zur Steigerung des Lebensgenusses eingesetzt werden, in ihrer Kostspieligkeit zusammen mit anderen Ausgaben leicht in Armut und Verderben.

Zu behandeln wären im Zusammenhang mit den auf sinnlicher Wahrnehmung beruhenden Therapien weiterhin die Lithotherapie, der Grimmelshausen

512 Vgl. Strässle, 2000, S. 386-387.

513 Continuatio, S. 666.

514 Beverwyck, 1672, S. 589.

515 Stolberg, 2003, S. 159.

516 Zu Leben und Werk Weiers vgl. Müller-Jahnke, Wolf-Dieter: Weier, Johann (Art.). In: Killy, 1992, Bd. 12, S. 189.

517 Zu Leben und Werk vgl. Ruh, Kurt: Augustinus (Art.). In: Verfasserlexikon, 1978, Bd. 1, Sp. 531-543.

518 Teufel können "kranckheiten machen vnd die luft vergifftigen / das siechtage darauß folgen solten" (Weier, 1678/1967, Bl. 45^{v}-46^{r}).

519 Rathstübel, S. 731.

skeptisch gegenübersteht, sowie die Musiktherapie. Die Lithotherapie stellt er in Frage, indem er pragmatisch anstatt ihrer spezifischen Heilwirkungen den Geldwert der Edelsteine und damit auch die Möglichkeit, sich anderweitige Therapien mit ihnen zu erkaufen, heraushebt: "sie wehren vor allerhand Mängel und Gebrächen gut / wann einer deren nur ein par Hüet voll zuverkauffen hätte."[520]

Über die Musiktherapie äußert sich Grimmelshausen recht ausführlich, besonders in seinem[521] *Ratio Status*. Die Musik ist, nach Kümmel, "[s]chon von der Antike her" in besonderer Weise "dazu berufen, auf die Seele und über sie auf den Körper einzuwirken".[522] Dabei wirkt sie "in zwei Richtungen: Sie spornt Ermattete an und beruhigt Erregte, indem sie Gemüter das eine Mal anspannt, das andere Mal entspannt."[523] Ganz in diesem Sinne wird Musik im *Ratio Status* beurteilt: Die von Grimmelshausen angeführten Heilwirkungen beziehen sich zu einem gewissen Teil auf seelische Extremzustände und Krankheiten: Musik kann nach seiner Auffassung Rasende und Wahnsinnige beruhigen, "die Erzürnte begütigen", aber auch, wo es erwünscht ist, Menschen wie Alexander den Großen "zum Zorn entzünden". Sie wirkt jedoch auch (möglicherweise sogar ohne den Umweg über die Seele, der zumindest nicht erwähnt wird) auf den Körper bei "den Schmertzen / beydes der Sciastica und des Podagræ", und sie treibt das Gift der Tarantel aus.[524] In all diesen Fällen handelt es sich um die aufzählende Wiedergabe der Positionen antiker Autoritäten zur Musiktherapie von der Art, wie sie sich auch in Garzonis *Piazza* (im 42. Diskurs "Von der Musica") finden lassen.[525] Die Aufzählung antiker Beispiele für die Heilkraft der Musik sind in der frühen Neuzeit weit verbreitet, sie finden sich etwa auch in den Wunderbüchern Michael Bapsts von Rochlitz (1540-1603, Erstdruck seines *Ertzney / Kunst / vnd Wunderbuch[s]* 1590)[526] und Della Portas.[527]

Wie wird nun - im Verhältnis zu diesen, von Grimmelshausen schlicht übernommenen, antiken Standardbeispielen für die heilende Wirkung der Mu-

---

520 Calender, 3. Materie, S. 144, vgl. dazu auch Simplicissimus, S. 294.

521 Grimmelshausen verwendet den Ausdruck "Ratio Status" als Maskulinum (*Simplicianischer Zweyköpffiger Ratio Status*), daher soll dies im Folgenden auch geschehen.

522 Kümmel, 1978, S. 138.

523 Kümmel, 1977, S. 140-141.

524 Ratio Status, S. 22. Zur Musiktherapie u. a. bei Gicht vgl. auch den kuriosen Fall, den Happel im vierten Teil seiner *Relationes Curiosæ* im Kapitel "Die Medicinalische Laute und Trommel" schildert (Happel, 1689, S. 51-52).

525 Garzoni, 1626, S. 343-344.

526 Vgl. dazu Telle, 1972, S. 263; zu Leben und Werk Bapsts vgl. Bapst, Michael (Art.). In: DBE, 1995, Bd. 1, S. 290.

527 Vgl. etwa Bapst, 1590, Bl. [T iv]^r - [T iv]^v; Della Porta, 1680, 2. Teil, S. 850-862.

sik auf Leib und Seele - die Heilung Sauls durch die Anwesenheit des harfespielenden David bewertet? Der scharfe Kontrast zwischen dieser und den anderen Heilungen ist keineswegs dadurch angemessen erfasst und erschöpfend erörtert, dass man ihn, mit Horst Nieder, als satirische Karikierung der frühneuzeitlichen, unkritisch-gelehrten Vermischung heidnischer und weltlicher Exempla interpretiert.[528] Der Unterschied zwischen diesem Fall und den anderen Beispielen geht vielmehr tiefer:

Die heilsame Wirkung des harfespielenden David auf Saul (1. Sam 14-23) liegt nämlich nach Auffassung Grimmelshausens nicht im Harfenspiel an sich, sondern vielmehr in einer Art Contraria contrariis der Geister[529] begründet:

> [S]o halte ich doch darvor [...] der böse Geist Sauls sey durch Gegenwart des guten Geists der auf David ruhete / in seiner Wurtz gedämpft und gestillt worden [...].

Die Grundkrankheit Sauls, dass er nämlich "vom Satan besessen worden", ist also gar nicht primär durch das Singen "Geistliche[r] Lieder" zu bekämpfen. Allerdings können über die Musik "zugleich natürlicher Weise des Königs übrige Kranckheiten mit denen er beladen und von GOtt gestrafft worden / entweder gelindert und zu Zeiten zu einem Stillstand bewögt / oder zum Theil gar vertrieben" werden.[530] In diesen Kontext werden die heidnischen Exempel eingefügt und in diesem Kontext sind sie auch, entgegen der Position Nieders, ernst zu nehmen. Dies soll im Folgenden unter Rekurs auf den zeitgenössischen Diskurs näher erläutert werden:

Die biblische Geschichte von der Heilung Sauls bei Davids Harfenspiel wurde in der frühen Neuzeit als eine "Bewährungsprobe der Musik" diskutiert,[531] wobei sich neben Musiktheoretikern auch "Ärzte, Naturphilosophen

---

528 Nach Meinung Horst Nieders sind die zuerst genannten antiken "Exempel [...] von zweifelhafter Beweiskraft" (Nieder, 1992, S. 78) und erscheinen gerade in der Nachbarschaft zur Heilung Sauls durch David äußerst fragwürdig: "Die Gleichsetzung der durch Gott selbst initiierten Heilkraft Davids mit einem derart profan anmutenden Beispiel [Ismenus Thebanus heilt durch Musik das ‚Huefftwehe', M. D.] kann nur satirisch gemeint sein. Karikiert wird eine Gelehrsamkeit, die durch das Zitieren beliebiger antiker Quellen (hier: Cicero und Boetius) den Anspruch einer empirisch-wissenschaftlichen Fundiertheit erhebt" (Nieder, 1992, S. 78-79). Nieders Behauptung, dass die Anführung antik-heidnischer Exempel für die Wirkungen der Musik hier im Dienst der "simplicianische[n] Satire" (vgl. den Untertitel seines Aufsatzes, Nieder, 1992, S. 59) und der Gelehrsamkeitskritik stehe, ist allerdings hochproblematisch: Für ein solches Vorgehen Grimmelshausens gibt es im Text keine weiteren Anhaltspunkte.

529 Vgl. ähnlich auch Francisci, 1674, S. 32.

530 Ratio Status, S. 22.

531 Kümmel, 1969, S. 189.

und Polyhistoren" zu Wort meldeten.[532] "[D]ie Diskussion über den Fall Saul" erreichte gerade "im 17. Jahrhundert ihren Höhepunkt."[533] Dabei standen vor allem zwei Probleme dieses biblischen Exempels im Mittelpunkt der Diskussion: Erstens, ob es sich bei Sauls Erkrankung um eine Geisteskrankheit oder einen vom Teufel verursachten Zustand handele,[534] zweitens, ob und wie die Musik selbst dagegen wirken könne.[535]

Nach den Untersuchungen Kümmels lassen sich zwar "[s]eit dem Ende des Mittelalters" Deutungen belegen, die "den ‚bösen Geist' Sauls in wachsendem Maße als Melancholie, also als eine 'natürliche' Geisteskrankheit" sehen,[536] dennoch kamen "nicht nur Theologen, sondern ebenso die Ärzte im 16. wie im 17. Jahrhundert meist nicht über eine zwischen Übernatürlichem und Natürlichem vermittelnde Deutung hinaus".[537] In theologischen - sowohl katholischen als auch protestantischen - Kreisen des 17. Jahrhunderts vertrat man noch immer die körperliche Besessenheitsthese gegenüber jener einer "natürlichen" Krankheit. Als Folge dieser ätiologischen Position beurteilte man auch die Heilwirkung der Musik für diesen speziellen Fall kritisch und "leugnete, daß unkörperliche Geister durch die natürliche Kraft der Musik vertrieben werden könnten".[538] Der Erfolg von Davids Harfenspiel wurde beispielsweise daraus erklärt, "daß es geistige Gesänge, fromme Psalmen waren".[539] "[V]or allem katholische Deutungen [...] erblickten in Davids Harfenspiel lediglich eine Vermittlung" und sahen die Heilungsursache letztlich im Gebet Davids.[540] Im Falle dämonischer Krankheit, so ihr Urteil, könne sich die Heilung nicht durch die Musik (allein) vollziehen, sondern die Vertreibung des Dämons müsse letztlich durch "göttliche Kraft" erfolgen.[541]

Eine in diesem Deutungsrahmen liegende Position lässt sich auch an der zitierten Stelle des *Ratio Status* nachweisen. Grimmelshausen geht von der Besessenheit Sauls aus, die durch eine bloße Musiktherapie nicht geheilt werden könnte und sich darin von allen Krankheiten der von ihm angeführten antik-heidnischen Exempel eindeutig unterscheidet. Die nach Nieders Ansicht "profanen" Beispiele dienen weniger der Satire[542] als vielmehr dazu, einen

532 Kümmel, 1969, S. 189-190.

533 Kümmel, 1969, S. 190.

534 Kümmel, 1969, S. 198, vgl. dazu auch Francisci, 1674, S. 28-30.

535 Kümmel, 1969, S. 189-209, ähnlich Francisci, 1674, S. 28-32.

536 Kümmel, 1977, S. 267.

537 Kümmel, 1969, S. 200.

538 Kümmel, 1969, S. 200-201.

539 Kümmel, 1969, S. 201.

540 Kümmel, 1969, S. 201.

541 Kümmel, 1969, S. 204-205.

542 Zumal es ohnehin "jahrhundertelang" üblich war, "daß man das Beispiel von Saul und David [...] neben die [...] antiken Exempla stellte" (vgl. Kümmel, 1977,

Wirkungsbereich der Musiktherapie abzustecken, um dann am Fall Sauls deutlich zu machen, was außerhalb desselben liegt. Musik wirkt heilend auf das Gemüt und den Leib, solange diese von natürlichen Krankheitszuständen betroffen sind. In den Indikationsbereich für Musiktherapie fallen somit "des Königs übrige Kranckheiten mit denen er beladen und von GOtt gestrafft worden", darunter möglicherweise sogar die "melancholia" als das "balneum diaboli",[543] d. h. eine schwarzgallige Säftestörung als Mitvoraussetzung oder Folge teuflischer Intervention.[544] Magische Wirkungen kommen der Musik dagegen nicht zu: Zur Bekämpfung böser Mächte ist sie nicht in der Lage.

Im Einzelfall und auf ärztlichen Rat hin[545] erfolgreich angewendet wird Musiktherapie bei Grimmelshausen aber nicht nur in den angeführten antiken Exempeln, sondern auch innerhalb einer Romanhandlung. Im ersten *Vogelnest* heißt es nach der Schilderung des heftigen Schreckens, den ein junges Mädchen durch den plötzlichen Anblick des unsichtbaren Hellebardierers im Spiegel erleidet:

> [...] und auß Rath deß Doctors musten die Spielleute vor der Tafel auffmachen / damit sich ihre [d. h. der Jungfer, M. D.] zerrütte Geister wieder colligiren und erholen mögten / davon die gute Jungfer wieder allgemach erquickt / und mit einem feinen Färblein angeblühmt wurde; Jn Summa es schickte sich wieder alles mit ihr viel feiner als ich hätte hoffen dörffen [...].[546]

Die Wirkung vollzieht sich hier, wie in den Beispielen aus dem Bereich der Geruchstherapie, über die galenistisch so bedeutsamen spiritus ("Geister"), die nicht als materielose Seelenkomponenten, sondern als eine "Mittlersubstanz" zwischen Seele und Leib zu verstehen sind. Als "Substanz feinster materieller Beschaffenheit" sind die Spiritus "den Energien der Seele zugänglich sowie gleichzeitig den Eigenschaften der Materie unterworfen".[547] Aus der affektiv bedingten Unordnung müssen sie wieder in ihre naturgemäße Ordnung gebracht werden. Die Ordnung also, von der die Überlegungen zur Diätetik in dieser Arbeit ausgegangen sind, ist im Werk Grimmelshausens, wie dieses Beispiel zeigt, auch im therapeutischen Bereich von grundlegender Wichtig-

---

S. 267).

543 Kümmel, 1969, S. 202, vgl. dazu auch Kutzer, 1995, S. 254; Kutzer, 1997, S. 227-228.

544 Kümmel, 1969, S. 202-203. Nicht immer allerdings wird Sauls Krankheit als Melancholie beurteilt, einige Exegeten sehen sie auch als Manie, vgl. Kümmel, 1977, S. 283.

545 Dieser (wenn auch literarische) Beleg einer auf ärztlichen Rat hin angewandten Musiktherapie mag auch (medizin-)historisch nicht uninteressant sein: "cases of physicians actually prescribing musical remedies for their clients are conspicuously absent from the historical record" (Gouk, 2004, S. 166-167).

546 Vogelnest I, S. 364.

547 Kutzer, 1998, S. 56.

keit, und ihre Wiederherstellung und Erhaltung können als das Telos medizinischen Handelns angesehen werden.
Für den gesamten Bereich der "Dieta" im Werk Grimmelshausens gilt, dies lässt sich zumindest aus den untersuchten Beispielen folgern, was für die evakuierenden Verfahren bereits dargestellt wurde: Entscheidend ist es, die Indikationsbereiche verschiedener Heilmethoden zu kennen und von ihnen innerhalb dieser Grenzen einen rechten, maßvollen, uneigennützigen Gebrauch zur Wiederherstellung der entgleisten körperlichen Ordnung zu machen. Nur dann können die erhofften heilenden Wirkungen eintreten.

5.2 Medicamenta

Falls diätetische Maßnahmen erfolglos bleiben, muss eine medikamentöse Behandlung versucht werden. Im frühneuzeitlichen Arzneisystem können Medikamente nach unterschiedlichen Kriterien in verschiedene Gruppen unterteilt werden, so etwa nach der Anzahl der dazu erforderlichen Wirkkomponenten in Simplicia und Composita. Die Composita wiederum werden hinsichtlich ihrer Herstellungsarten und Darreichungsformen, die Simplicia in Bezug auf ihre (mineralische, pflanzliche, tierische oder menschliche) Herkunft differenziert.[548] Die folgende Untersuchung der Medikamentenanwendung im Werk Grimmelshausens soll unter den genannten Differenzierungen zunächst das Kriterium der Darreichungsform besonders berücksichtigen.

Die Vielzahl der möglicher Zubereitungsformen in der frühneuzeitlich-galenistischen Medizin ist auffällig - in zeitgenössischen Arzneibüchern begegnet man beispielsweise den "Eluktuarien", zu denen etwa Theriak und Mithridat gehören und die mit Honig oder Rohrzucker konserviert werden, den "Morsellen oder Zuckerkonfekte[n] (Morsuli)", "Pillen (Pilulae)", "Zeltchen (Trochisci)", "Sirupe[n] (Sirupi)", "Pflaster[n] (Emplastra)", "Salben (Unguenta)" und den "Öle[n] (Olea)".[549]

In Grimmelshausens Werken werden nur wenige dieser Anwendungsformen an zentralen Stellen oder mehrfach erwähnt, noch seltener kommt es zu einer ausdrücklichen Bewertung derselben. Häufiger genannt und auch bewertet werden allerdings die Salben, die im simplicianischen Zyklus immer wieder, besonders im Grenzbereich zwischen Medizin und Kosmetik, eine Rolle spielen. Trotz einer hohen Anwendungsvielfalt der "Schmirsel" und "Unguenta" im Werk des Barockschriftstellerss treten dabei erstaunliche Gemeinsamkeiten in der expliziten oder impliziten Bewertung der genannten Salben auf. Dabei ergeben sich außerdem Hinweise auf den Umgang Grimmelshausens mit dem ge- und missbräuchlichen Einsatz von Heilmitteln, wie

548 Vgl. etwa Garzoni, 1626, S. 513 (89. Diskurs "Von Apoteckern und Materialisten").

549 Hickel, 1982, S. 22.

er, über den Bereich der Salbenanwendung hinaus, auch an anderen Stellen seines Werks aufgezeigt werden kann. Eine detaillierte Analyse soll dies im Folgenden zeigen.

In vielen Fällen steht bei den Salben der kosmetische gegenüber dem medizinischen Zweck deutlich im Vordergrund: So fasst Courasche ihren Lebenslauf im ersten Kapitel des Romans dadurch zusammen, dass sie die Verwendung der unterschiedlichsten Salben und vergleichbaren Kosmetika in verschiedenen Lebensaltern rekapituliert: Ihre jetzt "alte zusammen gerumpelte Haut" hat sie:

> in der Jugend mit Frantzösischer Grindsalb / folgends mit allerhand Italian- und Spanischer Schmincke / und endlich mit Egyptischer Läussalben und vielem Gänsschmaltz geschmieret / beim Feuer schwartz geräuchert / und so offt eine andere Farbe anzunehmen gezwungen [...].[550]

Die Verwendung der Schminke kann ganz dem Bereich der Kosmetik im Sinne einer "cosmetica ars" zugeordnet werden[551] und steht vor allem im Dienste der von Courasche geübten Technik der simulatio. Die Spuren ihres Alters und vermutlich auch ihrer Syphiliserkrankung lassen sich zwar durch die kosmetischen Produkte zumindest zeitweilig vor Dritten verbergen (so etwa, wenn sie in der Sauerbrunnenepisode unmittelbar nach ihrer Franzosenkur "den siebenzehenden Theil" ihrer "vorigen Schönheit bey weitem nicht mehr" hat, dies aber durch Schminkeinsatz erfolgreich kompensiert)[552] - in einem medizinischen Sinne heilend wirken derartige Maßnahmen aber selbstverständlich nicht. Die französische Grindsalbe mag hingegen durchaus eine medizinische Funktion haben, ist sie doch laut Breuers Kommentar ein "Mittel gegen die durch die franz. Mode (u. a. Allonge-Perücke) begünstigten Hauterkrankungen (Schorf)".[553] Entscheidend ist aber im Zusammenhang mit ihrer Erwähnung mehr der darin liegende Verweis auf Courasches ursprünglich recht hohe soziale Stellung und ihre wohlbehütete Kindheit "verwahrt wie ein schönes Gemähl vorm Staub".[554] Auch wird beim Einsatz von Grindsalben sicherlich stärker an den kosmetischen als an den medizinischen Nutzen derselben gedacht worden sein.

Die "Läußsalbe" schließlich wird im *Courasche*-Roman von der Protagonistin weniger gegen Läuse als vielmehr ebenfalls zur Färbung und Maskierung ihres eigentlichen Aussehens verwendet. Als Frau eines Zigeuners hat sie:

> diesen Vortheil / daß ich weder Oleum Talci noch ander Schmirsel mehr bedorffte / mich weiß und schön zu machen / weil so wohl mein Stand selbsten als mein Mann die jenige Coleur von mir erforderte / die man des Teuffels

550 Courasche, S. 19-20.

551 Zum Begriff der "cosmetica ars" vgl. Benthien, 2001, S. 119.

552 Courasche, S. 133.

553 Breuer, Anmerkung S. 773 zu Courasche, S. 19,30.

554 Courasche, S. 23.

> Leibfarb nennet; Derowegen finge ich an / mich mit Gänß-Schmaltz / Läußsalbe und andern Haarferbenden Ungventen also fleissig zu beschmiren / daß ich in kurtzer Zeit so Höll-riglerisch aussahe / als wann ich mitten in Aegypten geboren worden wäre [...].[555]

Für den Eigenbedarf der "Landstörtzerin" steht also die medizinische Wirkung auch bei der "Läußsalbe", die sie zusammen mit dem in "Haarwuchsmitteln" und Gesichtssalben gebrauchten Gänsefett verwendet,[556] nicht im Vordergrund. Im *Springinsfeld* allerdings werden die von einer "Läußsalbe" erwarteten antiparasitär-medizinischen Effekte von Courasche als Lockmittel eingesetzt, um dadurch einen anderen Menschen zu ihren Zwecken an sich zu binden. Der von den Zigeunern gefangene Schreiber erhofft sich, weil ihn im Zigeunerlager "das Ungeziffer so greulich" quält, "daß ichs nicht mehr erleyden kunde", von einer ihm angebotenen "Läußsalbe" Linderung und wendet sie schließlich trotz seines gleichzeitigen Misstrauens gegenüber diesem merkwürdigen "Schmirsel" an.[557] Die Salbe erweist sich als medizinisch effektiv - "[d]ie Leüse giengen [...] fort" -, aber sie hat daneben die Wirkung, zugleich Hautfärbemittel zu sein und den Schreiber damit gegen seinen Willen als einen der dunkelhäutigen Zigeuner zu brandmarken.[558] Was ihm unerwünschte Nebenwirkung der Salbe ist, ist für Courasche intendierte Haupteigenschaft derselben, um ihm einen Weggang aus ihrer Gemeinschaft zu verunmöglichen.

Berücksichtigt man die Anmerkung Breuers, dass die "Läußsalbe" ein "vor allem von Scharlatanen angebotene[s] Mittel" ist,[559] dann ergibt sich daraus ein Hinweis darauf, wie Grimmelshausen diese Salbe im Kontext der simplicianischen Schriften verstanden haben will: nicht als ein ernstzunehmendes Hilfs- und Heilmittel bei Ungezieferbefall, sondern als Mittel zu Betrug, Maskierung und Manipulation.

Von einer bei den Zigeunern verwendete Salbe zur Simulation von Dunkelhäutigkeit handelt, in diesem Falle allerdings ganz ohne die Erwähnung einer (vorgeblichen) medizinischen Indikation, auch eine "Auffgab" im von Daniel Schwenter (1585-1636)[560] verfassten ersten Teil der *Deliciae Physico-Mathematicae oder Mathematische und Philosophische Erquickstunden* (1636).[561] Diese lautet:

---

555 Courasche, S. 143-144.

556 Simon, 1983, S. 233.

557 Springinsfeld, S. 190.

558 Springinsfeld, S. 191.

559 Breuer, Anmerkung S. 773 zu Courasche, S. 20,2. Er verweist dabei auf den 8. Diskurs Garzonis. Vgl. auch Galgen-Männlin, S. 769.

560 Zu Leben und Werk Schwenters sowie zur Frage seiner alleinigen Verfasserschaft des ersten Teils der *Deliciae* vgl. Berns, 1991, S. V-XLIV.

561 Diese wurden später von Georg Philipp Harsdörffer (1607-1658) fortgesetzt, zu

> Einen also zu schwärtzen / daß er sich nicht leichtlich wider könne rein abwischen.
> So man Kihnruß mit Gänßschmaltz anmachet / damit die Haut schwärtzet / wird solche nicht bald wider rein abgewischt werden: Vnd dergleichen Salben brauchen die Zigeiner an den weisen Personen / welche sie in jhre Zunfft annemen / dann wann sie solche Schmier brauchen / vnd damit lang in der Sonnen gehen / bleiben sie schwärtzlich / wann sie sich gleich waschen / dazu verbrennet sie auch die Sonne / vnd hilfft also eins dem andern.[562]

Zu Simulationszwecken, dies sei aus der von Grimmelshausen verwendeten Textgattung der Kunst- und Wunderbücher noch hinzugefügt, dienen auch die dort erwähnten Mittel, "das angesicht schwartz zu machen".[563] Bemerkenswert ist, dass sich die in den einschlägigen Werken dazu angeführten Rezepte[564] dort - wie bei Grimmelshausen - oft nicht völlig aus einem medizinischen Kontext entfernen, so etwa dann, wenn sie bei Hildebrand in direkter Nachbarschaft zur iatromagisch wirksamen Waffensalbe zu finden sind.[565] Auch am Körper vorgenommene Manipulationen, die auf den ersten Blick nicht als medizinisch zu bezeichnen sind, können also doch noch Zusammenhänge mit der Medizin aufweisen (vgl. dazu auch II.2).

Dem Übergangsbereich von Kosmetik und Medizin bzw. Pharmazie, d. h. dem Bereich der "cosmetica medicamenta",[566] dem die Läusebekämpfungs- und Grindsalben angehören, ist auch die Salbe zuzuordnen, die Simplicissimus zu dem Zweck ersteht, sich "die Urschlechter-mähler im Gesicht [zu, M. D.] vertreiben".[567] In medizinischen Ratgebern nimmt in Kapiteln über die Pockenbehandlung die Erwähnung von Mitteln zur Narbenprävention mitunter

---

dessen Leben und Werk vgl. Böttcher, Irmgard: Harsdörffer, Georg Philipp (Art.). In: Killy, 1990, Bd. 5, S. 23-26.

562 Schwenter, 1636/1991, S. 563.

563 Vgl. etwa Pedemontanus, 1593, S. 282-283. Zu Leben und Werk vgl. Alexius, mit dem Zunahmen Pedemontanus (Art.). In: Adelung/Jöcher, 1784/1960, Erg.-Bd. 5, Sp. 579-580. Die *Secreti* des "pseudonymen Alexander von Piemont" (gest. um 1550) erschienen italienisch 1555, deutsch erstmals 1570 (zur Verfasserfrage, zur Druck- und Übersetzungsgeschichte vgl. etwa Müller-Jahnke, 1985, S. 124-125). Zu ihrer gesamteuropäischen Tradition vgl. Eamon, 1996, S. 251-254.

564 Vgl. neben Alexius Pedemontanus auch Hildebrand, 1617, Bl. 20^r; Della Porta, 1680, 2. Teil, S. 838-839.

565 Vgl. etwa Hildebrand, 1617, Bl. 19^v-21^r.

566 Vgl. Benthien, 2001, S. 119: "Die *cosmetica medicamenta* [...] zeichnet [sic!] sich durch den Versuch aus, die Unreinheiten, Flecken, Narben und Falten der Haut durch eine Reihe von 'Tinkturen', 'Pomaden' und 'Balsame' [sic!] [...] auf heilend-pflegende Weise zu verringern, ohne [...] weiterhin auf Abdeckung zu zielen."

567 Simplicissimus, S. 375.

einen beträchtlichen Raum ein.[568] Zunächst erfahren wir im *Simplicissimus* nichts über die Wirkung der Salbe, sondern nur über die Versprechungen des Apothekers und über die Hoffnung des rekonvaleszenten Simplicius:

> Jch gedachte / wenn du nur der schandlichen Flecken loß wirst / so wird sichs schon auch wieder mit deinem Elend bessern; und weil mich der Apothecker tröstete / man würde mir über acht Tag / ohne die tieffe Narben / so mir die Purpeln in die Haut gefressen / wenig mehr ansehen / war ich schon behertzter.[569]

Zwar verspricht der Apotheker keine vollständige Wiederherstellung auch der bereits irreparabel eingekerbten Narben, aber selbst mit diesen Einschränkungen hat er möglicherweise noch zu viel versprochen: Dass Simplicissimus trotz Anwendung der Salbe später von der Familie seiner verstorbenen Ehefrau nicht mehr wieder erkannt wird, weil ihn "die Urschlechten [...] dergestalt verderbt und verändert" haben,[570] lässt den Leser immerhin sehr daran zweifeln, dass die Anwendung dieses Mittels überhaupt eine nennenswerte Wirkung auf das Aussehen des Protagonisten hat. Dabei spricht auch das von Simplicius erwähnte Verhalten des "Apothecker-Gesellen" dafür, dass in dieser Apotheke nicht alles mit rechten Dingen zugeht: Während andere es aus Angst vor einer möglichen Ansteckung ablehnen, Simplicius seine Kleider abzukaufen, akzeptiert die rechte Hand des Apothekers "ein schön zart Hemd" als Lohn für die Salbe, da er "nit so eckel war / wie andere Narren / so keine Kleider von mir haben wollten."[571] Was mit diesem Kleidungsstück weiter geschieht, wird nicht erwähnt, aber es ist kaum anzunehmen, dass der Käufer es selbst trägt und damit eine Ansteckung riskiert. Vermutlich plant er, das Hemd (natürlich ohne Nennung seiner Bezugsquelle) weiterzuverkaufen - das zweite gute Geschäft dieser Apotheke neben dem Verkauf einer teuren Salbe mit fragwürdiger Wirksamkeit.

Um ein gutes Geschäft geht es auch dem "Landfahrende[n] Storger und Leutbetrüger"[572] Simplicius, als er - "auß Kräutern / Wurtzeln / Butter / und etlichen Olitäten" - eine unspezifische "grüne Salbe zu allerhand Wunden" herstellt, "damit man auch wol ein gedruckt Pferd hätte heylen können".[573] Die hier erwähnte Salbe gehört eindeutig nicht mehr in den Bereich der Kosmetika, sondern zu den wundärztlich eingesetzten Mitteln. Die Erwähnung der Farbe der zubereiteten Wundsalbe steht in der frühneuzeitlichen Tradition, Salben durch Hinzusetzung eines Farbattributs näher zu bestimmen. So kennt beispielsweise Coler neben einer "Spangrün / vnd Osterlucia" enthaltenden

---

568 Vgl. etwa Wittich, 1607, Bl. 93^{v}-49^{r} [eigentl. 94^{r}].

569 Simplicissimus, S. 376.

570 Simplicissimus, S. 465.

571 Simplicissimus, S. 375.

572 Simplicissimus, S. 376.

573 Simplicissimus, S. 376.

grünen Wundsalbe auch rote und weiße Salben.[574] Dass im *Simplicissimus* ein feststehendes Rezept hinter einer derartigen farblichen Spezifizierung stehen könnte, lassen auch die konkreten Rezeptangaben in Johann Heinrich Zedlers (1706-1751)[575] *Universal-Lexicon* (1732-1754) vermuten. Darin wird einerseits eine grüne Wundsalbe aufgeführt, in der als Salbengrundlage ebenfalls Butter verwendet wird,[576] andererseits findet sich unter den bei Zedler erwähnten Salben auch eine grüne Salbe "der Königin, nach der alten Augspurgischen Apothekerordnung, Unguentum viride, Reginae, P. A. V.".[577]

Da Simplicius in seiner schwierigen finanziellen Lage seine Heilmittel vor allem im Hinblick auf den finanziellen Gewinn und nicht auf eine zuverlässige Heilwirkung herstellt, muss man an der Wirkung auch dieser Salbe zweifeln (selbst wenn das Mittel hier als zumindest veterinärmedizinisch einsetzbar erscheint)[578]. Zwar ist es durchaus denkbar, dass eine Salbe aus den genannten Zutaten tatsächlich eine gewisse Heilkraft besitzt, vorrangiges Motiv für die Auswahl dieser Rezeptur ist jedoch die Tatsache, dass eine Salbe aus diesen Bestandteilen verhältnismäßig billig herzustellen ist, kann doch vermutlich Simplicius zumindest die Kräuter und Wurzeln umsonst sammeln.[579] So muss er schließlich für seine Storgerausstattung (alle Kosten für Arzneigrundstoffe und weitere Materialien sowie für die Werbung eingerechnet) "kaum drey Cronen" bezahlen.[580] Nicht umsonst zählt der Erzähler der *Verkehrten Welt* "vielerley Wund und sonst Salben (die alle sehr starck nach Terpetin rochen)" ausdrücklich in seinem Katalog der "Materialia der gantzen Quacksalberey" auf:[581] Nicht nur die Salben zur Ungezieferbekämpfung, sondern Salben überhaupt werden bei Grimmelshausen gerne im Landfahrer-Milieu vermarktet.

Zwei weitere Salbentypen sollen hier nicht berücksichtigt werden, da sie eindeutig nicht in den Bereich traditionell-galenistischer Medizin fallen: Die

---

574 Vgl. beispielsweise Coler, 1645, 2. Teil, S. 245.

575 Zu Leben und Werk vgl. Riedel, Wolfgang: Zedler, Johann Heinrich (Art.). In: Killy, 1992, Bd. 12, S. 470.

576 Wundsalbe (grüne) aus dem Friedel Unguentum Viride Vulnerarium (Art.). In: Zedler, 1749/1998, Bd. 59, Sp. 2178.

577 Salbe (grüne) der Königin (Art.). In: Zedler, 1742/1996, Bd. 33, Sp. 735.

578 Die Zutatenliste seines im selben Kontext genannten Zahnpulvers erscheint im Vergleich zu zeitgenössischen Rezepten als plausibel, doch wird ein solches Mittel weniger als medizinisch, denn als kosmetisch eingestuft, vgl. Simon, 1983, S. 175-177.

579 Vgl. dazu Simplicissimus, S. 383, dort berichtet er: "Zuletzt [...] wurde mir erlaubt / vor die Vestung zu gehen / meinen Vorwand nach Wurtzel und Kräuter zu meinen Artzneyen zu samblen [...]." In Wirklichkeit allerdings fängt er außerhalb der Festung Hasen und verkauft diese weiter (Simplicissimus, S. 383-384).

580 Simplicissimus, S. 377.

581 Verkehrte Welt, S. 459.

Hexensalbe, deren Wirkungen der junge Simplicius kennen lernt,[582] gehört dem Bereich magischer Praktiken an (und ist darüber hinaus wohl kaum dem Bereich der Medizin und der Pharmazie zuzurechnen)[583]. Die Waffensalbe, die im *Galgen-Männlin* Erwähnung findet, soll an anderer Stelle (II.2) noch behandelt werden.

So unterschiedlich auch die Kontexte sind, in denen Salben im Werk Grimmelshausens erwähnt werden - eine Gemeinsamkeit immerhin besitzen sie (fast) alle: Ihre Herstellung, ihr Verkauf bzw. ihre Anwendung erfolgen unter dem Leitgedanken der simulatio. Die Salben mögen zwar einen - zumindest im weitesten Sinne - medizinischen Nutzen haben oder diesen immerhin suggerieren, so dass Heilungs- oder Linderungshoffnungen darauf gerichtet sind, daneben lässt sich aber immer noch ein weiterer Nutzen (z. B. Maskierung, finanzieller Gewinn) ausmachen, der im Erzählkontext meist der bedeutendere ist. Ob und wie beispielsweise Simplicii Wundsalbe tatsächlich wirkt, ist für den weiteren Werdegang des Protagonisten unerheblich, nicht aber die Tatsache, dass er durch die Anpreisung derselben und besonders auch seines falschen Theriaks "viel Geld" verdient.[584] Diese zunächst aus der Detailanalyse gewonnene These einer in Grimmelshausens Werken häufigen Verschränkung medizinischen Vorgehens mit nichtmedizinischen Interessen wird im weiteren Verlauf dieser Untersuchung noch an zahlreichen anderen Stellen zu erhärten sein.

Auf das Standardbeispiel des Theriaks und der besonders im *Simplicissimus* und in der *Verkehrten Welt* breit ausgeführten Theriakkritik[585] soll hier, unter Verweis etwa auf den entsprechenden Abschnitt der Arbeit Rieps,[586] verzichtet werden. Eine diesbezügliche Untersuchung würde außerdem zu vergleichbaren Ergebnissen wie jene der im Werk Grimmelshausens erwähnten Salbentypen führen. Die Theriakkritik passt in das Schema der weit verbreiteten frühneuzeitlichen Kritik an der "Polypharmazie" und der daraus folgenden Bevorzugung von Simplicia gegenüber Komposita.[587] Zu beachten ist allerdings, dass der im *Simplicissimus* wie in der *Verkehrten Welt* vorkommende Theriak jeweils nicht kontrolliert durch Ärzte oder Apotheker hergestellt wird: Die satirisch umgesetzte, auf die Theriakherstellung durch medizinische Laien fokussierte Kritik lässt sich nicht ohne weiteres zu einer generel-

582 Vgl. Simplicissimus, S. 176-179.

583 Hexensalben fallen zwar nicht direkt in den Wissensbereich von Medizin und Pharmazie, werden aber teilweise im (Vor)Urteil der Zeitgenossen dem angrenzenden und sich mit diesen beiden Wissenschaften überschneidenden Gebiet der magia naturalis zugeordnet, vgl. dazu Battafarano, 1991-2, S. 72.

584 Simplicissimus, S. 380.

585 Simplicissimus, S. 376-380; Verkehrte Welt, S. 457-461.

586 Riep, 1966, S. 104-106.

587 Vgl. etwa Steinke, 2003, S. 27-28.

len Kritik Grimmelshausens oder seiner Romanfiguren am Theriak vereinfachen.

Auch von Dekokten ist bei Grimmelshausen in einem satirischen Kontext die Rede, übernimmt er doch im *Satyrischen Pilgram* von Garzoni die Verspottung der Doctores als "Decoctores".[588] Unter Dekokten können im einfachsten Fall Teeabkochungen verstanden werden,[589] doch geht der frühneuzeitliche Begriff der Dekoktion über sein heutiges pharmazeutisches Spektrum hinaus bis in den Übergangsbereich zur Destillation.[590] Mit simplen Abkochungen allein - und hier spielt erneut die Kritik an der Polypharmazie eine Rolle - scheinen sich die Herren "Decoctores" nach Meinung Grimmelshausens denn auch gar nicht zu begnügen, sondern manche Ärzte (und auch Apotheker) verwenden bevorzugt besonders teure und viele Mittel zur Arzneiherstellung[591]:

> mancher könte wohl mit geringen Simplicibus helffen / aber es mueß lauter aurum potabile sein / oder andere theure Composita, die er [d. h. der Medicus, M. D.] entweder selbst zu Hause zurichtet und tapffer drauff schlägt / oder in der Apothecken beraiten läst / da er mit Theil an hat.[592]

Misstrauen ist aber nicht nur dann angebracht, wenn Apotheker, Ärzte oder gar Quacksalber kommerzielle Medikamentenherstellung betreiben. Fragwürdig erscheint auch jene Hausapotheke im ersten *Vogelnest*, die zwar mit allerhand "Materialien von Würtzeln / Säfften / Latwergen / Kräutern / Pulvern / Oliten / gebrandten Wassern / Pflastern / Salben [...] etc." bestückt ist, aber nur dann als das "Muster einer vortrefflichen Hauß-Apotheck passiren [...] kan / wann anders dasjenig in den Geschiren befindlich / was die angekleibte Zettul vorgeben".[593] Diese (dem Erzähler ohnehin dubios erscheinende) Hausapotheke wird im Roman nur vordergründig aus medizinischen Gründen - also dazu, dem vermeintlich epileptischen Knecht des Junkers "von der Drfftgkt" zu helfen - benutzt. Vor allem sieht seine "Frau Baß"[594] im medizinisch-pharmazeutischen Dienst ihrer Tochter eine gute Möglichkeit der dezenten Eheanbahnung zwischen Letzterer und dem Junker:

> Ach Herr Sohn / sagte die Alte / es ist vielleicht ein Anfang zu der hinfallenden Kranckheit; wann ihm nun der Diener getreu und deßwegen auch lieb ist / so will ich ihm schon ein Mittel geben / daß er inskünfftig davor gefreyt sein soll; [...] solches thät sie aber nicht darumb allein / gegen dem Knecht ihre Treuhertzigkeit zu bezeugen / sondern auch dem Monsieur ihrer Tochter

588 Satyrischer Pilgram, S. 141.

589 Hickel, 1982, S. 21.

590 Vgl. dazu Müller-Grzenda, 1996, S. 92-94.

591 Vgl. dazu auch Heßelmann, 2004, S. 223.

592 Satyrischer Pilgram, S. 142.

593 Vogelnest I, S. 311.

594 Vogelnest I, S. 309.

> Geschickligkeit zu weisen. [...] Die Mutter befahl gleich (nach dem der Monsieur Freyer seine Complimenten gegen seiner Liebsten doll genug abgelegt) ihre Tochter solte vor ihres Herrn Vettern deß Herrn von der Drfftgkt Diener das Recept Num. 17. verfertigen [...].[595]

Auf den ersten Blick mag es erstaunen, dass das Mädchen durch heilkundliche Kenntnisse als bessere Partie erscheinen soll. Ein Vergleich mit den Ausführungen zeitgenössischer "Oeconomica" macht dies jedoch verständlich: "Hauptträger frühneuzeitlicher Laienpharmazie" war schließlich die "Hausmutter", der es "oblag, eine Hausapotheke einzurichten und zu unterhalten", weshalb sie "dafür sorgen" sollte, "daß in ihrer Hausapotheke allzeit für den Notfall ‚gebrannte Wässer', Theriak, Mithridat und andere Confectionen greifbar waren. Sie sollte sich auf die Bereitung zahlreicher Öle, Balsame, Wässer, Sirupe, Pulver, Salben, Pflaster, Zeltlein, Morsellen und anderer im Krankheitsfall benötigter ‚Species' verstehen [...]."[596] Auch die Einhaltung einer peinlichen Ordnung, wie sie in der Hausapotheke des *Vogelnests* zu herrschen scheint, wird dabei in den Hausväterschriften der Zeit angemahnt:

> Alle Species sollen in saubern Büchsen / Gläsern und Schachteln seyn / und allzeit darauf geschrieben / was es / und in welchem Jahr und Zeit es gemacht sey [...].[597]

Neben dem Zubereitungswissen und der Vorratshaltung von Medikamenten fordert die Ökonomieliteratur des 17. Jahrhunderts - da Ärzte gerade in ländlichen Gebieten oft schwer und erst spät greifbar waren - von einer guten Hausmutter auch ein Anwendungswissen für die jeweiligen Arzneien.[598]

Die im obigen Zitat aus dem *Vogelnest* erwähnten "gebrandten Wasser" gehörten ebenso wie Balsame, Quintessenzen, Lebenselixiere und Spiritus zu den Arzneien, deren Herstellung durch Destillation erfolgte.[599] Destillationsverfahren wurden zwar besonders in der paracelsistischen Medizin (siehe II.1) verwendet und verbanden sich "mit dem Namen Hohenheims" besonders deshalb,[600] weil dieser die "Destillation und andere alchemische Verfahren" zur Trennung der reinen, wirksamen von den unreinen, unwirksamen Bestandteilen der Arzneiausgangsstoffe vehement forderte.[601] Dennoch darf man die Destillation als pharmazeutisches Verfahren nicht allein in paralcelsistischen

---

595 Vogelnest I, S. 310-311.

596 Telle, 1982-2, S. 124, mit direktem Bezug auf Hohberg. Zu den weiteren Pflichten einer "Hausmutter" bzw. eines weiblichen Familienangehörigen innerhalb der Krankenpflege vgl. etwa Jütte, 1988, S. 19.

597 Hohberg, 1687, S. 336.

598 Hohberg, 1687, S. 336, ähnlich argumentiert auch Böckler, 1678, S. 916. Vgl. zu dieser Episode auch Heßelmann, 2004, S. 224-225.

599 Hickel, 1982, S. 24.

600 Telle, 1982-2, S. 91.

601 Telle, 1993, S. 39.

Kreisen vermuten: Das Destillationsverfahren hatte schon vor Paracelsus (eigentl. Theophrastus von Hohenheim, 1493/94-1541)[602] "im deutschen Kulturbereich [...] festen Fuß" gefasst[603] und die Destillierkunst genoss seit dem 16. Jahrhundert auch bei vielen, die keine erklärten Paracelsus-Anhänger waren, große Popularität.[604] Neben der Propagierung von "Destillaten" als kostengünstigen Armenarzneien", wurde die "Destillierkunst abseits von Apotheken [...] besonders intensiv in der Laienmedizin des Adels gepflegt."[605] Diese weite Verbreitung der Destillationstechnik spiegelt sich auch in der folgenden Forderung Johann Jacob Agricolas[606] in seinem *Schau-Platz deß Allgemeinen Hauß=Haltens* (1675) wider: "ES soll sich billich ein jeder HaußVatter oder HaußMutter deß Distillirens befleissen", denn die durch Destillation hergestellten Arzneien seien besonders zur Erquickung der "Krancken und Schwachen" dienlich und bereiteten zudem "ein geringen Unkosten".[607]

Eine Hausapotheke, bestückt und aufgebaut wie die im *Vogelnest* beschriebene, wäre daher einer adligen Familie, in der zwei Frauen sich der Arzneizubereitung und -aufbewahrung widmen könnten, durchaus nicht unangemessen. Aber bereits in diesem Erzählabschnitt als einer der ersten Episoden des *Vogelnests* ist es wahrscheinlicher, dass "der Wahn betreugt" und dass der verliebte Junker sich auch in diesem Punkt nur durch den Anblick einer Fassade täuschen lässt, hinter der sich nichts anderes verbirgt als die "Dürfftigkeit"[608], die er selbst im Namen trägt. Dem System gegenseitiger Täuschungen, das beide heiratswilligen Parteien vor einander aufbauen, entspricht es, dass nicht nur die verabreichte, fast ungenießbare Medizin[609] vermutlich bei einer genauen Prüfung ihrer tatsächlichen Inhaltsstoffe äußerst fragwürdig erschiene, sondern dass auch die Krankheit des Knechts nur eine simulierte ist, so dass er der Arznei "so wenig als der Wagen deß fünfften Rads bedörfftig" ist.[610] Was sich bereits an den jeweiligen Kontexten der Salbenverwendung in einigen Werken Grimmelshausens zeigte, dass nämlich hinter der Medizin und dem ärztlichen Handeln auch ganz andere als die vordergründigen Zwecke stehen können, muss dem Leser hier ein weiteres Mal auffallen.

---

602 Zu Leben und Werk vgl. Benzenhöfer, Udo: Theophrast von Hohenheim (Art.). In: Eckart/Gradmann, 1995, S. 353-354.

603 Telle, 1982-2, S. 91.

604 Telle, 1982-2, S. 92.

605 Telle, 1982-2, S. 92.

606 Adelung datiert seine Lebenszeit auf die zweite Hälfte des 17. Jh., vgl. Agricola (Johann Jacob II) (Art.). In: Adelung/Jöcher, 1784/1960, Erg.-Bd. 1, Sp. 330.

607 Agricola, 1677, 2. Teil, S. 1, vgl. auch Hohberg, 1687, S. 336.

608 Dieses Wort ergibt sich aus dem Namen des Junkers, wenn man die fehlenden Vokale ergänzt, vgl. Breuer, Anmerkung S. 895 zu Vogelnest I, S. 308,22.

609 Vogelnest I, S. 313.

610 Vogelnest I, S. 313.

Standen bisher vor allem die Verabreichungsform sowie Herstellung und Vertrieb einer Arznei im Vordergrund der Betrachtungen, so soll im Folgenden der Blick eher auf die eigentlichen Wirk- und Inhaltsstoffe gerichtet werden. Im Zusammenhang mit der galenistischen Medizin sollen in diesem Abschnitt einige ausgewählte Beispiele pflanzlicher Arznei- bzw. Giftstoffe im Vordergrund stehen. Dabei muss, entsprechend der beiden Leitfragen der Untersuchung, zum einen auch hier überprüft werden, ob und wie deren literarische Darstellung und deren innerfiktionaler Gebrauch mit der zeitgenössischen Medizin im Zusammenhang stehen. Zweitens muss auch hier nach der Beurteilung ihrer Anwendung und nach ihrer Bedeutung im und für den Erzählkontext gefragt werden.

Im Grenzbereich zwischen Heilmittelkunde und Diätetik liegt der gesundheitlich motivierte Einsatz der Gewürze, deren medizinische Bedeutung teilweise bereits im Zusammenhang mit den geruchstherapeutischen Maßnahmen (I.5.1) angeklungen ist.

Im Folgenden soll zunächst eine Passage aus dem Roman *Dietwalt und Amelinde* betrachtet werden:

> Jn deß einen erschlagenen Mörders Pack oder Bagage-Sack / hatten sie [d. h. Dietwalt und Amelinde] unterschiedliche Gewürtz von gantzen Nägelein / Pfeffer / Muscaten und sonst allerhand Aromaten gefunden; Welches Amelindis zu sich genommen / und neben ihrem Printzen bey einer Brunnquel vom Zimmet / Nägelein und andern dergleichen hertzstärckenden Sachen im Mund keuete / ihre abgematte und erlegene Lebens-Geister widerumb ein wenig dardurch zu erquicken und auffzumuntern [...].[611]

Warum, so kann der heutige Leser sich bei der Lektüre dieses Abschnitts zunächst fragen, trägt ein Mörder, der sich mit einer Räuberbande "in derselben Gegend am Gebürg" aufhält,[612] ausgerechnet Gewürze bei sich? Hat er sie etwa zufällig gerade erbeutet? Ein Blick in zeitgenössische Haus- und Reiseapotheken macht diesen zunächst sonderbar anmutenden Umstand verständlicher: Wittich empfiehlt in seinem *Præservator sanitatis* ausdrücklich, auf Reisen "nicht ohne gewürtz" zu sein, vielmehr solle man "dessen stets bey sich tragen / vnd mit vber Landt führen / vnd darvon bißweilen etwas in mund nemen", besonders Muskatnuß, u. a. gegen das "hertzzittern", Zimt "für ohnmacht" und "Neglein" zur Herzstärkung.[613] Diese Maßnahme schützte einerseits vor verdorbener, ungesunder Luft, andererseits auch gegen Übelkeit bei der Reise.[614] Auch der Mörder erweist sich also, indem er Gewürze in seinem

611 Dietwalt, S. 210.

612 Dietwalt, S. 203.

613 Wittich, 1590, S. 27.

614 Wittich, 1590, S. 28, siehe auch S. 196. Vgl. auch Pansa, 1618, S. 212: Dort wird empfohlen, Gewürze "als ein præservatif vor die Ohnmacht vnd alle Kranckheit" mit sich zu tragen.

Gepäck mit sich führt, als gesundheitsbewusst, auch wenn er sie wahrscheinlich vor allem ihres materiellen Wertes wegen erbeutet hat und bei sich trägt. Nur kommt dies jetzt nicht mehr ihm, sondern Amelinde zugute, die die Gewürze zur Ohnmachtsprävention und Kräftigung einsetzt. Eine derartige Verwendung von Gewürzen als Notfallmedizin wird auch andernorts in der medizinischen Literatur der frühen Neuzeit, etwa bei Pansa, empfohlen:

> So gibt man auch denen / die in grosse mattigkeit gerahten / wenn sonst kein ander Mittel vorhanden / ein stücklein Zimmet / Galgant / oder ein par Nelcken zu kewen.[615]

Ein weiteres Mal erscheint also im Werk Grimmelshausens ein bestimmtes medizinisches Vorgehen auf den ersten Blick zufällig, das sich bei genauerer Analyse als höchst sinnvoll, ja als Therapie der Wahl erweist.

Aber auch noch ein anderes Gewürz findet bei Dietwalt und Amelinde nach der Erschlagung der Räuberbande Verwendung, wenn auch keine im eigentlichen Sinne medizinische:

> [B]ey demselben Gewürtz befande sich auch etwas von gantzem Saffran / davon legte die edle Amelindis etwas in frisch Wasser / und demnach dasselbe ihrem Beduncken nach eben recht färbte / erbate sie ihren Printzen / daß er sie mit einem darinn genetzten Tüchlein im Angesicht überall damit übermahlte / darvon sie ein Ansehen überkam als eine Gelbsichtige die bereits 14. Tage im Grab gelegen [...].[616]

Zwei Dinge sind hierbei bemerkenswert: Zum einen, dass es bei dieser grotesken Schminksituation nicht um eine Verschönerung des Gesichts, sondern um ein Verbergen auserlesener weiblicher Schönheit geht,[617] das der im Exil befindlichen jungen Frau als Schutz vor weiteren Übergriffen dienen soll. Zum anderen, und dies soll im Kontext dieser Arbeit vorrangig betrachtet werden, muss einem heilkundlich gebildeten Zeitgenossen Grimmelshausens an der obigen Textstelle aufgefallen sein, dass im Vergleich des safrangefärbten Gesichts Amelindes mit dem einer Gelbsüchtigen keineswegs nur die gelbe Farbe als tertium comparationis fungiert. Safran, der hier - äußerlich angewendet - den Eindruck eines Leberleidens erwecken soll, wird traditionell gegen Gelbsucht und andere Leberbeschwerden eingesetzt.[618] Ob diese Beobachtung

---

615 Pansa, 1618, S. 212. Die Wirkungen einer in den Mund genommenen Muskatnuß gegen Ohnmacht und Schwindel erwähnt auch Böckler, 1678, S. 873. Auch in der paracelsistischen *Pharmacotheca domestica et portatilis* (1667) des Laurentius Blumentrost werden die Wirkstoffe des Zimts in Form des "oleum cinamomi" zur Herzstärkung, zur Ersetzung der "Spiritus Vitales" und "in geschwinden Ohnmachten" empfohlen, vgl. Blumentrost, 1667, S. 180-181.

616 Dietwalt, S. 210.

617 Dietwalt, S. 210-211.

618 Vgl. etwa Brunschwig, 1558, Bl. 81^{v}; weiterhin Theodor, 1664, S. 1023; Böckler,

ausgerechnet im Abschnitt über die galenistische Arzneimittellehre erwähnt zu werden verdient, ist indes fraglich, da die Wirkung des Safrans gegen Gelbsucht vermutlich nach dem Simile-Prinzip[619] und nicht nach dem galenistischen Grundsatz "Contraria contrariis" erfolgt. Zumindest dann, wenn in einem zeitgenössischen Rezept der Gelbsüchtige Safran auch noch in "einem gelben Wachs=Becher" zu sich nehmen soll,[620] fällt dieser Behandlungsvorschlag weitaus eher in den Bereich eines magischen Sympathiedenkens (vgl. II.2) als in jenen der galenistischen Heilkunde. In jedem Fall aber kann die Erwähnung des Gelbsüchtigen-Vergleichs im Zusammenhang mit der äußerlichen, der Maskierung dienenden Verwendung des Safrans als ein weiteres Indiz dafür gewertet werden, dass Grimmelshausens Kenntnis bestimmter Heilmittel und Behandlungsmethoden differenzierter gewesen sein mag, als der heutige Leser dies auf den ersten Blick realisiert. Ein weiteres Mal allerdings wird dieses heilkundliche Wissen nicht zu genuin medizinischen Zwecken eingesetzt, sondern in simulativer Absicht genutzt.

Der Einsatz pflanzlicher Mittel im Bereich der Wundmedizin ist am Beispiel der grünen Wundsalbe, die Simplicius aus Profitgründen feilbietet und über deren genaue Inhaltsstoffe und Effizienz der Leser nichts erfährt, bereits angeklungen. An anderer Stelle wird erwähnt, dass Herzbruder sich nach seiner wundersamen Errettung aus dem Wasser seine Wunde mit Moos als provisorischem Wundverband verstopft.[621] Wie im Falle der Gewürzanwendung bei Dietwalt und Amelinde oder des Einsatzes der Zitronenschale auf der Kreuzesinsel scheint dies zunächst nur ein absoluter Notbehelf zu sein, erweist sich jedoch als medizinisch sinnvoll. So schreibt Petrus Andreas Matthiolus (Pietro Andrea Mattioli, 1500-1577)[622] vom "Baummoos" (Muscus arboreus):

> Baummooß stellet das Blut / das hat man an den Beeren wargenommen / denn als bald sie verwundet werden / stellen sie das Blut mit Mooß.[623]

Ein weiteres Beispiel für den Gebrauch pflanzlicher Arzneimittel im wundärztlichen Kontext ist die sporadische äußerliche Anwendung von "Oleum Bapolinum" bei der Wundbehandlung Springinsfelds durch den Feldscher.[624] Von Springinsfeld selbst wird dies als eine unbefriedigende Minimalbehandlung durch einen "unwillig[en]" Behandler gewertet, den er aufgrund seiner

---

1678, S. 875, S. 1031; Gäbelkover, 1680, S. 166-168; Wittich, 1590, S. 123.

619 Zum Einsatz gelber Arzneistoffe gegen Gelbsucht nach dem Simile-Prinzip vgl. auch Heßelmann, 2004, S. 222.

620 Böckler, 1678, S. 1156.

621 Simplicissimus, S. 442.

622 Zu Leben und Werk vgl. Matthiolus, oder Matteolo, (Petrus Andreas) (Art.). In: Jöcher, 1751/1961, Sp. 297.

623 Matthiolus, 1626/o.J., Bl. 15^{r}.

624 Springinsfeld, S. 269.

Armut nicht bezahlen (und ihn so zu einer besseren Therapie bewegen) kann.[625] Die Hoffnung auf eine Heilung durch diese Behandlung hat Springinsfeld längst aufgegeben, so dass er sich bereits "darein ergeben" hat "auff dem Marquedender Wagen endlich [zu, M. D.] crepirn".[626]

Das hier zur Wundbehandlung verwendete Pappelöl[627] findet sich zwar selten in wundarzneilichen Rezepten und taucht unter den in den Arzneibüchern erwähnten Ölen nur vereinzelt auf. Dies bedeutet allerdings nicht, dass der Feldscher für die Behandlung Springsinfelds ein falsches oder beliebiges Heilmittel ausgewählt hätte oder dass das therapeutische Vorgehen vom Erzähler oder vom Autor aus der Luft gegriffen wäre. So wirkt die Pappel an sich schmerzlindernd und es gibt auch tatsächlich aus ihr hergestellte Öle (Oleum populinum).[628] Zwar werden in der Wundarznei eher Pappelwasser,[629] Pappelsalbe,[630] Pappelpflaster[631] oder direkt "frisch Pappel=kraut" empfohlen,[632] geht man aber davon aus, dass das Pappelöl ähnliche Wirkungen wie diese Zubereitungsformen hat, dann erscheint es aus zeitgenössisch-medizinischem Blickwinkel durchaus sinnvoll zur Behandlung eines Menschen, der - wie Springinsfeld - von Pferden niedergetrampelt wurde. Pappelpflaster werden beispielsweise ausdrücklich "[z]u zerknitschten Gliedern"[633] angewendet und Pappeln sind auch in Mitteln gegen geronnenes Blut[634] enthalten. Dass die Therapie, noch dazu sporadisch angewendet, Springinsfeld in Anbetracht mangelnder Pflege wenig hilft, kann daher nicht auf eine an sich falsche wundärztliche Medikation zurückgeführt werden.

Die Behandlung mit Phytotherapeutika mag von Grimmelshausen in diesen Fällen nicht grundsätzlich so skeptisch beurteilt werden wie manch anderes Heilverfahren,[635] doch ist deshalb der medizinische oder nichtmedizinische Einsatz von Pflanzenwirkstoffen keineswegs immer zu befürworten. Vor allem aus drei Gründen können Pflanzen (und ebenso auch mineralische, tierische

---

625 Springinsfeld, S. 269-270.

626 Springinsfeld, S. 270.

627 So zumindest die Übersetzung Breuers in den Worterklärungen zu S. 269. In den zeitgenössischen Arzneibüchern heißen Heilmittelzubereitungen aus dem schwarzen Pappelbaum beispielsweise "Oleum Populinum" oder "Unguentum Populeon" (vgl. Becher, 1663, 2. Teil, S. 54).

628 Vgl. Becher, 1663, 2. Teil, S. 54.

629 Coler, 1645, 2. Teil, S. 252.

630 Theodor, 1664, S. 1394. Zur Pappelsalbe vgl. auch die auf Ryffs *Groß Chirurgei* (1545) bezogenen Untersuchungen von Ralf Vollmuth, 2001, S. 112.

631 Sebisch, 1592, S. 310.

632 Zwinger, 1703, S. 865-866.

633 Gäbelkover, 1680, S. 407.

634 Gäbelkover, 1680, S. 410-411, vgl. dazu auch Vollmuth, 2001, S. 199.

635 Vgl. dazu Heßelmann, 2004, S. 219-243.

oder menschliche Heilmittelbestandteile) von Grimmelshausen explizit oder implizit als problematisch dargestellt werden: Zum einen, wenn sie in ihren ambivalenten Wirkungen einen missbräuchlichen Einsatz zulassen wie Wein und Weinzubereitungen, Tabak oder die pflaumenähnliche Frucht auf der Kreuzesinsel. Weiterhin, wenn es sich, wie bei der Eberwurz, bei den von Grimmelshausen erwähnten Pflanzen um auch pharmazeutisch eingesetzte Gifte oder zumindest um fragwürdige Pharmaka handelt, und schließlich dann, wenn ihr Einsatz moralisch nicht zu rechtfertigen ist, d. h. wenn sie etwa zur Abtreibung genutzt werden.

Auf den Tabak, insofern auch er pharmazeutisch angewendet wird, soll an anderer Stelle (II.1.2) noch genauer eingegangen werden. Eine ausführliche Auseinandersetzung mit diesem von Grimmelshausen ambivalent beurteilten Genussmittel in seinem ganzen, auch nicht-medizinischen Verwendungsspektrum findet sich im zweiten Teil des *Satyrischen Pilgram* (viertes Kapitel: Satz, Gegensatz und Nachklang "vom Taback").[636] Für den Wein als Genussmittel sei auf das 7. Kapitel des ersten *Pilgram*-Teils ("vom Wein") verwiesen, in dem auch seine Vor- und Nachteile für die menschliche Gesundheit ausführlich erörtert werden.[637] Als Beispiel für die von Grimmelshausen genau beobachtete Janusköpfigkeit eines Mittels, das zu Heil- wie auch Genusszwecken eingesetzt werden kann, sollen in der vorliegenden Arbeit die Würz- und Kräuterweine dienen, mit denen sich Simplicius im *Simplicissimus* und im *Rathstübel Plutonis* auseinandersetzt, wobei er sich ein weiteres Mal als Satiriker erweist.

In seinen bereits oben erwähnten ironischen Ratschlägen zur "höfische[n] Verschwendung"[638] führt Simplicius aus:

> [...] über das wird dir nicht schlecht anstehen / viel weniger übel schmecken / wann du mit allerhand angemachten Kräuter-Weinen und Aromatices gefaßt bist: alß Wermuht-Wein / zum Kopff und Magen / Aland-Wein / Augentrost-Wein / Räppes- oder Beerwein / Benedicten-Wein / Betonien und Nägeleinblumen-Wein / wieder Hufftwehe / Borragen- und Ochsenzungen-Wein wieder das Gifft / und das Geblüt zureinigen / Haselwurtzen-Wein der vors Grieß taugt / Himber- und Kirschin-Wein wieder deß Sommers Hitz / Hirschenzungen-Wein zum Miltz / Jsopenwein zur Lungen / Morolff / Lavendel / und Majoran-Wein zum Haubt / Roßmarein-Wein zum Hirn / und den Nerven / Salbey-Wein zu den Zähnen und vor den Krampf / Tamariscken-Wein wieder die Melancholey / Zitwan und Hippocras dich zuerwärmen / und Citronen-Wein dich abzukühlen [...].[639]

Eine ganze Hausapotheke aus Weinen also, wie sie in zeitgenössischen medizinisch-pharmazeutischen Laienratgebern und Ökonomien tatsächlich häufig

636 Satyrischer Pilgram, S. 110-116.

637 Satyrischer Pigram, S. 57-66.

638 Anmerkung Breuers, S. 833 zu Simplicissimus, S. 126,27.

639 Rathstübel, S. 736.

zu finden ist, wird hier, teilweise sogar in alphabetischer Reihenfolge, lexikonartig aufgezählt.[640] Dabei sind, wie dies in den bisherigen Ausführungen bereits mehrfach für das Werk Grimmelshausens gezeigt werden konnte, auch hier die Einzelempfehlungen nicht willkürlich: So erscheinen Tamarisken- und Hirschzungenwein in der frühneuzeitlichen Medizin tatsächlich als Mittel gegen Milzbeschwerden und gegen die Melancholie, dienen sie doch dazu, "[d]as Melancholisch Blut zu reynigen".[641]

Aber nach den - von Simplicius in satirischer Absicht vorgetragenen - Empfehlungen zur Verschwendung sollen die Weine gar nicht vorrangig zur Gesunderhaltung oder als Heilmittel eingesetzt werden, sondern sie haben hauptsächlich zwei davon ganz verschiedene Funktionen. Die erste ist die eines exzessiv gebrauchten Genussmittels:

> [U]nd wol dem / der jedesmahl dergleichen im Vorraht und bey der Hand hat / auß dem jenigen / nach dem ihn gelustet / von zweyen Massen einen schmalen Zug zuthun: Du must auch dieses nicht allein zugeniessen begehren wie ein neydiger Hund / der sonst niemands nichts gönnet / sondern andern auch mittheilen / ansehenliche Gäste laden / und auch deren Diener bis aufs Wiedergeben zum Sauffen nöhtigen lassen.[642]

Der Arzneicharakter der Weine, auf den kurz zuvor in der Nennung ihrer Indikationen noch ausdrücklich hingewiesen wurde, wird im Bild des Erbrechens dieser auserlesenen und kostspieligen Getränke völlig ad absurdum geführt. Die einzige "medizinische" Wirkung, die sie hier noch haben, ist die eines sich selbst wieder aus dem Körper befördernden Vomitivums. Dass die großzügige Bewirtung der vermutlich völlig gesunden Gäste und selbst ihrer Dienerschaft mit diesen Weinen weiterhin auch als außerordentliches Statussymbol fungiert, wird noch deutlicher, wenn man den oben zitierten Abschnitt mit einer Passage des *Simplicissimus* vergleicht, in welcher der Einsatz der Würzweine gegenüber der im *Rathstübel* projektierten deutlich gemäßigter ist:

> Die Tafeln wurden gedeckt / und wie den vorigen Tag mit Speisen und Leuten besetzt / Wermut- Salbey- Alant- Quitten- und Citronen-Wein muste neben dem Hippocras den Säuffern ihre Köpff und Mägen wieder begütigen [...].[643]

Der Hof in Hanau, vermutlich in pekuniärer Hinsicht nicht ausreichend ausgestattet, um derartig aberwitzige simplicianische Entwürfe vollständig umzusetzen, präsentiert seinen Gästen immerhin nicht das ganze Spektrum der Kräuterweine, das oben aufgezählt wurde. Auch haben die damit Bewirteten den Genuss dieser alkoholischen Arzneien durchaus nötig, da sie - allerdings durch den Exzess selbst verschuldet - tatsächlich zu Kranken an "Köpff und Mägen"

640 Vgl. dazu auch Heßelmann, 2004, S. 228-229.

641 Wirsung, 1605, 3. Teil, Bl. 212^r-212^v.

642 Rathstübel, S. 736.

643 Simplicissimus, S. 126.

geworden sind. Dennoch entlarvt auch hier der Einsatz der Kräuterweine sich selbst, da die durch ihn erhoffte schnelle Heilung gerade auf eine Wiederholung des "krank" machenden Exzesses hin ausgerichtet ist. Auch wenn die Kräuterweine beispielsweise ebenso zur Beruhigung eines kranken Magens eingesetzt werden können, wie sie, im Übermaß genossen, als Brechmittel wirken, kann diesen alkoholischen Getränken selbst die Janusköpfigkeit ihrer Wirkungen nicht zur Last gelegt werden. Diese liegt vielmehr in ihrer entweder mäßig-vernünftigen oder unmäßigen und unvernünftige Verwendung.

Ambivalent in ihren Wirkungen und daher nur bei vorhandenem Wissen um einen rechten Gebrauch genießbar erscheinen auch der Pfirsich[644] und eine besondere, auf der Kreuzesinsel wachsende Pflaumenart.[645] Bei ersterem besteht zwischen Kern und Hülle ein Gegensatz der Primärqualitäten warm-kalt, die sich bei gleichzeitigem Verzehr beider Fruchtteile bis zur gesundheitlichen Unbedenklichkeit ausgleichen. Bei den Pflaumen der Kreuzesinsel führt der Genuss der Hülle zum Wahnsinn, der Verzehr des Kerns hingegen gibt dem Kranken den verlorenen Verstand zurück. Während die Kälte des Pfirsichfleischs schon im Regimen-Kommentar des (Pseudo-)Arnald postuliert wird und der Lehrvers seinen Genuss nur zusammen mit dem wärmenden Most empfiehlt,[646] müssen die Früchte der Pflaume und ihre Wirkungen, zumindest nach Ansicht Heßelmanns,[647] Gaedes,[648] Siegfried Strellers,[649] Peter Triefenbachs[650] und Hubert Gerschs,[651] jenseits medizinisch-botanischer Implikationen in ihrer symbolischen, d. h. vor allem in ihrer poetologischen Bedeutung entschlüsselt werden, weshalb in diesem Zusammenhang der bloße Hinweis auf diese Früchte ausreichen soll.

Eine andere in der Verwendung problematische Pflanze, die allerdings bei Grimmelshausen in einem Kontext erwähnt wird, der nur im weitesten Sinne als medizinisch oder pharmazeutisch bezeichnet werden kann, ist die "Ebers-Wurtzel". Simplicius rühmt sich in der *Continuatio* vor seinem Gastgeber damit, "[e]inem Menschen eine doppelte Stärck ohne Ebers-Wurtzel und der-

644 Calender, 2. Materie, S. 158.

645 Continuatio, S. 687. Zu diesen beiden Früchten bei Grimmelshausen vgl. auch Heßelmann, 2004, S. 230-231.

646 Vgl. etwa Becher, 1663, 4. Teil, S. 77.

647 Heßelmann, 1988, S. 275-276.

648 Gaede, 1989, S. 66: Er setzt den Pflaumenbaum mit dem Baum der Erkenntnis und den Genuss der Kerne mit dem Beginn eines Erkenntnisvermögens zwischen "gut" und "böse" gleich.

649 Streller, 1957, S. 44-45.

650 Triefenbach, 1979, S. 212-213.

651 Gersch, 1973, S. 137-145: Er nimmt an, dass Grimmelshausen für die Wirkungen der Pflaume keine entscheidende Vorlage gehabt hat (vgl. S. 137).

gleichen verbottene Sachen zu wegen" bringen zu können.[652] Weder die Anmerkung Breuers, die vor allen Dingen darauf hinweist, dass diese Pflanze als Gegengift zum Bilsenkraut eingesetzt wurde,[653] noch die von der Verfasserin gesichteten medizinisch-pharmazeutischen Ausführungen zur Eberwurz lassen eindeutig erkennen, warum sie zu den "verbottene[n] Sachen" gehören soll. Allerdings gibt es zumindest vereinzelt Hinweise auf mögliche Gründe für diese Bewertung. Wirsung zählt sie neben Alraune und Bilsenkraut zu den Giften.[654] Diese Trias enthält mit Alraune und Bilsenkraut zumindest zwei der sogenannten "Pharmaca diabolica", deren halluzinogene Wirkungen sie zum Einsatz etwa in Hexensalben oder Liebestränken prädestinierten.[655] Für Schweine und andere Tiere ist die Eberwurz nach Auffassung von Wirsung tödlich, für den Menschen ebenfalls gefährlich.[656] Auch Matthiolus empfiehlt bei der schwarzen Eberwurz (Chamæleon niger) bloß ihren äußerlichen Gebrauch, da sie "etwas tödtlichs an jhr hat / wie *Galenus* vnnd andere treffenliche Lehrer bezeugen [...]."[657] Sebisch dagegen erwähnt ihren medizinischen Einsatz zur Kräftigung und Ohnmachtsprävention,[658] so dass es immerhin nicht abwegig erscheint, dass diese Pflanze auch zur Stärkung verwendet wurde.

Die befriedigendste Antwort darauf, warum Grimmelshausen ihren Gebrauch zur Stärkung hier als "verboten" bezeichnet, liegt vielleicht in einem Hinweis Bocks, der auf eine unlautere und seines Erachtens als abergläubisch zu bewertende Praxis des Umgangs mit der Pflanze hinweist:

> MAn gibt diser wurtzel zu[o] / so jhemandts sie bey jhm trag / vnnd mit eim andern vber feld gehe / dem selben soll die krafft entzogen werden durch dise wurtzel / glaubs wer da will / ich finds niergendt geschriben.[659]

Spielt Grimmelshausen auf eine derartige Verwendung der Pflanze an, dann liegt die Stärkung durch die Eberwurz möglicherweise mehr in der Schwächung des Kampfgegners durch Schadenszauber als in einem medizinischen Effekt, und ihr Gebrauch wäre somit zugleich der in II.2 behandelten Iatromagie zuzuordnen.

Das Bilsenkraut wird von Grimmelshausen nur am Rande in einem Vergleich erwähnt: Die Betrunkenen bei der vom jugendlichen Simplicius beobachteten "Gasterey" in Hanau "dürmelten [...] alle herum / als wenn sie Bilsen-

652 Continuatio, S. 623.

653 Breuer, Anmerkung S. 1025 zu Continuatio, S. 623,13f.

654 Wirsung, 1605, 7. Teil, S. 69-70.

655 Müller, 1998, S. 365-367.

656 Wirsung, 1605, 7. Teil, S. 70.

657 Matthiolus, 1626/o. J., Bl. 221r.

658 Sebisch, 1592, S. 317.

659 Bock, 1577/1964, Bl. 302v.

samen genossen hätten."[660] Nur wenn der *Simplicissimus*-Leser entsprechende Kenntnisse hinsichtlich des Einsatzes von Bilsenkraut hat, kann er nachvollziehen, dass der Vergleich des Betrunkenseins mit dem Bilsenkrautgenuss den Alkoholrausch in ein besonders schlechtes Licht rückt, gehört doch das Bilsenkraut sogar, wie bereits erwähnt, zu den "Pharmaca diabolica". Nicht seine eher positiven Wirkungen als effektives Schlaf- und Betäubungsmittel[661] stehen bei Grimmelshausen im Vordergrund, sondern der Vergleich wird deshalb gewählt, weil es nach Ansicht der barocken Ärzte ähnlich wie Alkohol benommen und, "viel gebraucht", auch "doll macht".[662] Daneben wurde es in der frühen Neuzeit auch zu Morden und - für Grimmelshausens Vergleich besonders wichtig - zur Bierverstärkung eingesetzt, was eindringliche Warnungen vor dieser Methode nach sich zog.[663] So marginal der Vergleich des Trunkenheitszustandes mit den Rauschzuständen durch das Bilsenkraut erscheinen mag: Er trägt doch mit dazu bei, den übermäßigen Alkoholkonsum beim Festgelage zumindest implizit zu problematisieren und dadurch vice versa, wenn auch noch indirekter, auch die Wirkungen des Bilsenkrauts in Frage zu stellen.

Die Grenzen des medizinisch Erwünschten überschreitet die Phytotherapie im Werk Grimmelshausens auch dort, wo ihr Einsatz eindeutig moralisch fragwürdig wird. Im *Ewig-währenden Calender* wird ein frisch verheiratetes Paar erwähnt, das vor der Trauung "den Ehestand lang lediger Weiß getrieben" hat, "worzu gleichwol der Bauch geschwiegen" haben soll (d. h. wobei keine Schwangerschaft eingetreten zu sein scheint). Dem Volk legt sich dabei der Verdacht nahe, dass es "hiebevor mit Kräutern zugangen / daß sie nie nichts dergleichen an Tag gebracht".[664] Praktisch anwendbares Wissen über Kontrazeptiva und Abortiva auf pflanzlicher Basis wurde in der frühen Neuzeit oft über Hebammen und Bordelle vermittelt,[665] daneben gab es Hinweise zu Abortiva auch in schriftlichen Quellen (z. B. in Pflanzenbüchern), die durch den Buchdruck "auch den lesefähigen Hebammen und medizinischen Laien" leichter zugänglich waren.[666] Auch wenn Simplicius in diesem Fall den Verdacht durch eine scherzhafte Erklärungsalternative zum Komischen hin ent-

660 Simplicissimus, S. 110.

661 Vgl. etwa Schnurr, 1631, S. 301; Agricola, 1677, 2. Teil, S. 14; Gäbelkover, 1680, S. 40; Wittich, 1601, S. 74.

662 Beverwyck, 1672, S. 149, dies kann bis hin zur wahnhaften Vorstellung führen, ein Tier zu sein, vgl. Della Porta, 1680, 2. Teil, S. 13. Vgl. zum Bilsenkraut bei Grimmelshausen auch Heßelmann, 2004, S. 228.

663 Müller, 1998, S. 367-368, vgl. außerdem zum Bilsenkraut allgemein Freyer, 1999.

664 Calender, 3. Materie, S. 178.

665 Vgl. zur Vermittlung von Wissen über Verhütung und Abtreibung Jütte, 2003, S. 102-120.

666 Leibrock-Plehn, 1992, S. 187-188.

schärft,[667] so muss doch von einer eindeutigen moralischen Verurteilung der Abtreibung durch Grimmelshausen ausgegangen werden. Diese zeigt sich darin, dass er die Dinge nicht einmal so offen beim Namen nennt wie Garzoni. Während dieser (in der deutschen Übersetzung) ausdrücklich davon schreibt, dass skrupellose Mediziner "die gebuhrten abtreiben",[668] ändert Grimmelshausen diesen Passus mitten in einem wörtlich kopierten Absatz in eine weniger direkte Form:

> Jch wil nit sagen / daß sich einige [Ärzte, M. D.] finden möchten / die schwangern Jung= Witt= oder Unfrauen beholffen sein / damit sie bey Ehren bleiben![669]

Als gleichfalls in den gynäkologischen Bereich gehörend seien hier außerdem noch die ethisch ähnlich fragwürdigen Mittel zur scheinbaren Wiederherstellung der Jungfrauschaft erwähnt, auch wenn sie von ihren Rezepturen her nicht zwangsläufig dem phytotherapeutischen Bereich zuzuordnen sind, sondern auch tierische oder mineralische Wirkstoffe enthalten können. Rezepte zu derartigen Täuschungsmanövern finden sich in der zeitgenössischen Kunst- und Wunderbuch-Literatur oder in Arzneibüchern häufiger. Die (in Wirklichkeit schon verlorene) Jungfrauschaft wird dabei für den Geschlechtsakt über die lokale Anwendung blasenziehender oder adstringierender Mittel vorgetäuscht.[670] Für dieses Vorgehen findet sich in Grimmelshausens Romanen ein Beispiel im zweiten *Vogelnest*, in dem der unsichtbare Kaufmann der von ihm deflorierten und geschwängerten "Beschliesserin"[671] dadurch aus ihrer Not hilft, dass er sie vor der ersten Nacht mit dem ihr eigentlich zugedachten Ehemann Fritz dem Apotheker zur Behandlung übergibt:

> [A]ber sie liesse sich gleich mit des Apotheckers Geschicklichkeit trösten / welcher sie auff mein Begehren / da sie die Occasion angehen / und dem Fritzen bestehen wolte dermassen ins Feld außmondirte / daß der gute Tropff keinen Vorfechter schmäcken konte / und solte er gleich den Geruch eines Adlers gehabt haben.[672]

Hinweise auf die vom Apotheker dazu angewandten Mittel und Methoden finden sich nicht. Im Vordergrund steht hier - wie auch bei der mögliche Verwendung von Abortiva beim vorehelichen Geschlechtsverkehr - die entlarvende Kritik am menschlichen Bemühen, Unkeuschheit zu vertuschen und so zumindest die sozialen Konsequenzen derselben zu umgehen. Auch dann aber, wenn sich nach außen alles glücklich arrangieren lassen mag, bleibt der Kauf-

---

667 Calender, 3. Materie, S. 178.

668 Garzoni, 1626, S. 125.

669 Satyrischer Pilgram, S. 142.

670 Vgl. etwa Wirsung, 1605, 3. Teil, Bl. 147^v; Della Porta, 1680, 2. Teil, S. 188-189.

671 Vgl. Vogelnest II, S. 497-498.

672 Vogelnest II, S. 517.

mann moralisch und in der retrospektiven Selbstwahrnehmung aus der Perspektive des Bekehrten dennoch ein "Ehebrecher und Jungfrauenschänder".[673]

Lässt sich der letztgenannte Fall einer ethisch umstrittenen medikamentösen Behandlung ohnehin nicht mehr klar dem Bereich der Phytotherapie zuordnen, so sei im Folgenden noch ein Arzneimittel tierischer Herkunft behandelt, das ebenfalls in den Kontext der fragwürdig verwendeten Heilmittel im Werk Grimmelshausens gehört. Ansonsten sollen einige ausgewählte Beispiele mineralischer, tierischer und menschlicher Arzneien und Arzneigrundstoffe noch im Kontext der paracelsistisch-alchemistischen und der magischen Medizin (II.1.2 bzw. II.2) analysiert werden.

Bei dem hier noch zu behandelnden Pharmakon tierischer Herkunft stellt Grimmelshausen bemerkenswerter Weise nicht seine heilende Hauptwirkung, sondern seine eigentlich unerwünschte Nebenwirkung in den Vordergrund. Im *Courasche*-Roman ist davon die Rede, dass eine eifersüchtige Prostituierte der Protagonistin ein blähungsförderndes Mittel verabreichen lässt. Von seiner auch für die Umwelt (akustisch und olfaktorisch) wahrnehmbaren Wirkung heißt es später, dass sie wohl durch "Pfeffer-Körner: und Ameyssen-Eyer-Köch" bewusst hervorgerufen worden sei.[674] Nicht nur Grimmelshausen selbst weist in seinem *Ewig-währenden Calender* darauf hin, dass man mit der Verabreichung von Ameiseneiern gewollt Flatulenzen verursachen könne,[675] sondern ein diesbezüglicher Hinweis findet sich auch bei Hildebrand (bei letzterem allerdings im Schutz der lateinischen Sprache).[676] Dass Ameiseneier eigentlich einen ganz konkreten medizinischen Nutzen haben, wird im *Ewig-währenden Calender* ebenso wenig erwähnt wie in der *Courasche*. Dabei mag es nicht uninteressant sein, dass sie unter anderem auch Bestandteil von Bädern und Mitteln waren, die gegen weibliche Unfruchtbarkeit eingesetzt wurden.[677] Unabhängig davon, ob Grimmelshausen um diese spezielle, im Zusammenhang mit Courasche noch dazu besonders passende Indikation der Ameiseneier gewusst hat, macht die Tatsache, dass das Mittel der Italienerin von einem Apotheker zur Verfügung gestellt wurde,[678] ein weiteres Mal die Möglichkeit eines Missbrauchs von Arzneistoffen, besonders natürlich im

673 Vogelnest II, S. 499.

674 Courasche, S. 95.

675 Calender, 2. Materie, S. 233.

676 Vgl. Hildebrand, 1617, 1. Buch, Bl. 47^v: "Similiter, si quis accipiat ova formicarum, & conterit ea, & projecerit in aquam, & dederit eam in potu cuivis; statim non cessat pedere. Albert. Magn. de virtut. Mundi."

677 Bapst, 1591, S. 294-296; Gäbelkover, 1680, S. 261.

678 Courasche, S. 98.

Milieu derer, die gewohnheitsmäßig mit ihnen umgehen, deutlich (vgl. dazu auch III.2).[679]

Der Umgang mit Heilmitteln in Herstellung, Vertrieb und Anwendung ist nur an wenigen Stellen im Werk Grimmelshausens primär medizinisch motiviert. Im Vordergrund stehen zumeist andere, oft ethisch fragwürdige Motive für ihren Einsatz, beispielsweise eine dadurch erhoffte Bereicherung, Täuschung oder gar Schädigung des Gegenübers. So gelangen Erzähler, Figuren und mit ihnen auch der Leser vor allem durch die Art, wie Arzneien hier verwendet werden, zu einer ethischen Bewertung des medizinischen Vorgehens. Diese Beurteilung kann dann aber nur innerhalb eines bestimmten fiktionalen Kontextes Geltung beanspruchen. Wenn Trappen zum *Satyrischen Pilgram* schreibt, dass es Grimmelshausen in diesem Werk vor allem darum gehe, "die Dinge selbst als ethisch indifferente Adiaphora und allein ihren Gebrauch als ethisch relevant darzustellen",[680] so lässt sich diese Beobachtung zumindest für den Bereich der Arzneimittel und ihrer Anwendung auch auf andere Texte Grimmelshausens übertragen. Rein medizinische Beurteilungen bestimmter Pharmaka und ihrer Wirkungen, in denen ethische Aspekte ihres Gebrauchs keine Rolle spielen, stellen im fiktionalen Kontext der Werke Grimmelshausens eine Seltenheit dar.

5.3 Chirurgia

Ausgedehntere chirurgische Maßnahmen, um auch die letzte der drei Behandlungsstufen galenistischer Heilkunst zu berücksichtigen, spielen im Werk Grimmelshausens keine große Rolle. Verletzungen und deren Heilung werden zumeist nur knapp berichtet.[681] Zur Hodenverletzung Herzbruders und deren Behandlung bemerkt der Erzähler Simplicius, dass "Hertzbruder [...] seine Testiculi einbüste / die er durch einen Schuß verlor; ich bekam meinen Theil in einen Schenckel / so aber gar eine geringe Wunde war. Dannenhero begaben wir uns auff Wien / umb sich curiren zu lassen". Die Wunden werden dort

---

679 Nicht nur bei Grimmelshausen wendet ein Heilkundiger sein Wissen um blähungsfördernde Mittel gezielt zur Demütigung und sozialen Diskreditierung einer Person an: Ein Fall, in dem zwar nicht ein Apotheker, dafür aber ein Arzt sein Arzneiwissen in ähnlicher Weise missbraucht, ist nachzulesen in Caspar Schotts (1608-1888) *Joco-seriorum naturæ et artis [...] centuriæ tres* (1666, deutsch erstmals 1672): Der Mediziner verabreicht einem Mann ein blähungsförderndes Mittel, dessen Folgen den Geschädigten "mit hefftiger Erröthung" aus der Gesellschaft vertreiben, vgl. Schott, 1677, S. 19-21 (zu Leben und Werk Schotts vgl. Sieveke, Franz Günter: Schott, Kaspar (Art.). In: Killy, 1991, Bd. 10, S. 375).

680 Trappen, 1994, S. 211.

681 Zu dieser Beobachtung und möglichen Gründen für die Knappheit der Schilderung vgl. die Arbeit von R. P. T. Aylett (Aylett, 1982, S. 216-217).

"bald geheylet".[682] Fast mag dieser Bericht wie eine Bagatellisierung anmuten, denn nicht nur erscheint es als eher nebensächlich, dass Herzbruder dadurch zum unbeabsichtigt Verschnittenen wird,[683] sondern auch über die Gefährlichkeit der Hodenverletzung wird geschwiegen. Dagegen werden noch in Zedlers *Universal-Lexicon* gerade tiefgehende "Wunden des Gemächts", besonderss wenn sie "mit Verlust der Geilen, oder eines Theils der Röhren" einhergehen, als "nicht allein höchst gefährlich, sondern gar tödtlich" eingestuft.[684]

Auch die Amputation von Springinsfelds Bein nimmt im Roman noch nicht einmal einen Satz in Anspruch:

> [...] sihe so schlug mir ein Stein aus einer springenden Minnen so unbarmhertzig an meinen einen Fus / daß mir das Gebein in den Waden wie Segmehl darvon zermalmet wurde und man mir den Schenckel alsobalden bis über das Knie hinweg nehmen muste [...].[685]

Unmittelbar anschließend wird schon von der mit Delirien einhergehenden Ruhr berichtet, an der er nach der Operation im Lazarett erkrankt. Später heißt es von seinem Umgang mit dem verbliebenen Beinstumpf lakonisch, dass er im Lazarett verblieben sei, "bis ich gleichwohl wider heyl wurde / und auff meinem höltzernen Bein herumer steltzen köndte."[686] Interessanter als die eigentliche Amputation ist für den Erzähler Springinsfeld offensichtlich die Situation in den Lazaretten, wo allenfalls beim ausgezeichneten militärischen Helden die Medikamentenverabreichung nicht rationiert ist:

> auff solches Lob wurden auch andere Medicamenten nicht gesparret / wiewohl die Venitianer ihre Soldaten so wohl als ihre Besem pflegen hinzuwerffen / wann sie solche ausgebraucht haben [...].[687]

Dass Springinsfelds militärmedizinische Darstellung nicht nur auf das venezianische Heer, sondern auch auf die Realität in den deutschen Armeen des 17. Jahrhunderts durchaus zutreffen könnte, zeigt beispielsweise die medizin- und militärhistorische Untersuchung Melchior Landersdorfers.[688]

An chirurgischen Verfahren werden in den Werken Grimmelshausens weiterhin primitiv-groteske Schein-Operationen erwähnt, die Wahnsinnige von ihren eingebildeten Krankheiten befreien,[689] so etwa das allmähliche Ab-

---

682 Simplicissimus, S. 460.

683 Es wird allerdings kurz darauf hingewiesen, dass eine geplante Hochzeit Herzbruders "mit einem vornehmen Fräulein" an seiner Zeugungsunfähigkeit scheitert (Simplicissimus, S. 460).

684 Vgl. Wunden des Gemächts (Art.). In: Zedler, 1749/1998, Bd. 59, Sp. 1853.

685 Springinsfeld, S. 284-285.

686 Springinsfeld, S. 285.

687 Springinsfeld, S. 285.

688 Landersdorfer, 1984, S. 74.

689 Simplicissimus, S. 164-165.

schneiden einer an die Nase gehängten Wurst bei einem Kranken, der seine Nase zu lang glaubt.[690] Breuer führt diese anekdotisch erzählten Behandlungsverläufe auf "Schwankmotive" aus den "Erzählwerken des 17. Jahrhunderts" zurück,[691] doch finden sich vergleichbare Schilderungen auch in populärmedizinisch-diätetischen Schriften, so etwa in Beverwycks *Schatz der Vngesundheit*.[692] Auch hier steht nicht die Chirurgie im Vordergrund, sondern eher jene die frühe Neuzeit faszinierende, immer wiederkehrende "Mythologie des melancholischen Wahns".[693] Chirurgie erscheint im Werk Grimmelshausens nicht als ein herausragendes Feld medizinischen Handelns - möglicherweise verfügt der Autor auf diesem Gebiet auch einfach nicht über ein ausreichendes (durch Lektüre oder eigene Erfahrungen erworbenes) Detailwissen. Die Problematik großer chirurgischer Eingriffe in der frühen Neuzeit (wie etwa einer Amputation) spiegelt sich in seinen Texten allenfalls im augenscheinlichen Fehlen einer ausreichenden Nachsorge.

---

690 Simplicissimus, S. 165.

691 Breuer, Anmerkung S. 850 zu Simplicissimus S. 164,6-165,14.

692 Beverwyck, 1672, S. 435.

693 Kutzer, 1998, S. 101.

6. Zusammenfassung

Welche Ergebnisse lassen sich, auf dem Hintergrund der für die vorliegende Untersuchung formulierten Leitfragen, für das bisher erörterte Verhältnis Grimmelshausens zur galenistischen Medizin formulieren?

Was die Vertrautheit des barocken Autors mit den physiologischen bzw. medizinisch-diätetischen Konzepten des Galenismus betrifft, so konnte nachgewiesen werden, dass Grimmelshausen für einen medizinischen Laien erstaunlich weitreichende Kenntnisse besitzt, die allerdings oft (etwa dann, wenn sie in einem satirischen Kontext auftauchen) erst bei genaueren Vergleichen mit der deutschsprachigen medizinisch-pharmazeutischen Literatur der frühen Neuzeit dem heutigen Leser augenfällig werden. Textpassagen, die sich beispielsweise auf Diätetik, Arzneimittelkunde oder Physiologie beziehen, weisen in nahezu allen bisher untersuchten Fällen deutliche Bezüge zum zeitgenössischen Wissen und zur zeitgenössischen Behandlungspraxis auf. Dass im Werk Grimmelshausens medizinische Aussagen und Vorgehensweisen in einen fiktionalen Kontext eingebunden sind, in dem sie weitreichende Funktionen etwa für die Handlung oder für die Figurencharakterisierung besitzen, führt also nicht dazu, dass sie ihre medizinische Nachvollziehbarkeit, ihre Plausibilität verlieren.

Für die Frage, welches Urteil über den Galenismus sich aus den bisher untersuchten Textpassagen ablesen lässt, muss die Antwort nicht allein wegen der Vielzahl der untersuchten Werke Grimmelshausens und ihrer jeweiligen erzählerischen Kontexte differenziert ausfallen. Auch hinsichtlich der verschiedenen Teilgebiete der Medizin ergeben sich deutliche Unterschiede: Die sex res non naturales und die meisten der aus ihnen abzuleitenden diätetischen Lebensregeln können zwar innerhalb einer bestimmten Szene ironisiert werden, sie werden aber als Gesamtkonzept einer vernünftig-maßvollen Lebensordnung nicht grundsätzlich hinterfragt, sondern ihre Gültigkeit wird immer wieder unterstrichen. Hingegen gestaltet sich Grimmelshausens Verhältnis zur Säftelehre, aber auch zur Verwendung bestimmter Arzneimittel und Therapieverfahren ambivalent. Zumeist werden jedoch auch im Falle eines kritischen Blicks auf ein bestimmtes Vorgehen oder ein bestimmtes Heilmittel nicht primär das Verfahren selbst, die Heilkraft eines Medikamentes oder gar das gesamte theoretische Gerüst des Galenismus angegriffen. Vielmehr erweist sich in diesen Fällen oft nur die konkrete Anwendung der galenistischen Therapie durch die auftretenden Repräsentanten der verschiedenen Heilberufe oder den medizinischen Laien als fragwürdig, und dies mehr in ethischer als in medizinischer Hinsicht. Bemerkenswert häufig lässt sich dabei eine – von einer heilkundlichen Intention abweichende – Motivation für den Einsatz eines Mittels ausmachen. So muss für jede Textpassage jeweils genau geprüft werden, ob die Kritik als eine den Einzelfall übersteigende zu denken ist oder nicht.

II. Jenseits von Galen - Weitere Heilsysteme

Im Folgenden soll nun untersucht werden, ob die bisherigen, Grimmelshausens Verhältnis zur Medizin seiner Zeit betreffenden Beobachtungen allein für den Galenismus ihre Berechtigung haben oder ob sie auch auf andere Heilverfahren übertragbar sind.

1. Die "Alkühmisten" und das "Saccharum saturni" - Grimmelshausen, Paracelsus und die alchemia medica

1.1 Theophrastus = Paracelsus?

Bereits die Nennung von Ärztepersönlichkeiten, die einer der großen medizintheoretischen Richtungen angehören, kann ein erster Hinweis darauf sein, wie Grimmelshausen, die jeweiligen Erzähler seiner Werke oder Personen innerhalb der Fiktion diese bewerten. Riep hat sich in seiner Dissertation bemüht, möglichst vollständig alle in Grimmelshausens Werk genannten Ärzte zu erschließen, und ist dabei auf eine Liste gekommen, die hauptsächlich antike und mittelalterliche Ärzte, jedoch nur wenige Zeitgenossen des Barockautors umfasst und von letzteren auch nicht die großen Fortschrittsdenker seiner Zeit.[694] Er führt Grimmelshausens "völliges Schweigen über die Fortschritte in der Medizin seiner Zeit und über die Namen der großen Ärzte und Forscher [...] auf Unkenntnis" des Autors zurück.[695] Aufschlussreich ist diesbezüglich ein Vergleich mit der Vielzahl an Ärztepersönlichkeiten, die Garzoni in seiner für Grimmelshausens Medizinkenntnisse zentralen *Piazza Universale* nennt. Natürlich ist in dem 1619 ins Deutsche übersetzten Werk die Ärzteelite des 17. Jahrhunderts nicht mehr berücksichtigt, jedoch erwähnt Garzoni - in seinem 17. Diskurs "Von den Medicis vnd Ärzten" sowie in anderen Diskursen, die sich mit der Heilkunde beschäftigen, neben antiken und mittelalterlich-arabischen Ärzten auch Mediziner seiner Zeit, also des 16. Jahrhunderts, z. B. "Cardanus"[696] (Girolamo Cardano, 1501-1576, Arzt und

694 Riep, 1966, S. 12-13.

695 Riep, 1966, S. 12-13.

696 Garzoni, 1626, S. 142. Allerdings nennt er Cardano nicht unter medizinischem Aspekt, sondern im Zusammenhang mit Raymundus Lullus (21. Diskurs: "Von Raymundi Lullii Kunst / oder Didactisten").

Mathematiker),[697] "Fallopius"[698] (Gabriele Fallopia, 1523-1562, Arzt und Anatom),[699] "Trincaualla"[700] (Vittore Trincavella, 1496-1568),[701] "Aquapendens"[702] (Fabricius ab Aquapendente, 1537-1619, Anatom und Lehrer William Harveys. 1578-1697),[703] "Fernel"[704] (Jean Fernel, 1497-1558)[705] u. a. m. Grimmelshausen hat diese Namen - zumindest in einem medizinischen Kontext[706] - weder in seinen *Satyrischen Pilgram* übernommen noch findet sich bei ihm anderweitig eine derartige Aufzählung herausragender frühneuzeitlicher Ärztepersönlichkeiten.

Auch die von Garzoni im 17. Diskurs vorgenommene Gliederung medizinischer Fachvertreter in "Empiric[i]", "Methodic[i]" und "Dogmatici", verdeutlicht vor allem an Beispielen antiker Ärzte,[707] übernimmt Grimmelshausen nicht in den *Satyrischen Pilgram*. Die Unterteilung der Ärzte in verschiedene Schulen wird vom deutschen Barockschriftsteller nicht erörtert und so wird auch eine explizite Differenzierung der Medizin etwa in die Konzepte des Galenismus und des Paracelsismus im 8. Kapitel des zweiten *Pilgram*-Teils nicht vorgenommen. Nicht durch eine unterschiedliche wissenschaftliche Ausrichtung ergibt sich für Grimmelshausen eine Binnendifferenzierung der Ärzteschaft, sondern durch den grundlegenden Gegensatz zwischen gelehrten und zugleich moralisch hochwertigen und ungelehrten, moralisch fragwürdigen Ärzten. Um Aufschlüsse über Grimmelshausens Einstellung zum Paracelsismus zu erhalten, muss der Leser sich daher nach anderen Hinweisen in den Texten Grimmelshausens umsehen.

Garzoni und Grimmelshausen sind die häufigen Nennungen des Namens "Theophrastus" gemeinsam. Sowohl beim italienischen wie auch beim deutschen Schriftsteller verbergen sich jedoch hinter diesem einen Namen zwei

---

697 Vgl. Müller-Jahnke, Wolf-Dieter: Cardano, Girolamo (Art.). In: Eckart/Gradmann, 1995, S. 87.

698 Garzoni, 1626, S. 145 (22. Diskurs "Von Secretisten / oder Secretenschreibern"); Garzoni, 1626, S. 124.

699 Vgl. Müller-Jahnke, Wolf-Dieter: Fallopia, Gabriele (Art.). In: Eckart/Gradmann, 1995, S. 128-129.

700 Garzoni, 1626, S. 124.

701 Vgl. Pagel: Trincavella, Vittore (Art.). In: Hirsch, 1934, Bd. 5, S. 637.

702 Garzoni, 1626, S. 124.

703 Eckart, 2000, S. 144. Zu Leben und Werk vgl. Fabricius (Hieronymus) (Art.). In: Jöcher, 1750/1961, Bd. 2, Sp. 483.

704 Garzoni, 1626, S. 122.

705 Eckart, 2000, S. 154, zu Leben und Werk vgl. Le Tourneur, St.: Fernel, Jean (Art.). In: Balteau, 1975, Bd. 13, Sp. 1048-1049.

706 Allerdings erwähnt Grimmelshausen Fernel in einem nicht-medizinischen Zusammenhang (vgl. Satyrischer Pilgram, S. 20-21).

707 Garzoni, 1626, S. 123.

Personen. In Garzonis 23. Discurs "Von Simplicisten / vnd Kräuterlesern" wird Theophrastus zusammen mit Plinius (23/24-79 n. Chr.),[708] Dioskurides (1. Jh. n. Chr.),[709] Galen und Avicenna (980-1037)[710] genannt und nachfolgend kommentiert: "Solche Lust [zur Pflanzenkunde bzw. zum Kräuterlesen, M. D.] aber ist hernach widerumb erkaltet / beydes bey den Griechen / Arabern / vnd den Latinis".[711] Garzoni bezieht sich hier ganz offensichtlich nicht auf Paracelsus, also Theophrastus von Hohenheim, sondern auf eine Persönlichkeit mit deutlich früheren Lebensdaten, nämlich auf den antiken Theophrast von Eresos (371/0-287/6 v. Chr.).[712] An anderer Stelle hingegen erwähnt Garzoni ein "Buch Theophrasti de longa vita",[713] bei dem es sich um den *Liber de longa vita* des Paracelsus handelt.[714] Mancherorts bemüht sich der Italiener auch um größere Eindeutigkeit, indem er entweder von "Theophrastus Paracelsus"[715] oder sogar nur von Paracelsus spricht ("Oder wer weiter Lust hat / mag auch den Paracelsum lesen")[716].

Bei Grimmelshausen bezieht sich der Name "Theophrastus" ebenfalls auf beide Ärztegestalten. Die von Grimmelshausen aus Garzonis *Piazza* übernommene Stelle über die Heilkraft der Musik bei Ischias und Podagra - "wie dann Theophrastus schreibt / daß die Sciatica: und Marius, daß die Schmertzen des Podagrams dardurch gestillt und gelindert werden"[717] - bezieht sich auf den antiken Theophrastus, der sich in seinen Schriften auch mit der Musik auseinandergesetzt hat. "Der Peripatetiker Theophrast [...] soll", so Kümmel, "zur Behandlung seelischer Störungen und zur Linderung von Ischiasschmerzen das Flötenspiel empfohlen haben."[718]

An zwei Stellen in seinem *Satyrischen Pilgram* nennt Grimmelshausen ohne Vorlage bei Garzoni einen "Theophrastus", beide Male in einer sehr ähn-

---

708 Zu Leben und Werk vgl. Hahn, Johannes: Plinius d. Ä. (Art.). In: Eckart/Gradmann, 1995, S. 287-288.

709 Zu Leben und Werk vgl. Hahn, Johannes: Dioskurides, Pedanios (Art.). In: Eckart/Gradmann, 1995, S. 110-111.

710 Zu Leben und Werk vgl. Schipperges, Heinrich: Avicenna (Art.). In: Eckart/Gradmann, 1995, S. 29-30.

711 Garzoni, 1626, S. 141.

712 Zu Leben und Werk vgl. Fortenbaugh, William [u. a.]: Theophrastos (Art.). In: Cancik/Schneider, 2002, Bd. 12/I, Sp. 385-393.

713 Garzoni, 1626, S. 142 (21 Diskurs "Von Raymundi Lullii Kunst / oder Didactisten").

714 Benzenhöfer, 2003, S. 49.

715 Garzoni, 1626, S. 145 (22. Disurs "Von Secretisten / oder Secretenschreibern").

716 Garzoni, 1626, S. 126.

717 Satyrischer Pilgram, S. 139, vgl. auch Garzoni, 1626, S. 123.

718 Kümmel, 1977, S. 142.

lichen Konstellation. Einmal erwähnt er ihn im Zusammenhang mit dem idealen Arzt:

> Und wohl alsdann dem Krancken / wann ihn Gott durch einen solchen Hippocratem besucht / ihme durch einen solchen Galenum die Gesundheit wieder verleyhet / und durch einen Theophrastum das Leben schenckt / erfrischet und erneuert.[719]

Das zweite Mal findet sich die Trias Galen - Hippokrates (460-375 v.Chr.) - Theophrast im Zusammenhang mit den Pseudogelehrten, die vorgeben, ihr ärztliches Wissen durch die Lektüre dieser Autoritäten erworben zu haben:

> Sie treten daher in ihrer Gravität / als wann sie den Hyppocratem gefressen: Galenum verschlungen: und Theophrastum an den Schuhen zerrissen hätten; da sie doch offt den Mathiolum oder Hieronymum Tragum in ihrer Muttersprache nicht verstehen[...].[720]

Die Deutung beider Textstellen ist deshalb so zentral, weil der drittgenannte Theophrastus ein Mediziner ist, der nach Auffassung Grimmelshausens im Rang von Hippokrates und Galen steht. Wer ist also an dieser Stelle mit Theophrastus gemeint?

Während diese Frage aus dem ersten Zitat alleine kaum zu beantworten wäre, erscheint das zweite zu ihrer Beantwortung hilfreicher: Darin werden zum einen das 1586 von Joachim Camerarius (1534-1598)[721] ins Deutsche übertragene *Kreutterbuch* (1554) von Matthiolus[722] und zum anderen das bereits erwähnte, 1539 erstmals in Straßburg gedruckte deutschsprachige Kräuterbuch des Schulmeisters und Predigers Hieronymus Tragus bzw. Hieronymus Bock offensichtlich fremdsprachigen Texten, nämlich jenen von Galen und Hippokrates, gegenüber gestellt. Da Theophrastus zusammen mit den beiden Letzteren genannt wird, ist es eher unwahrscheinlich, dass es sich bei ihm um den deutsch schreibenden Paracelsus handelt. Vielmehr wird der durch die Sprachbarriere den illiteraten Pseudo-Medizinern unzugängliche Theophrast von Eresos gemeint sein, den Grimmelshausen in völlig anderem Zusammenhang auch in der *Verkehrten Welt* uneindeutig mit dem Namen Theophrastus bezeichnet.[723] Dass der antike Theophrast und nicht Theophrastus von

---

719 Satyrischer Pilgram, S. 138.

720 Satyrischer Pilgram, S. 141.

721 Zu Leben und Werk vgl. Müller-Jahnke, Wolf-Dieter: Camerarius d. J., Joachim (Art.). In: Killy, 1989, Bd. 2, S. 350-351.

722 Nach Müller-Jahnke handelte es sich beim Kräuterbuch des Matthiolus um eine von diesem veranstaltete und kommentierte Dioskurides-Ausgabe, vgl. Müller-Jahnke, Wolf-Dieter: Camerarius d. J., Joachim (Art.). In: Killy, 1989, Bd. 2, S. 350.

723 Verkehrte Welt, S. 506. Dort ist von einem "Lib[er] de Operibus Piis" die Rede, das nach Anmerkung Breuers, S. 1030, von Theophrastus von Eresos stammt.

Hohenheim folglich auch in der erstzitierten der beiden Textstellen gemeint ist, legt die analoge Nennung der drei Namen zumindest nahe. Als Inbegriff des Arztes gelten dann drei antike Vertreter ihres Faches, nicht jedoch der frühneuzeitliche Iatrochemiker. Nicht Paracelsus wird der Ruhm zuteil, Hippokrates und Galen an der Seite zu stehen. Bei dem im *Simplicissimus* erwähnten "Elixier Theophrasti"[724] muss hingegen Theophrastus von Hohenheim gemeint sein, wobei im Folgenden von diesem Mittel noch ausführlich zu handeln sein wird.

Abgesehen vom uneindeutigen Namen "Theophrastus" kennt Grimmelshausen für Paracelsus durchaus auch eindeutigere Bezeichnungen, nennt er ihn doch an anderer Stelle wie Garzoni differenzierend "Theophrastus Paracelsus".[725] Doch auch dann, wenn tatsächlich Paracelsus gemeint ist, muss die offensichtliche Erwähnung seines Namens keineswegs bereits eine klare Vorstellung vom medizinischen Konzept dieser Gestalt des 16. Jahrhunderts beinhalten.[726]

Im Zusammenhang mit dem Namen Paracelsus stehen in Grimmelshausens Texten nämlich oft ganz andere Themen als das der Medizin im Vordergrund. So erscheint Paracelsus beispielsweise in zwei im Folgenden zu erörternden Textpassagen überhaupt nicht als Medizintheoretiker, sondern nur als goldmachender, metallverarbeitender Alchemist. Im *Satyrischen Pilgram* etwa heißt es von ihm und anderen Goldmachern:

> Sondern es haben sich auch so wohl als zu Kaysers Diocletiani Zeiten (welcher den Egyptiern alle Alchimistische Bücher / damit Sie nit reich würden / verbrennen lassen) gantz güldene Männer als Raimundus Lullius, Arnaldus de villa nova, Gebex, Joannes Fernelius, Theophrastus Paracelsus, Thurneisser und andere mehr gefunden / welche dessen auß geringen Metallen gemacht [...].[727]

Die Skepsis gegenüber den Goldmachern, die sich aus dieser Textstelle (zumindest innerhalb ihres Kontextes betrachtet) ablesen lässt, entspricht übrigens, wie noch gezeigt werden soll, auch der Haltung, die Grimmelshausen an anderer Stelle gegenüber den "Grillen" der Alchemisten und den von ihnen produzierten "närrische[n] Ding[en]"[728] einnimmt.

Paracelsus ist in dieser Aufzählung also im Gewand jener in der "barocke[n] Dichtung [...] allgegenwärtigen Stereotypfigur vom Alchemisten als desolatem

724 Simplicissimus, S. 514.

725 Continuatio, S. 644.

726 Wenn Battafarano, 1994, S. 176, schreibt, "daß Grimmelshausen mit den Schriften des Paracelsus wohl vertraut war", so muss sich dies nicht zwangsläufig auch auf das medizinische Konzept des Paracelsus beziehen. Wie im Folgenden gezeigt werden soll, finden sich bei Grimmelshausen für eine genauere Kenntnis der paracelsischen Medizin kaum eindeutige Anhaltspunkte.

727 Satyrischer Pilgram, S. 20-21.

728 Teutscher Michel, S. 21.

Goldmacher"[729] zu finden. Der Name Paracelsus wird im Werk Grimmelshausens weiterhin ausdrücklich genannt, wenn es um die "Transmutation der verborgenen Schätze" geht.[730] Während Simplicius behauptet, das wiederzugeben, "was der wunderbarliche Theophrastus Paracelsus in seinen Schrifften Tom. 9. in Philosophia occulta" geschrieben habe, handelt es sich von Seiten des Autors nicht um die Zusammenfassung direkter Paracelsuslektüre, sondern vielmehr um eine Übernahme aus Hildebrands *Magia naturalis*,[731] also aus einer - wie bereits erwähnt - von Grimmelshausen mehrfach für seine Texte verwendeten Schrift.[732]

Die hier behandelten Goldmacherei- bzw. Transmutations-Stellen entsprechen durchaus den "Paracelsus-Fabulaten", die bereits bald nach seinem Tode "von Paracelsus als erfolgreichem Goldmacher berichteten".[733] Weiterhin ergibt sich dieses Bild von Paracelsus auch aus dem "pseudoparacelsische[n] Schriftencorpus", durch das von Paracelsusanhängern in "aktualisierenden Fortschreibungen der vorparacelsischen Transmutationsalchemie Paracelsus zu einem deutschen Hermes Trismegistos erhoben" wurde.[734] Ignoriert wird in diesen Legendenbildungen, denen Grimmelshausen augenscheinlich Glauben schenkt, jedoch "Hohenheims entschiedene Absage an die Goldmacherkunst (‚ars aurifera') seiner Zeit."[735] Dass Paracelsus "keine Schriften transmutationsalchemischen Inhalts" hinterließ,[736] wird Grimmelshausen auf Grund der damals unentwirrbaren gemeinsamen Überlieferung paracelsischen und pseudoparacelsischen Schriftguts jedoch nicht gewusst haben.

Selbst dort, wo die Heilmittelzubereitung des Paracelsus in den Blick gerät, muss dies nicht bedeuten, dass sich Grimmelshausen über die Unterschiede dieses Konzepts zur Humoralpathologie wirklich im Klaren ist. Zumindest seine Romanfiguren vermischen ohne Bedenken beide medizinischen Theorien. Bei der Erwähnung des "Elixier[s] Theophrasti" in der Mummelsee-Episode scheut der "Fürst oder Regent über das stille Meer"[737] nicht davor zu-

729 Telle, 1984, S. 140.

730 Continuatio, S. 644.

731 Hildebrand, 1617, Bl. 23^r-24^r, vgl. dazu auch Gersch, 1973, S. 105, unter Berufung auf Burkhard, 1929, S. 141.

732 Auch die Frage, ob Grimmelshausen wirklich das "Liber de nymphis", das im ersten "Vogelnest", S. 353, ausdrücklich genannt wird, seiner Mummelsee-Episode zugrunde gelegt hat, muss nicht zwangsläufig bejaht werden, vgl. etwa Weydt, 1971, S. 55.

733 Telle, 1993, S. 37, vgl. ausführlich Telle, 1994, S. 157-167.

734 Telle, 1993, S. 38.

735 Telle, 1993, S. 38.

736 Telle, 1993, S. 39, vgl. auch Telle, 1994, S. 159.

737 Simplicissimus, S. 512.

rück, ein paracelsistisches Heilmittel und ein humoralpathologisches Krankheitskonzept in einem Atemzug zu erwähnen:

> alsdann setze man einen solchen [d. h. feuerfest gemachten, M. D.] Menschen wie eine schleimige alte stinckende Tabackpfeiff mitten ins Feur / da verzehrten sich dann alle böse Humores und schädliche Feuchtigkeiten / und komme der Patient wider so jung / frisch / gesund und neugeschaffen hervor / als wann er das Elixier Theophrasti eingenommen hätte [...].[738]

Immerhin jedoch kann diese Stelle als eine der wenigen im Werk Grimmelshausens gesehen werden, in denen ein alchemistisch anmutender Vorgang nicht mit der Transmutation unedler Metalle zu Gold in Zusammenhang gebracht,[739] sondern die für die Alchemie ebenso programmatische "Transmutation des Menschen" thematisiert wird (die nach Randolf Quade sogar das "Hauptziel" bzw. "Ergon" des Alchemisten gegenüber dem "Parergon" der Goldmacherei darstellt).[740] Gerade die zumindest sprachlich-rhetorische Verbindung zwischen einem paracelsischen Medikament und der metallähnlichen Läuterung und Heilung des Menschen im Feuer kann als eine Anspielung auf die auch aus heutiger Sicht noch immer zu wenig beachtete alchemia medica gesehen werden.[741] Indem hier allerdings die Analogie zwischen der Veredlung der Metalle und jener des Menschen auch zur technischen Gleichsetzung beider Vorgänge führt - der Mensch soll in der Salamanderkur wie ein zu transmutierender Schatz wirklich dem Feuer ausgesetzt werden -, erscheint die medizinische Alchemie möglicherweise nur in satirischer Verzerrung.

Auf eine Läuterung des Menschen im Feuer wird auch an anderer Stelle angespielt, nämlich im Zusammenhang mit der "Narrenverwandlung", nach der Simplicius von sich in Gedanken zu behaupten weiß:

> ich hab die Prob deß Feuers überstanden / und bin darinn gehärtet worden [...].[742]

Verfolgt man die Spur dieses Motivs weiter, dann wird der in der Mummelsee-Episode gewonnene Eindruck einer nur satirischen Verwendung des alchemistischen Läuterungs- und Transmutationsmotivs bei Grimmelshausen fragwürdig. Gerade aus der "Narrenverwandlung" kann der Leser vielmehr mit Heßelmann einen weitreichenden "allegorisch-alchemistischen Hintersinn" herauslesen.[743]

---

738 Simplicissimus, S. 513-514.

739 Vgl. dazu etwa die oben zitierte Stelle aus dem Satyrischen Pilgram, S. 20-21.

740 Quade, 2001, S. 80. Vgl. dazu Telle, 1994, S. 162: Die "gemeinsame Aufgabe" von "Alchemia transmutatoria" und "Alchemia medica" ist die "Heilung von Mensch und Metall".

741 Vgl. dazu Telle, 1984-2, S. 129-130.

742 Simplicissimus, S. 139.

743 Heßelmann, 1988, S. 200.

Doch um zu den Aussagen des Fürsten zurückzukehren, dessen unterirdisches Reich Simplicius während seines Mummelsee-Abenteuers bereist: Was, so fragt sich der Leser, der die Läuterungsmotivik der oben zitierten Textpassage zur Kenntnis genommen hat, ist unter dem mysteriösen "Elixier Theophrasti" überhaupt zu verstehen, das im Vergleich zu jener feurigen Salamanderkur erwähnt wird? Bei diesem nicht näher definierten Arzneimittel könnte es sich etwa, wie Johanna Belkin vermutet, um einen paracelsischen "lebenserhaltende[n] Heiltrank"[744] handeln oder, nach dem Kommentar Breuers, um "die 'Laudanum'-Pillen des Theophrastus Paracelsus, die ähnlich wie ein Opiat wirkten".[745]

Sollte Breuers Hypothese zutreffen, sollten also mit dem "Elixier Theophrasti" tatsächlich Laudanumpillen gemeint sein, dann wäre diesbezüglich eine Aufzählung aus dem *Teutschen Michel* mit zu berücksichtigen, in der "Laudanum" als Substanz zusammen mit Opopanacum[746] und Opium erwähnt wird.[747] Dort allerdings ist mit dem "Laudanum", so ist vom Kontext her anzunehmen, wahrscheinlich kein paracelsisches Wundermittel, sondern schlicht das "Laudanum opiatum" im Sinne der *Pharmacopœa* (erstmals erschienen 1641) von Johann Schröder (1600-1664)[748] gemeint, also "nichts anders / denn ein Extract des Opii".[749] Anspielungen beider Textstellen auch auf das in den Zubereitungsformen sehr aufwendige paracelsistische "Laudanum opiatum Crollii"[750] sind jedoch nicht grundsätzlich auszuschließen.

Angesichts dieser Deutungsschwierigkeiten ist es sinnvoll, in die Diskussion einer möglichen paracelsischen Vorlage des "Elixiers Theophrasti" die dem Mittel im *Simplicissimus* unterstellten Wirkungen mit einzubeziehen. Heißt es dort, aus einer Feuer-Läuterungskur "komme der Patient wider so jung / frisch / gesund und neugeschaffen hervor / als wann er das Elixier Theophrasti eingenommen hätte",[751] so müssen dem gesuchten Mittel daher Verjüngungskraft und ein umfassendes Wirkungsspektrum bei den verschiedensten Krankheiten zugeschrieben werden.

---

744 Belkin, 1987, S. 117.

745 Breuer, Anmerkung S. 971 zu Simplicissimus, S. 514,3f.

746 Vgl. Schröder/Hoffmann, 1685/1963, S. 1153: Opopanax wird "aus der verwundeten Wurtzel panacis heraclei" gewonnen.

747 Teutscher Michel, S. 30.

748 Zu Leben und Werk vgl. Schroeder (Joh.) (Art.). In: Jöcher, 1751/1961, Bd. 4, Sp. 356, sowie Schröder, Johannes (Art.). In: DBE, 1998, Bd. 9, S. 148.

749 Schröder/Hoffmann, 1685/1963, S. 1148. Zitiert wird sie hier in der von Friedrich Hoffmann ergänzten Form, vgl. zu Leben und Werk Friedrich Hoffmanns (gest. 1675): Hofmann (Friedrich) (Art.). In: Jöcher, 1750/1961, Bd. 2, Sp. 1655.

750 Schröder/Hoffmann, 1685/1963, S. 1150, vgl. dazu auch Schneider, 1981, S. 157-158.

751 Simplicissimus, S. 514.

Das Laudanum-Rezept in Oswald Crolls (um 1560-1608) *Basilica Chymica* (Erstdruck 1609)[752] schreibt diesem Mittel keine derartig weitreichenden und vor allem keine verjüngenden Wirkungen zu.[753] Von einem "elixir proprietatis Paracelsi Crollianum", einem in der frühen Neuzeit sehr verbreiteten Elixier,[754] schreibt hingegen Laurentius Blumentrost (1619-1705),[755] es habe "eine erwärmende / trocknende / durchdringende Krafft / verwahret vor aller Faulnüß / stärcket den Natürlichen Balsam / und verlängert dz Leben."[756] Unter beachtlichen 18 verschiedenen Wirkungen, die Croll seinem "elixir proprietatis Paracelsi" zuschreibt, findet sich auch die folgende: "Senectutem fortissima juventutis conservatione arcet, ac canitiem retardat."[757] Es erscheint daher unter den hier vorgeschlagenen Deutungen wahrscheinlicher, dass mit dem "elixier Theophrasti" das "elixir proprietatis Paracelsi" gemeint ist, als dass sich hinter diesem Namen Laudanum-Pillen verbergen, zumal der Elixier-Begriff mit einer Verabreichung in Pillenform wie beim "laudanum opiatum"[758] schwer zu vereinbaren ist.[759]

Sollte Grimmelshausen sich also an dieser Stelle tatsächlich auf das von Croll genannte Elixier beziehen, das in seinen Wirkungen mit den im *Simplicissimus* genannten weitgehend übereinstimmt, so muss er - zumindest in Einzelfällen - auch paracelsische Medikamente und die von ihnen erhofften Effekte zur Kenntnis genommen haben. Im Fall des "elixiers proprietatis Paracelsi" genügte dazu sogar ein Blick in die (als eine Quelle von Grimmelshausens medizinischem Wissen nachgewiesene) *Oeconomia ruralis et domestica* Colers, in der zu diesem Mittel angemerkt wird: "Hält das verdrüßliche Alter vnnd grawe Haar zu rück vnd erhält den Menschen gleichsam jung."[760] Einschränkend ist zu diesen Überlegungen zu bemerken, dass im paracelsischen Werk, wie Mechthild Krüger nachweist, Elixieren grundsätzlich lebensverlängernde Eigenschaften zugeschrieben werden, so dass die Festlegung auf ein bestimmtes, wenn auch in der paracelsistischen Literatur weit

752 Zu Leben und Werk vgl. Telle, Joachim: Croll, Oswald (Art.). In: Killy, 1989, Bd. 2, S. 478-479. Nach Klaus Bosch handelt es sich bei Crolls *Basilica* um eine "'Hauptquelle' für die Bekanntmachung Paracelsischer Medizin" (Bosch, 1980, S. 47).

753 Vgl. Croll, o. J., S. 177-179, sowie Blumentrost, 1667, S. 152-154.

754 Vgl. Krüger, 1968, S. 55.

755 Zu Leben und Werk vgl. Stieda, L.: Blumentrost (Art.). In: Hirsch, 1929, Bd. 1, S. 578-579, sowie Blumentrost, Laurentius (Art.). In: DBE, 1995, Bd. 1, S. 588.

756 Blumentrost, 1667, S. 109.

757 Croll, o. J., S. 171.

758 Blumentrost, 1667, S. 151.

759 Vgl dazu etwa Telle, 1984, S. 145; Krüger, 1968, S. 11-19, zur Elixierherstellung auch S. 86-89, zur Beschaffenheit von Elixieren S. 95.

760 Coler, 1645, 2. Teil, S. 74.

verbreitetes Elixier möglicherweise gar nicht erforderlich ist.[761] Bemerkenswert ist weiterhin, dass bei Grimmelshausen dem Elixier keine direkte Bewertung etwa hinsichtlich der Glaubwürdigkeit einer solchen verjüngenden Wirkung zuteil wird. Es bleibt bei seiner Erwähnung am Rande.

Die direkten Anspielungen auf Paracelsus, von denen bisher einige genauer betrachtet wurden, erweisen sich insgesamt als wenig ergiebig. Sie erscheinen als eher widersprüchlich, vor allem aber als nicht differenziert genug, um daraus ein eindeutiges Urteil des Barockautors über diese historische Gestalt, über den Paracelsismus oder gar, noch allgemeiner, über die alchemia medica abzuleiten. Unverständlich erscheinen daher - zumindest aus der Perspektive heutiger medizinhistorischer und germanistischer Forschung - Positionen wie jene, die Basilio de Telepnef in seinem 1952 erschienenen Forschungsaufsatz *Paracelsus und der abentheuerliche Simplicius Simplicissimus* vertritt. Dort weist er recht unspezifisch auf zahlreiche Parallelen des Werkes Grimmelshausens zu den Schriften des Paracelsus hin[762] und erwähnt daneben ganz pauschal Grimmelshausens "Paracelsus-ähnliche Erfahrungen und Kenntnisse",[763] dies alles im Bemühen, den Verfasser des *Simplicissimus* dadurch eindeutig als Paracelsisten zu kennzeichnen.

Um eine ähnlich ungesicherte Hypothesenbildung zu vermeiden, soll im folgenden Abschnitt nicht mehr die direkte Auseinandersetzung Grimmelshausens mit Paracelsus im Vordergrund stehen, sondern die Perspektive auch auf Anspielungen aus dem Umfeld des Paracelsismus, der alchemia medica und der Iatrochemie ausgeweitet werden. Dabei sollen allerdings die iatromagischen Aspekte des Paracelsismus zunächst ausgeklammert werden, da sie eher unter den noch folgenden Abschnitt zur Iatromagie (II.3) fallen und auch deutlich weniger im Vordergrund des Paracelsus-Bildes stehen, das Grimmelshausen zeichnet.

1.2 Allgemeine Bezüge der Werke Grimmelshausens zur alchemia medica

Spezifische Bezüge etwa auf die "tria prima" (Sulphur, Mercurius und Sal) als "Kennmarken des Paracelsismus",[764] auf die Rolle des Archeus, auf tartarische Krankheiten, um nur einige mögliche Indizien einer Auseinandersetzung Grimmelshausens mit dem Paracelsismus zu nennen, fehlen in den Werken dieses Barockschriftstellers - zumindest dort, wo Grimmelshausens Texte Medizin im engeren Sinne zum Thema haben - fast gänzlich. Um dennoch dem Verhältnis zwischen den Werken Grimmelshausens und den medizinischen Konzepten und Behandlungsweisen der Paracelsisten auf die Spur zu kommen,

761 Vgl. Krüger, 1968, S. 15-17.
762 Telepnef, 1952, S. 114.
763 Telepnef, 1952, S. 117.
764 Benzenhöfer, 1993, S. 15.

ist es daher erforderlich, auch weniger eindeutige Hinweise auf paracelsisches und paracelsistisches oder noch allgemeiner auf iatrochemisches und alchemistisches Gedankengut in den Texten aufzuspüren. Neben einer direkten Paracelsus-Rezeption durch Grimmelshausen oder einer Lektüre paracelsistischer Schriften lässt sich auch an eine Vermittlung paracelsischer Heilkunde über beliebig viele Zwischenglieder denken, wurde doch Paracelsus ohnehin im 17. Jahrhundert nicht allein tradiert, sondern auch "assimiliert und produktiv rezipiert",[765] und dies längst nicht nur in Kreisen genuiner Paracelsus-Anhänger.

So zeigt die statistische Auswertung Wolfgang Schneiders über das Arzneirepertoire des 16. und 17. Jahrhunderts anhand von Pharmakopöen (d. h. "offizielle[n] Arzneibücher[n]") und "Arzneitaxen, Arzneimittellisten und Apothekeninventuren" ("halboffzielle[n] Quellen"),[766] dass in dieser Zeit generell die Verwendung anorganischer Chemikalien zunahm[767] und dass auch die Beliebtheit der galenischen Chemopharmazeutika stieg, bei denen die erwünschten Wirkstoffe "von unwirksamen oder unerwünscht wirksamen Anteilen der Ausgangsprodukte teilweise abgetrennt" wurden.[768] Unabhängig davon, ob man Schneiders Einstellung teilt, dass "Paracelsus epochemachend für die Geschichte des Arzneischatzes" gewesen sei (auch wenn in den Pharmakopöen und Arzneitaxen nur selten namentlich oder bildlich auf Paracelsus Bezug genommen werde),[769] oder ob man jenen Positionen zustimmt, die seine Bedeutung angesichts der chemiatrisch arbeitenden Vorläufer von Paracelsus relativieren[770] - in jedem Falle gilt es, die Dichtungen Grimmelshausens auch auf diese neuen und nicht-galenistischen Einflüsse im Bereich der eingesetzten Arzneimittelzubereitungsweisen und Arzneiwirkstoffe zu untersuchen.

Der Pariser Arzt Monsigneur Canard ist im Besitz eines Laboratoriums,[771] in dem Simplicissimus vor Beginn seiner Karriere als "Callboy"[772] "auß Lust [...] perlutirn / resolvirn / sublimirn / coagulirn / digerirn / calcinirn / filtrirn / und dergleichen unzehlich viel Alkühmistische Arbeit gelernet" hat.[773] Eine derartige Herstellung der Medikamente durch einen Arzt (anstatt durch einen Apotheker) ist in der Zeit vor ca. 1670, in jener Zeit also, bevor sich chemiatrische Arzneimittel "durchsetzten und die Chemiatrie allgemeine An-

765 Benzenhöfer, 1993, S. 17.

766 Schneider, 1993, S. 305.

767 Schneider, 1993, S. 309.

768 Schneider, 1993, S. 309.

769 Schneider, 1993, S. 311.

770 Vgl. etwa Ganzenmüller, 1995, S. 142-143; Keil, 1995, S. 29-30; Haage, 1993, S. 113.

771 Simplicissimus, S. 355.

772 Vgl. Berns, 2002, S. 251.

773 Simplicissimus, S. 361.

erkennung fand",[774] nicht untypisch. In den Apotheken bürgerte sich die Angliederung eines komplexeren Laboratoriums erst im Laufe des 17. Jahrhunderts ein. Vor dem Abschluss dieses Prozesses sind sogar die Übergänge von Küche und Laboratorium - und dies auch in Privathaushalten - fließend.[775] Die offenbar ganz selbstverständliche Zusammengehörigkeit von Arztpraxis und Laboratorium wird auch an einer anderen Stelle in Grimmelshausens Romanen (und dort in anachronistischer) Weise deutlich, wenn es von dem Arzt, bei dem Musai eine Zeit lang als Knecht arbeitet, heißt, dass er über eine solche (wenn auch in diesem Falle zunächst schlechte) Einrichtung ebenso wie über eine eigene Apotheke verfüge.[776]

Auch wenn seine curiositas Simplicissimus dazu treibt, praktische alchemistische Kenntnisse zu erwerben, so scheint ihn letztlich die "Alkühmistische Arbeit" wenig zu überzeugen, was sich schon im verballhornten Adjektivattribut ausdrückt. Allenfalls für seine Rolle als "Landfahrender Storger und Leutbetrüger"[777] profitiert er von seiner alchemistischen Lehrzeit, denn so kann er die zur Demonstration der Wirksamkeit seines Theriaks notwendigen anorganischen Gifte immerhin mit ihren korrekten Bezeichnungen benennen. Allerdings sind sie de facto bei ihm durch farbähnliche billige Produkte ersetzt, so dass er kein nennenswertes Kapital in ihren Erwerb investieren muss:

> Damit ich aber gleichwol auch die Vortrefflichkeit meiner Gifft-Latwerge auff ein andere Manier erweisen könnte / machte ich mir auß Meel / Saffran und Gallus, einen gelben Arsenicum, und auß Meel und Victril einen Mercurium Sublimatum [...].[778]

Dass es sich auch hier wieder um eine satirische Darstellung im Zusammenhang heilkundlicher Praxis handelt, ist klar. Ein weiteres Mal jedoch kann die Reichweite der Satire nicht endgültig ermittelt werden: Hält das ebenso preiswerte wie eindrucksvolle Täuschungsmanöver, das Simplicius vor seinen potentiellen Kunden veranstaltet, nur den leichtgläubigen Zuschauern und den

---

774 Hickel, 1982, S. 21, übereinstimmend mit Telle, 1984, S. 150.

775 Hickel, 1982, S. 21: "Die Küchen in manchen Haushalten waren offensichtlich mit Geräten zur Arzneimittelbereitung ausgestattet, die sonst nur in Apotheken vorkamen; unter den Apotheken wiederum gab es bis zur zweiten Hälfte des 17. Jahrhunderts viele, deren Laboratorium sich kaum von einer einfachen Küche unterschied. Bevor in den offiziell vorgeschriebenen, überregional gültigen Arzneibüchern (Pharmakopöen) von Augsburg und Nürnberg 1640 und 1666 die Bereitung schwieriger chemischer Präparate den Apotheken zur Pflicht gemacht wurde, hing es ganz vom Zufall ab, ob diese ein besonderes Laboratorium hatten oder nicht. ‚Zufall' heißt hier, ob es Ärzte oder Patienten in der Nähe gab, die die auf Paracelsischen Traditionen beruhenden neuen Arzneimittel verwendeten."

776 Musai, S. 315.

777 Simplicissimus, S. 376.

778 Simplicissimus, S. 379.

verschlagenen Quacksalbern den (Narren-)Spiegel vor? Zielt die Kritik, in deren Mittelpunkt immerhin eine Theriak-Fälschung steht, darüber hinaus auf bestimmte problematische Heilmittel der galenistischen Medizin? Oder sucht der Pfeil dieser Satire noch ein weiteres Ziel und soll damit auch das von Simplicius in der Alchemistenküche des Arztes Canard erworbene alchemistische Können parodiert werden, das ihm jetzt dazu dient, mit billigen Theaterrequisiten "ein einfältigen Bauren zu betrügen" und sein "Maulfutter darvon zu gewinnen"[779]? Ist die kostbare Quintessenz, die Simplicius nach dem Erlernen aufwendigster alchemistischer Verfahren gewinnen kann - ähnlich wie aus der Sicht von Guarinonius[780] - nichts anderes als die "Leutbetrügerei"?

Im *Springinsfeld*-Roman wendet Simplicius erneut, wenn auch in übertragenem Sinne, alchemistisch-ärztliches Wissen an, wenn er als "Wein-Artzt" die "Kranckheiten und Mängel" des Weins[781] durch "einer Erbsen gros" eines bestimmten "Elixiers" kuriert.[782] Er hat die Kunst dieser Weinbehandlung jedoch nicht im Laboratorium Canards, sondern vielmehr "bey den Armeniern" gelernt.[783] Auch wenn offen bleibt, auf welche Weise das geheimnisvolle Elixier eigentlich wirkt: Die Bemerkung, dass der damit behandelte billigste Wein "wie ein alter abgelegner Wein von Farb dem Gold gleich" erscheine,[784] erinnert ein weiteres Mal an die Vorgänge des Goldmachens und an die Herstellung eines "aurum potabile". Dass ein goldener Farbton nach Guarinonius die edelste Farbe des Weines ist, so wie Gold auch als das edelste der Metalle eingestuft wird,[785] unterstreicht den Zusammenhang zwischen trinkbarem Gold und goldenem Wein, der nach Ryff einen der gesündesten Weine überhaupt darstellt.[786] Es erscheint wenig erstaunlich, dass, um eine Art aurum potabile zu gewinnen, ein besonderes armenisches "Elixier" vonnöten ist: Auch im *Teutschen Michel* wird einem "Elixir divinum" die zentrale Rolle bei der Transmutation der Metalle zugesprochen, wenn es dort von den Alchemisten heißt, dass sie "die unvollkommene Metall durch ihr Elixir divinum, auff den höchsten Grad zubringen sich bemühen".[787]

---

779 Simplicissimus, S. 376.

780 Zur Alchemiekritik bei Guarinonius vgl. Guarinonius, 1610, S. 44-45, S. 293, S. 1264 u. ö.

781 Springinsfeld, S. 198.

782 Springinsfeld, S. 199.

783 Springinsfeld, S. 168.

784 Springinsfeld, S. 168.

785 Vgl. etwa Guarinonius, 1610, S. 620. Dort spielt er darauf an, dass das Gold das edelste der Metalle und in Analogie dazu der gelbe bzw. der goldene Wein der edelste unter den Weinen sei. Ganz ähnlich argumentiert auch Francisci, 1680, S. 225-226.

786 Ryff, 1574, Bl. 85^r.

787 Teutscher Michel, S. 21. Zum Zusammenhang zwischen Elixieren und der Trans-

Wie auch immer Grimmelshausen das "aurum potabile" auffasst und unabhängig davon, ob er überhaupt an sein faktisches Vorhandensein, ob er immerhin an die Möglichkeit seiner Herstellung glaubt: Zumindest im *Satyrischen Pilgram* verwendet er selbst diesen alchemistischen Terminus in einem Kontext, in dem das Trinkgold nur als Inbegriff eines Heilmittels, letztlich also als Panazee,[788] verstanden werden kann: Wie das giftige Aconit dem verbrecherischen Arzt verglichen wird, so besteht auch eine Analogie zwischen einem guten Arzt und dem aurum potabile.[789] In alchemistischen Konzepten ist außerdem eine enge Verwandschaft[790] zwischen einem Elixier einerseits und dem aurum potabile andererseits nachzuweisen, da beide als lebensverlängernd, gesundheitsbewahrend und äußerst heilkräftig gelten.[791] Dass die Vergoldung eines unausgereiften Weins ausgerechnet durch den Einsatz einer als Elixier bezeichneten Weinpanazee erreicht wird, die gegen die verschiedenartigsten Weinmängel Abhilfe schafft, unterstreicht also die Parallelen zwischen goldenem Wein und flüssigem Gold - und damit auch zwischen Weinarzt und Menschenarzt - zusätzlich.

Das Trinkgold wird bei Grimmelshausen aber nicht nur auf positive Weise mit der Medizin assoziiert, dies wird ebenfalls aus dem mehrfach erwähnten achten Kapitel des *Satyrischen Pilgram* deutlich. Dort wird diese geheimnisvolle Arznei auch im Zusammenhang mit dem mehr oder weniger betrügerischen Vorgehen von Ärzten oder Apothekern erwähnt, die unnötigerweise "lauter aurum potabile [...] / oder andere theure Composita" verwenden bzw. in Rechnung stellen.[792] Diese zweite Anspielung auf das kostspielige und kostbare alchemische Universalheilmittel, dieses Mal im Kontext ärztlicher Bemühungen um finanzielle Bereicherung, mag ihre Wurzeln in der Realität der frühneuzeitlichen Pharmazie haben. Auch wenn sich bezüglich der Herstellung und Anwendung des aurum potabile zahlreiche Rezepte und Hinweise in den für diese Arbeit untersuchten frühneuzeitlichen Medizinquellen finden, so wusste doch, nach den Untersuchungen Schneiders, die frühneuzeitliche Pharmazie in der Praxis nur wenig "mit dem Gold" als Ausgangsbasis weiterer Verarbeitungsschritte "anzufangen":

---

mutation der Metalle vgl. Krüger, 1968, S. 11-19.

788 Krüger, 1968, S. 13.

789 Satyrischer Pilgram, S. 144. Erwähnt wird es im Sinne eines an sich sehr wirksamen Mittels auch ebd. S. 139.

790 Dies kann im Einzelfall bis zur Gleichsetzung von Trinkgold und Elixier gehen, vgl. Krüger, 1968, S. 17.

791 Vgl. Krüger, 1968, S. 13-14.

792 Satyrischer Pilgram, S. 142.

> Viel gerühmt war das Trinkgold, die Vorschriften dafür waren jedoch so unverständlich und schwierig, daß sie sich für die offizielle Pharmazie nicht eigneten.[793]

Wer es daher in Rechnung stellt, hat es möglicherweise gar nicht wirklich verwendet, sondern nutzt nur die Möglichkeit aus, die Arzt- und Apothekerkosten dadurch in die Höhe zu treiben. Genauso wie der Patient misstrauisch zu sein hat, wenn er das aurum potabile auf seiner Arzneirechnung findet, zögert der Erzähler als Zeuge der Weinverwandlung anfänglich, den ihm von Simplicius angebotenen goldfarbigen Wein zu trinken[794] - beide Flüssigkeiten erscheinen also in gewisser Weise auch als dubios.

So sehr die Weinarzt-Stelle auf die Alchemie zu verweisen scheint: Die Kunst der Weinverbesserung war in der frühen Neuzeit weit davon entfernt, alchemistisches Geheimwissen zu sein.[795] Interessant ist dabei zunächst, dass eine Anwendung medizinischen Vokabulars auf den Wein und seine Optimierung weit verbreitet war. So spricht Coler von einer "Curirung / der Weine / wann sie anbrüchig / kranck / oder wandelbar werden."[796] In Schnurrs *Kunst vnd Wunderbüchlein* findet sich ein ganzes *Wein Büchlein* mit Weinverbesserungsrezepten und darin beispielsweise die Anmerkung:

> Man soll an keinem wein artzneyen / wenn der Himmel lauter vnd klar ist.[797]

Auch wird dort von den "Gebrechen deß weins" und den an ihm bemerkbaren "Zeichen der Gesundheit" gehandelt.[798] Sebisch schreibt in einem eigenen Kapitel "[v]on etlichen prästen vnd zufällen deß Weins".[799] Vergleicht man hierzu die Selbstaussage des alten Simplicius, so fällt auf, dass er fast die gleichen Worte gebraucht:

> ihr Herren habt verstanden / daß ich mich vor keinem Artzt sonder vor einem Künstler ausgebe / das sag ich noch / aber gleichwol kan man mich gar wohl vor einen Wein-Artzt halten; dann die Wein haben auch ihre Kranckheiten und Mängel die ich alle curirn kan [...].[800]

Rezepte zur Weinverbesserung lassen sich in den meisten Hausväterschriften und Kunst- und Wunderbüchern nachlesen.[801] Auffällig ist dabei allerdings,

793 Schneider, 1981, S. 163.

794 Springinsfeld, S. 168.

795 Vgl. auch Zeller, 2004, S. 97.

796 Coler, 1645, 1. Teil, S. 287.

797 Schnurr, 1631, S. 99.

798 Schnurr, 1631, S. 120. Weinverbesserungsrezepte finden sich beispielsweise auch bei Della Porta, 1680, 1. Teil, S. 631-633.

799 Sebisch, 1592, S. 618.

800 Springinsfeld, S. 198.

801 Vgl. etwa auch Böckler, 1678, S. 837: "Die Kranckheiten des Weins / und Verbässerung desselben."

dass zur Weinverbesserung nirgends aufwendige Composita mit einer langen Liste an Inhaltsstoffen oder als "Elixier" bezeichnete Substanzen empfohlen werden, sondern dass zumeist schlichte Hausmittel mit wenigen - in einem Haushalt meist ohnehin verfügbaren - Zutaten zur Optimierung oder Rettung eines Weins minderer Qualität zu genügen scheinen.[802]

Die Tatsache, dass auf diese Weise der "gemeine Mann" leicht zum Weinarzt werden konnte, lässt es umso sonderbarer erscheinen, wenn Simplicius zur Weinverbesserung eines "Elixiers" bedarf, dessen Rezeptur noch dazu fremdländisch-exotisch ist. Möglicherweise bedient sich Simplicius hier geschickt einer Mystifizierung seiner Weinbehandlung, denn bei der vom Erzähler als "Electuarium" bezeichneten "Materi" und Wein-Panazee, die Simplicius in einer "zinnern[en] Büchse" aufbewahrt, muss es sich nicht um ein "Elixier" (und schon gar nicht um ein fremdländisches) handeln, so bezeichnet Simplicius diese Substanz zunächst nur selbst.[803] Er betont aber andererseits, dass es sich bei seinen Weinverbesserungstechniken um "natürliche Kunststück und Wissenschafften" handle,[804] und rückt damit seine Weinarzt-Tätigkeit in die Nähe der Kunst- und Wunderbücher.[805] Diese gleichzeitigen Mystifizierungs- und Entmystifizierungstendenzen dürfen aber keinesfalls dazu verleiten, Simplicii Weinverwandlungs-Darbietungen nur als einen verstohlenen Einsatz von Hausmitteln und Winzertricks unter dem Deckmantel geheimnisvoller Praktiken abzutun. Die Bedeutung, die ihnen von den staunenden Zuschauern beigemessen wird, und die Tatsache, dass Simplicissimus sich ausdrücklich von Springinsfelds Anschuldigung distanzieren muss, "ein halber Hexenmaister" zu sein, stehen einer solchen Bagatellisierung entgegen.

So erscheint der zuerst unternommene alchemistische Deutungsversuch, der der Weinarzt-Szene mehr Bedeutung beimisst als jene, bloße Anspielung auf die Weinverbesserungspraxis zeitgenössischer Rezeptsammlungen zu sein, dieser Textpassage angemessener. Von einem alchemistischen Geschehen ausgehend ist ohne weiteres auch eine - für den Romanverlauf insgesamt noch interessantere - theologische Deutung der Weinarzt-Szene möglich, wie sie Streller, Heßelmann und Solbach vornehmen. Alle drei gehen dabei von einer allegorischen Bedeutung des Weinverwandlungsmotivs auf der Figurenebene aus:

> Der Beginn des *Springinsfeld* zeigt den Erzähler Trommenheim im Gespräch mit Simplicius, der ihn mit einer Substanz bekannt macht, die verdorbenen Wein wieder schmackhaft macht. In diesem allegorischen Bild der heilenden und vergebenden Wirkung der christlichen Lehre findet sich das Modell der

802 Vgl. etwa Böckler, 1678, S. 844-849.

803 Springinsfeld, S. 168.

804 Springinsfeld, S. 200.

805 Von Hildebrands *Magia naturalis* etwa schreibt Telle, 1972, S. 263, es seien darin auch "effektvolle 'Kunststücke' [...] nichtmed. Inhalts" enthalten.

> Bekehrung Springinsfelds, den Simplicius schließlich - am Ende des Romans - zu sich nimmt und zum rechten Glauben bekehrt.[806]

Diese führt aber - in einem weiteren Deutungsschritt - auch auf die poetologische Ebene:

> Die Verwandlungskraft des Elixiers verweist aber auch auf die poetische Verfahrensweise des Autors selbst, der seinen Erzählungen eine Substanz beifügt, die der profanen Handlung die spirituelle Sinndimension hinzufügt.[807]

Einen Zusammenhang zwischen Poetik und Alchemie könnte man auch aus Gaedes sehr ähnlicher poetologischer Deutung der Weinarzt-Episode entwickeln, in welcher der Weinarzt als Dichter erscheint, der den "zum Naturwein allegorisierten literarischen Stoff" nur als "Material", als Rohstoff verwendet, den "er für seine Zwecke nutzt und mit Sinn versieht."[808] Ebenso geht auch die Alchemie von der Transmutation eines Ausgangsstoffes und in pharmazeutischer Hinsicht von der Notwendigkeit aus, aus dem Ausgangsmaterial einen Arzneiwirkstoff erst durch die "Scheidung des 'Reinen' vom 'Unreinen'"[809] zu gewinnen.

So weit, wie es auf den ersten Blick scheinen mag, ist der Weg von der alchemistischen Wein-Transmutation zur spirituellen Verwandlung des Menschen und zur Poesie also gar nicht.[810] Über den Weg allerdings, den Simplicius vom Theriakkrämer zum Wein-Arzt zurückgelegt hat, bleibt manches ungewiss, so etwa, ob wirklich eine Zwischenstation bei den Armeniern ihn in die Lage versetzt hat, Weine zu verbessern.

Von einer Panazee ist, zumindest wenn sie in ihrer Wirkung nicht auf den Wein, sondern auf die Menschen zielt, nicht immer viel zu halten, selbst dann, wenn sie unter Anwendung alchemischer Methoden hergestellt wird. Dies zeigt sich in einem im Folgenden zu untersuchenden Abschnitt von Grimmelshausens *Verkehrter Welt.* Selten genug wird die Alchemie im Hinblick auf die Heilmittelherstellung erwähnt - in diesem Fall jedenfalls kann ihr dies ganz

---

806 Solbach, 1986, S. 80, vgl. auch Heßelmann, 1986, S. 295; Streller, 1957, S. 59-60.

807 Solbach, 1990, S. 332, vgl. auch Heßelmann, 1986, S. 295-296. Streller, 1957, S. 60, zieht etwas andere poetologische Konsequenzen: Er sieht das Elixier als von Autor und Erzähler zur religiösen Unterweisung genutztes Mittel, das nicht in konzentrierter Form, sondern nur tropfenweise gebraucht werden dürfe.

808 Gaede, 1989, S. 120.

809 Telle, 1984, S. 148. Dort bezieht er sich auf Johannes de Rupescissa (Jean de Roquetaillade, Anfang d. 14. Jahrhunderts bis 1365). Zu Leben und Werk des Letzteren vgl. Herkommer, Hubert: Johannes de Rupescissa (Art.). In: Verfasserlexikon, 1983, Bd. 4, Sp. 724-729.

810 Vgl. dazu etwa Gerschs allegorische Deutung der "Transmutation" des von Simplicius in der *Continuatio* entdeckten Gespensterschatzes (Gersch, 1973, S. 107-108).

eindeutig nur negativ zugerechnet werden. Nicht das alchemische Handeln selbst steht allerdings in dieser Textpassage im Vordergrund, sondern - wieder einmal - eine Quacksalbersatire. Ähnlich wie im fünftem "Gesicht" von Johann Michael Moscheroschs (1601-1669) *Philander von Sittewald* (1642)[811], in dem ein Mediziner beim Jüngsten Gericht zur Rechenschaft gezogen wird,[812] müssen sich bei Grimmelshausen die "Storger / Marckschreyer / Quacksalber / schlangenbanner / Oel / Schmaltz / Salben und Teriack-Krämmer"[813] in der Hölle vor denjenigen rechtfertigen, denen sie geschadet und die sie "aus Lebendigen zu Todten gemacht" haben.[814] In dieser Situation findet sich zunächst die Schilderung der Anklagen und Strafen, die die Laienheiler erdulden müssen:

> [...] bis endlich alle Materialia der gantzen Quacksalberey / als da seynd zuvorderst der falsche Teriack / die Zahn- und Wurm-Pulver / unterschiedliche Liquoren von Olitäten und Wassern / vielerley Wund und sonst Salben [...] mancherhand so genante Balsamb / seltzame Mixturen von Schmaltz der gehenden / kriechenden / fliegenden und schwimmenden Animalien, der Metalien und Kräuter / vornemblich aber auch die Zugaben von Wurtzeln / Steinen / Höltzern und allerhand unkräfftigen närrischen Dingen [...] alle miteinander in einen grossen Kessel geworffen / darinnen zu einer Universal-Artzney oder Panacæa coaguliert, gantz glühend gemacht / die betrogene Urheber und Meister derselbigen hinein geworffen / und [...] von dem obristen Marckmeister an ein ander Ort gelieffert wurden / worinnen ich sie dann ersticken / ersäuffen / sottlen und brottlen lassen muste [...].[815]

Auch wenn hier die Kritik an den fahrenden Laienheilern und Heilmittelhändlern und daneben auch an der ohnehin zeitgenössisch viel gerügten Polypharmazie im Vordergrund steht, so erscheint es doch nicht irrelevant, dass sich Grimmelshausen in diesem höllisch-feurigen Szenario ausgerechnet der Anspielungen auf die Herstellung einer Panazee in einer Alchemistenküche bedient. Die Zubereitung dieses Mittels aus einer aberwitzig langen und chaotischen Liste von Inhaltsstoffen erfolgt auf alchemistischem Wege und seine Produzenten fallen diesem Prozess zum Opfer, ohne dabei im Feuer transmutiert zu werden.

Verschiedene alchemistische (teilweise auch nur von Grimmelshausen als alchemistisch bezeichnete) Prozesse zählt der Barockautor auch im Zuge seiner Beschreibung der Tabakverarbeitung auf:

> Die Alchimisten machten ein Saltz und per descensum ein Oehl daraus; Andere distilirten ein Wasser darvon / die dritte beraiteten es zu unterschiedlichen Sal-

811 Zu Leben und Werk Moscheroschs, vgl. Schäfer, Walter E.: Moscherosch, Johann Michael (Art.). In: Killy, 1990, Bd. 8, S. 232-234.

812 Moscherosch, 1642/1974, S. 235-236, S. 255-257.

813 Verkehrte Welt, S. 458.

814 Verkehrte Welt, S. 459.

815 Verkehrte Welt, S. 459-460.

> ben / die vierte zu einem köstlichen Balsam / die fünffte zu einem Pulver / die sechste dörreten es zu Tabackrollen / denen es am besten bekommen / weil damahls viel Geld daraus erlöst wurde.[816]

Mögen dem Leser die vielfältigen Zubereitungsformen der Tabakpflanze zunächst als ähnlich fragwürdig erscheinen wie die Zutatenliste der höllischen Panazee, so wird er durch einen Blick in zeitgenössische Arzneibücher schnell darüber belehrt, dass Grimmelshausen auch hier wieder einmal im Bereich des pharmazeutisch Denkbaren bleibt: Unter den bei Sebisch im Rezept angeführten Zubereitungsformen des "Kraut[s] Nicotiana"[817], finden sich ein "Distillirt Nicotianwasser", ein Tabaköl ("Oleum Peti"), eine Salbe und ein nikotinhaltiger Balsam.[818]

Das Ziel, das die Alchemisten mit der aufwendigen Weiterverarbeitung der sowohl als Heil- wie auch als Genussmittel eingesetzten Pflanze verfolgen, ist ein weiteres Mal der finanzielle Gewinn. Auch hier wird also - wie an anderen Beispielen schon in Abschnitt II.1 erläutert - ein recht stereotypes Bild der Alchemisten und ihres Vorgehens entworfen. Immer wieder wird in Grimmelshausens Werken, besonders im nicht-medizinischen Kontext, Alchemie in Verbindung mit finanziellen Ausgaben einerseits,[819] mit Betrug und (zumindest erhofftem) materiellem Gewinn andererseits gebracht.[820] Man denke im Zusammenhang mit den beiden letztgenannten Aspekten etwa an die stark ätzende Flüssigkeit, die - "durch einen Alchimisten zu wegen gebracht" - von Springinsfeld und Courasche eingesetzt wird, um ein Metallgitter durchlässig zu machen und damit letztlich einen geschickten Diebstahl zu ermöglichen.[821] Bezüglich der Tabakverarbeitung wird allerdings eine derartig eindeutige ethische Wertung nicht vorgenommen, da der Tabak nach Ansicht Grimmelshau-

---

816 Satyrischer Pilgram, S. 110-111.

817 Sebisch, 1592, S. 323.

818 Sebisch, 1592, S. 331-332. Tabak wurde häufig zur Behandlung von akuten Verletzungen und von "offenen Schäden" eingesetzt, dies erklärt, warum Tabaksalben oder Tabaköl hergestellt wurden, vgl. dazu Sigmund von Birken (1626-1681) in seinem *Discurs Von den Nahmen, Ankunfft, Natur, Krafft und Würkung des Krauts Tabak* (1658/1967), S. 109-111 (zu Leben und Werk Birkens, vgl. Garber, Klaus: Birken, Sigmund von (Art.). In: Killy, 1988, Bd. 1, S. 516-519).

819 Vgl. etwa Rathstübel, S. 740. Dies entspricht der Beurteilung Garzonis in seinem 13. Discurs "Von den Alchimisten", in welchem er angesichts der vielen gescheiterten Versuche der Alchemisten (Garzoni, 1626, S. 108-109) zu dem Ergebnis kommt, dass "entlich der gantze Kram nichts anders / als eine vorbereitung zu einem elendigen Hospital / vnd leußfressigen Armuht sey" (Garzoni, 1626, S. 109).

820 Im *Teutschen Michel* wird den Alchemisten außerdem unterstellt, dass sie in ihren Bemühungen um das "Elixir divinum [...] nur ihr aigne Ehr suchen" (S. 21).

821 Courasche, S. 108-109, vgl. weiterhin Simplicissimus, S. 456.

sens "unter die vornehmste Kräuter der Artzney"[822] zu rechnen ist und der Handel mit demselben in verschiedenen Zubereitungsformen daher nicht grundsätzlich verdammt werden kann.

Wie sieht aber die medizinische Einordnung des Tabaks im hier behandelten vierten Kapitel des zweiten *Pilgram*-Teils aus? Kann sie mit der Tatsache, dass sich Alchemisten um seine Weiterverarbeitung kümmern, zur Deckung gebracht werden? Die Wirkungsweise des Tabaks wird, dies ist bemerkenswert, trotz der chemiatrischen Verarbeitungsweise humoralpathologisch erklärt. Es heißt von dieser Arznei, dass sie "viel Schleim und phlegmatisch Feuchtigkeit hinweg nemme".[823] Längst haben - für Grimmelshausen wie auch für Sebisch[824] oder für Coler[825] - alchemistisch-paracelsistische Verfahrensweisen Eingang auch in eine Medizin gefunden, die noch immer mit humoralpathologischen Wirkungskonzepten arbeitet.

Dass das Verdienst der Tabakverarbeitung und -verbreitung den "Alchimisten", trotz der heilsamen Wirkungen dieser Pflanze, letztlich nicht zu hoch angerechnet werden darf, zeigt sich im "Gegensatz" des vierten Kapitels ebenso wie darin, dass im abschließenden "Nachklang" Grimmelshausen den Tabak gleichzeitig als Heil- wie auch (modern gesprochen) als Suchtmittel einstuft und zu einem vorsichtigen Umgang mit demselben mahnt: Man solle sich nicht "ohne Noth ahn denselbigen gewöhnen; welchen aber die Flüsse zu ihm zwingen / der mag ihn mit Bescheidenheit brauchen".[826]

Ein weiteres, durchaus ambivalent gesehenes, chemiatrisch hergestelltes Medikament kommt an Simplicissimus selbst zur Anwendung und entstammt wohl geradewegs Canards alchemistischem Laboratorium. Es handelt sich dabei um jene "delicaten Würstlein", die, so Simplicissimus, "zimlich stark apotheckerten" und die ihm zum Beispiel vor seinem ersten Einsatz als käuflicher Beischläfer von dem französischen Arzt aufgetischt werden.[827] Dass dieses aphrodisierende Lifestyle-Medikament sich in seiner Wirkung im Laufe der Zeit abschwächt, lässt ein Zusatz in der ersten Gesamtausgabe vermuten, in dem es heißt, dass schließlich "die gewürtzte Würste schier nichts mehr helffen

822 Satyrischer Pilgram, S. 110.

823 Satyrischer Pilgram, S. 110. Diese Bewertung findet sich auch andernorts in der frühneuzeitlichen Medizin, vgl. dazu etwa Schivelbusch, 1980, S. 109, S. 115; Birken, 1658/1967, S. 138-139.

824 Vgl. etwa Sebisch, 1592, S. 329-330.

825 Coler, 1645, 2. Teil, S. 3.

826 Satyrischer Pilgram, S. 116. Vor den Gefahren eines übermäßigen Tabakkonsums, etwa dem Risiko des Cholerikers, durch die austrocknende Wirkung des zu üppig genossenen Tabaks Schaden zu nehmen, warnt auch Birken, 1658/1967, S. 129-131.

827 Simplicissimus, S. 362.

wolten".[828] Als Grund für seine Abreise nennt Simplicius in seinem Abschiedsbrief denn auch die Tatsache, dass er "seine [d. h. Canards, M.D.] Aromatischen Würste nicht mehr verdauen hätte können."[829]

Als eindeutig anorganisches Arzneimittel wird in den simplicianischen Schriften im Zusammenhang mit der ehebrecherischen Frau des zweiten Vogelnestbesitzers der "Pley-Zucker" erwähnt, der nach dem Plan ihres Ehemanns ihren "hitzigen Nieren zur Kühlung taugen" soll.[830] Beim Apotheker hat sie für den von ihr begehrten Mann zum Geschenk verschiedene aufwendige Zuckerbackwaren bestellt. Zur ausgeklügelten Rache ihres unsichtbaren Ehemannes, der ihre Anstrengungen zum Ehebruch insgeheim mitverfolgt, gehört es, in einen Teil dieses Naschwerks vom Apotheker Bleizucker einbacken zu lassen. Wie es kommt, dass sie diese ihr zugedachte Leckerei nicht dem Geliebten weiterverschenken kann, sondern sie zum eigenen Verzehr verwenden muss, darüber weiß ihr Ehemann zu berichten:

> [...] also gieng alles nach meinem Wunsch / wie dann auch mein Weib / die vor sie zum Geschenck mit Pley-Zucker verfertigte Macronen daheim behalten hatte / als welche wir durch hin und wider Zerbröcklung zu solchem Ende schadhafft: und also zu einer ansehenlichen Verehrung unscheinbar gemacht.[831]

Worin liegt nun die Pointe dieses Vorgehens? Beim Bleizucker handelt es sich um ein "süßlich schmeckendes Metallsalz".[832] Dieses "Saccharum saturni" hat in der zeitgenössischen Pharmazie zahlreiche Funktionen, so heißt es etwa in der deutschen Übersetzung der *Pharmacopœa* Schröders:

> [...] innerlich gebrauchet / hemmet das acidum des chyli, Geblüts und der Lymphæ mächtig / löschet die febrische fermenta aus / und tauget zun innerlichen Entzündungen der Lebens=Glieder.[833]

Neben diesen medizinischen Indikationen erwähnt Schröder schließlich auch die lusthemmende Wirkung des Bleizuckers, die ihn für den Ehemann im zweiten *Vogelnest* interessant macht:

> Wann man das Magisterium, oder Sacchar. innerlich gebrauchet / so wehret es durch seine Kälte die Geilheit. [...] Eusserlich vertreibet es gleichfalls die Geilheit / wann man den Nabel oder die Ruthen (Priapum) damit schmieret.[834]

---

828 Vgl. Breuer, Anmerkung S. 916 zu Simplicissimus, S. 370,13.

829 Simplicissimus, S. 371.

830 Vogelnest II, S. 495.

831 Vogelnest II, S. 500.

832 Breuer, Anmerkung S. 971 zu Vogelnest II, S. 495,31.

833 Schröder/Hoffmann, 1685/1963, S. 533.

834 Schröder/Hoffmann, 1685/1963, S. 532. Gleich nachgestellt findet sich allerdings als Anmerkung auch ein Rezept zur Aufhebung dieser Wirkung, das in der lateinischen Version von 1688 (Schröder/Hoffmann, 1688, S. 256) fehlt.

Auch Zwinger empfiehlt den Bleizucker in Pillen- und Pulverform ausdrücklich gegen Geilheit ("Salacitas").[835] Die "Nymphomania" als weibliches Pendant zu der mehr als männliche Krankheit angesehenen Salacitas ist hingegen nach Ansicht Zwingers mit Bleizuckersalbe zu therapieren, die in der Nieren- und Lendengegend angewendet werden soll.[836] Bleizucker, daneben aber auch Bleisalz, sind offensichtlich beliebte Mittel gegen Unkeuschheit, so beispielweise auch in Della Portas *Magia Naturalis*[837] und natürlich auch in Crolls *Basilica Chymica*.[838]

Dabei ist allerdings nicht eindeutig zu klären, ob der im zweiten *Vogelnest* erwähnte Bleizucker überhaupt unter die im strengeren Sinne paracelsischen Mittel zu zählen ist. Zwar sind nach den Untersuchungen Schneiders Vorstufen des "Saccharum saturni" bei Paracelsus im Gebrauch,[839] Klaus Bosch betont jedoch, dass der Bleizucker bereits vor Paracelsus eingesetzt wurde, vermutlich schon bei Dioskurides.[840] Ob Grimmelshausen selbst das anorganische Heilmittel Paracelsus oder zumindest einem paracelsistischen Kontext zugeschrieben hat, lässt sich schwer beurteilen.

Der Leser erfährt nicht, ob der Bleizucker die Lust der Ehebrecherin tatsächlich hemmt, da nichts darüber berichtet wird, ob und wann sie die Makronen verzehrt. Sollte sie diese allerdings gleich nach ihrem Erhalt (und nach ihrer Aussonderung wegen ihrer offensichtlichen Beschädigung) genießen, dann muss der Bleizucker nach Ansicht Grimmelshausens ein eher wirkungsloses Mittel sein, empfängt sie doch den als ihren Geliebten verkleideten Ehemann mit größerer Begierde, als er es ohne Verkleidung jemals erlebt hat:

> kurtz / wir machten sonst wenig Complimenten miteinander / sondern sie führet mich in eine Kammer [...]; daselbst halff sie mich außziehen / und bediente mich besser / als ich mein Lebtag von ihr hoffen / oder ihr immermehr zumuthen dörffen![841]

So erscheint möglicherweise auch dieses Beispiel nicht dazu geeignet, die in den Schriften Grimmelshausens mehrfach geäußerte Skepsis gegenüber der Iatrochemie zu relativieren. Zwar lässt sich das recht stereotype Bild, das Grimmelshausen vom Alchemisten zeichnet, auf die spärlichen Beispiele paracelsistischer oder chemiatrisch hergestellter Arzneien nicht vollständig

835 Zwinger, 1703, S. 595.

836 Zwinger, 1703, S. 231.

837 Della Porta, 1680, 2. Teil, S. 54.

838 Croll, o. J., S. 275: "Saturnus est Naturæ Frigidæ, ideò omnibus Inflammationibus contrariatur. [...] Sua frigiditate hoc Sal Saturni intra corpus sumptum libidinem Veneream reprimit: Qui in cœlibatu vivere constituerunt, & illo uti volent, consultius facient, si regionem saltem externam admixto aliquo oleo inungant."

839 Schneider, 1981, S. 163.

840 Bosch, 1980, S. 95.

841 Vogelnest II, S. 505.

übertragen - zumindest die Weinarzt-Episode in ihrer möglichen Vieldeutigkeit kann zur Frage einer Bewertung der Alchemie und Chemiatrie durch Grimmelshausen im Grunde nicht (und vor allem nicht als Beleg ihrer Abwertung) herangezogen werden: Gerade die Tatsache, dass sich insgesamt nur wenige Hinweise auf die alchemia medica finden und diese zumeist nur oberflächlich bleiben, deutet indessen darauf hin, dass dem barocken Autor dieses medizinische Konzept vermutlich insgesamt fremder gewesen ist als der Galenismus. Als in sich kohärentes Heilkonzept jedenfalls werden weder der Paracelsismus noch - allgemeiner - die alchemia medica in den Texten Grimmelshausens greifbar.

2. Waffensalbe und böse Blicke - Grimmelshausen und die Iatromagie

Karl Eduard Rothschuh definiert in seiner Darstellung der *Konzepte der Medizin* Iatromagie als den "Glaube[n] an stoff- und energielose, durch Sympathie und Analogie wirkende, zeit- und raumlose Zusammenhänge zwischen den auffälligen Krankheitsgeschehen und den empfohlenen Heilverfahren".[842] Im Einzelnen unterscheidet er Heilmethoden, die sich des Simileprinzips bedienen (d. h. etwa die Behandlung nach dem Prinzip der Morpho- und Chromoanalogie, der Dynamoanalogie sowie der transplantatio und deletio morbi), von anderen Verfahren, die etwa eine Heilung durch "Vitalkräfte des frisch Getöteten" oder durch bestimmte "Zeichen, Worte, Zahlen usw." anstreben.[843]

Wie im Folgenden zumindest an einzelnen Textstellen gezeigt werden soll, finden sich auch für diesen Bereich der Medizin Beispiele in den Texten Grimmelshausens, von denen sich der barocke Autor allerdings fast ausnahmslos, wenn auch auf unterschiedlichen Wegen, distanziert. Da iatromagische Verfahren auch im Paracelsismus ihre Anwendung finden,[844] muss die nachfolgende Erörterung zumindest zum Teil auch als eine Fortsetzung der Untersuchung des Verhältnisses zwischen Grimmelshausen und dem Paracelsismus gesehen werden, nun aber nicht mehr unter iatrochemischem, sondern unter iatromagischem Gesichtspunkt. Außerdem soll der Begriff "Iatromagie" hier in einem weiteren Sinne als in der Definition Rothschuhs verstanden und auch dann angewendet werden, wenn magische Verfahren nicht zur Heilung, sondern zur Krankheits- und Verwundungsprophylaxe oder, noch allgemeiner, zur Stärkung und Veränderung des menschlichen Körpers eingesetzt werden.

In seiner abschließenden Anmerkung am Ende des *Galgen-Männlins* erwähnt der fiktive Herausgeber und Kommentator Israël Fromschmidt von Hugenfelß zahlreiche historische und biblische Beispiele für Talismane[845] und andere magische Objekte.[846]

Die Wirkungen solcher Gegenstände wie auch andere wundersamer Phänomene versuchte die magia naturalis der frühen Neuzeit einer "rationalen Begründung und intellektuellen Durchdringung" zu unterwerfen,[847] und dadurch selbst als "'scientia', 'philosophia', 'doctrina' und 'sapientia'" einen ernstzunehmenden Beitrag zur Welterklärung zu leisten.[848] Nicht nur den theoreti-

842 Rothschuh, 1978, S. 107.

843 Rothschuh, 1978, S. 113.

844 Rothschuh, 1978, S. 139-151, S. 152.

845 Diese sollen seiner Auffassung nach (in gewisser Weise nach dem Wirkprinzip "Similia similibus") Fliegen, Blutegel, Störche oder Skorpione vertreiben, indem sie sie abbilden.

846 Galgen-Männlin, S. 772-773.

847 Rothschuh, 1978, S. 111.

848 Scholz-Williams, 2004, S. 135.

schen Horizont aber sollte diese Wissenschaft erweitern, sondern auch den Handlungsrahmen der Menschen, indem sie ihnen "die Freiheit gab, alles Geschaffene [...] neu zu überdenken und für sich zu nutzen."[849] Die praktische Seite der magia naturalis[850] erschien im Verständnis der Naturphilosophie als eine "Kunstfertigkeit, deren Wirkung man dem richtigen Einsetzen der Naturkräfte und nicht irgendwelchen übernatürlichen oder gar dämonischen Kräften zu verdanken hatte."[851]

Mit den rationalen Erklärungskonzepten und der praktischen Anwendung einer innerhalb der Naturphilosophie beheimateten "dämonenfreien" Magie[852] setzt sich Hugenfelß besonders am Beispiel der "statua Memnonis in Egypten" auseinander, die "sich bewegt und geredet / oder wie Tacitus schreibet / eine Musicalische Harmoniam von sich geben / wann die Sonn darauff geschienen". Die von naturphilosophischen Denkern angeführte sympathetische Ursache dieser Phänomene - eine "influentz der himmlischen Cörper"[853] auf die "aus darzu gehöriger Materi verfertigt[e]" Statue[854] - verwirft der Kommentator des *Galgen-Männlins* dabei allerdings eindeutig:

> Nein; ich auffs wenigst glaubs nicht / sondern halte darvor / daß der Teuffel da sein Spiel gehabt die Menschen zu betriegen [...].[855]

Was der magia naturalis anzugehören scheint, muss nach Ansicht des Kommentators also doch der magia daemoniaca zugeordnet werden.[856]

Bis hierher kann die hier untersuchte Textpassage zwar noch nicht unmittelbar für die Klärung von Grimmelshausens Verhältnis zur Iatromagie herangezogen werden, sondern dient allenfalls zu einer (vorläufigen und möglicherweise figurenperspektivisch gebrochenen) Beurteilung seines Verhältnisses zur Magie im Allgemeinen. Bereits in einem nächsten Schritt der Erörterungen aber geht Hugenfelß unter anderem auch auf ein iatromagisches Standardbeispiel ein. Eine besonders "teuffelische Sünd" unter den Talismanen stellt das alttestamentliche goldene Kalb dar, jedoch finden sich für derartig verdammungswürdige magische Objekte auch zahlreiche weitere Beispiele, die in der Nennung eines iatromagischen Produktes gipfeln:

---

849 Müller-Jahnke, 1985, S. 134.

850 Zu den verschiedenen praktischen Anwendungsformen der Naturmagie vgl. auch Daxelmüller, 1993, S. 219-222.

851 Scholz-Williams, 2004, S. 137.

852 Müller-Jahnke, 1985, S. 106.

853 Vgl. dazu etwa den Abschnitt "Magie ohne Dämonen" in Müller-Jahnke, 1985, S. 106-121.

854 Galgen-Männlin, S. 772.

855 Galgen-Männlin, S. 772.

856 Vgl. zu dieser Unterscheidung etwa Daxelmüller, 1985, S. 840.

> Hieher könte auch gerechnet werden / was man von den Amuletis, Periaptis und dergleichen Dingen sagt / so wol als die fascinas oder præficines deren sich die alte Römer albereits gebraucht; und wer weiß / wo nicht auch die Waffensalb![857]

Die oft im paracelsistischen Kontext beschriebene und wohl auch verwendete Waffensalbe, welcher der Kommentator und Herausgeber des *Galgen-Männlins* hier ablehnend gegenüber steht, soll nach frühneuzeitlichem Verständnis einerseits "unverwundbar machen", andererseits wirkt sie angeblich wundheilend, "wenn man die Waffe, die die Verwundung verursacht hat, damit bestreicht."[858] Bei offenen, durch Waffengebrauch entstandenen Wunden, sollen mit der Waffensalbe arbeitende Wundärzte oder andere Heiler entweder das noch blutbespritzte Tatwerkzeug selbst oder aber nachträglich mit Blut aus der Wunde benetzte Metallsplitter oder Holzstücke an jedem dritten Tag mit der Salbe auf bestimmte Weise einreiben, bis die Verletzung des Patienten ausgeheilt ist. Eine direkte Anwendung der Salbe am Patienten selbst findet dabei nicht statt. Nach der Heilung kann die Waffensalbe von der Waffe abgestrichen und erneut für andere Verletzungsfälle verwendet werden.[859]

Beispiele für die Herstellung und Anwendung einer Waffensalbe mag Grimmelshausen etwa in der *Magia naturalis* Hildebrands gelesen haben.[860] Doch wurden Waffensalbenrezepte in der frühneuzeitlichen Medizinliteratur vielfach abgedruckt. So führt beispielsweise Della Porta in seinem Kunst- und Wunderbuch ein Waffensalbenrezept an, das er als paracelsisch bezeichnet,[861] und mag sich damit etwa auf Crolls Rezept für ein "unguentum sympatheticum" beziehen, in dem unter anderem ein so problematischer Inhaltsstoff wie das Schädelmoos eines gewaltsam Getöteten genannt wird.[862] Auch in Gäbelkovers *Arzneibuch*, das zu den "einflußreichsten dt. Handbüchern der frühen Neuzeit" gehörte und übrigens von Hildebrand weiter popularisiert wurde,[863] finden sich Waffensalbenrezepte.[864]

In seiner vor allem religiös motivierten Skepsis gegenüber der Waffensalbe steht Hugenfelß, der ihre Anwendung letztlich in eine Reihe mit dem Götzendienst stellt, nicht alleine da. "Zur Mitte des 17. Jahrhunderts war die Waffensalbe sowohl von orthodoxen protestantischen als auch von katholischen Gelehrten in den Bereich der ‚magia illicita' verbannt worden".[865] Aber auch die

---

857 Galgen-Männlin, S. 773.

858 Breuer, Anmerkung S. 1138 zu Galgen-Männlin, S. 773,24.

859 Müller-Jahnke, 1993, S. 53.

860 Vgl. Hildebrand, 1617, 1. Buch, Bl. 20v-Bl. 21v.

861 Vgl. Della Porta, 1680, 2. Teil, S. 73.

862 Croll, o. J., S. 278.

863 Telle, 1972, S. 255.

864 Gäbelkover, 1680, S. 489-490.

865 Müller-Jahnke, 1993, S. 54.

Tatsache, dass er die Salbe nicht völlig zweifelsfrei verdammen kann ("wer weiß"), hat ihre zeitgenössischen Parallelen zumindest in einer fiktiven Diskussion: Im ersten Teil von Franciscis *Lustige[r] Schau=Bühne* formuliert einer der Gesprächsteilnehmer als sein persönliches Fazit eines lebhaften Meinungsaustausches,[866] dass man die Salbe, auch wenn sie nicht "gäntzlich alles Verdachts zu erlassen" sei, nicht einfach "vor eine Teuffels=Cur [...] schelten" könne.[867]

Das erwähnte Waffensalbenrezept Crolls macht deutlich, dass eine enge Verbindung zwischen diesem iatromagisch eingesetzten Heilmittel und dem in der vorliegenden Arbeit bisher noch ausgesparten Bereich menschlicher Arzneigrundstoffe besteht, deren Wirksamkeit wohl ohnehin vor allem dem iatromagischen Bereich (Similia similibus, Vitalkräfte) zuzuordnen ist. Auch dafür findet sich eine, zwar ebenfalls nur am Rande erwähnte, aber trotzdem eindrückliche Anspielung in Grimmelshausens Werken:

Von Simplicissimus heißt es, dass er auf seiner Orientreise "einsmals mit etlichen zu den Egyptischen Gräbern gieng / Mumia zuhollen". Simplicissimus fungiert hierbei allerdings wahrscheinlich eher als eine Art Fremdenführer und nicht selbst als Grabräuber, denn er darf, da er mit dem Weg zu den Pyramiden und anderen Orten, "da man die Mumia gräbt", vertraut ist, "fremdbe unkennlich alleinig dahin führn".[868] Wofür "Mumia" hier verwendet wird und wie der Erzähler selbst von seinem jetzigen Standpunkt aus seine Mithilfe bei der Gewinnung von Arzneien aus menschlichen Grundstoffen - letztlich durch Grab- und Leichenschändung - beurteilt, darüber schweigt sich der alte Simplicius auf der Kreuzesinsel aus. Denkbar wäre beispielsweise, dass hier die Verwendung des mumifizierten Leichnams zur Herstellung der oben erwähnten Waffensalbe geplant ist, auch wenn in der Forschung umstritten ist, ob der dafür erforderliche Grundstoff "Mumia" in einem pseudoparacelsischen Rezept wirklich die "ägyptische Mumie" und nicht vielmehr die völlig anders definierte "paracelsische Mumie" bezeichnet.[869] Hildebrand jedenfalls, in dessen bereits erwähnten Waffensalbenrezepten Mumia neben Menschenblut und Moos von einem Totenschädel auf der Zutatenliste zu finden ist,[870] wird

866 Vgl. (im Rahmen einer ausführlichen Unterhaltung über Sym- und Antipathie) Francisci, 1674, S. 633-670.

867 Francisci, 1674, S. 668.

868 Continuatio, S. 651.

869 Zu diesem Problem vgl. Müller-Jahnke, 1993, S. 44-46. Becher nennt in seinem *Parnassus medicinalis* gar fünf Arten von Mumia, die keineswegs alle menschlichen Ursprungs sind, vgl. Becher, 1663, 1. Teil, S. 8-9. Eine ausführliche und systematische Übersicht zu den zahlreichen verschiedenen Arten von "Mumia", die in der Medizin im Gebrauch waren, liefert außerdem Brandenburg, 1984, S. 486-492.

870 Hildebrand, 1617, 2. Buch, Bl. 20^v-21^r.

wohl für seine Salben echte, menschliche Mumie und nicht etwa eine der anderen Mumienarten wie die "Mumia natiua", "eine natürliche vermischung [...] des Erdbechs vnd Ju[o]denleims",[871] empfohlen haben. Doch wird Mumia nicht allein für Waffensalben eingesetzt, sondern sie besitzt (etwa nach Ansicht von Grimmelshausens Zeitgenossen Becher) ein reiches Anwendungsspektrum als Heilmittel:

> Mumia zertheilet das geronnen Geblüt / [...] purgiret das Haupt / ist gut vor das Miltzstechen / Husten und Auffblähungen deß Leibs / in verhaltener Weiber=Zeit / wie auch in andern Anstössen der Mutter=Schwachheiten.[872]

Eine andere Möglichkeit ist, dass Simplicius die Werke der Grabräuber nicht allein als Führer unterstützt, sondern sich an der Leichenschändung aktiv beteiligt und dass auch die von ihm zu den Gräbern gebrachte Gruppe die Mumia gar nicht selbst für die Herstellung einer Arznei verwenden will. Es könnte vielmehr ein gewinnbringender Weiterverkauf dieses begehrten Arzneigrundstoffs intendiert sein. Ein Vergleich mit einer zeitgenössischen Quelle ließe auch dies plausibel erscheinen:

Heinrich Mylphort[873] schreibt im Kapitel 86 ("Von der Mumia oder condirt Menschenfleisch") seines *Medicinische[n] Spatzirgänglein[s]* (1627), dass Mumien als balsamierte Leichname früherer Herrscher[874]

> nicht schalckhafftiger Weise entführet / vnd anderswo verkaufft worden / welches Zweiffels ohn als ein Kirchen=Raub / were höchlicher straffwirdig gewesen / sondern in Kriegen vnd frembder Nation Einfall / da die Solldateschko nichts schonet / [...] seynd solche Leichen [...] vmb ein stadlichs Geld verkaufft [worden, M. D.] [...].[875]

Dann hätten "Käuffer / als materialisten, solche Wahr vber Wasser vnd Land weiter geführet / vnd mit höherer Wirderung jhren Genieß daraus gesucht."[876] An der Gewinnung echter Mumie waren also gleich mehrere Menschengruppen (Soldaten, Zwischenhändler) nacheinander beteiligt. Als ein begehrter, ortskundiger Führer kann sich Simplicius möglicherweise geschickt in eine lange Reihe vom Mumienhandel Profitierender einreihen.

---

871 Bapst, 1590, Bl. [F iv^{v}], nach Mylphorts Definition versteht man darunter "ein gestandenes vnd zu hartz gekochtes / auch mit Pech vermengetes Steinfelsenöhl / petroleum genant" (Mylphort, 1627, S. 163).

872 Becher, 1663, 1. Teil, S. 8.

873 Zu Leben und Werk vgl. den sehr dürftigen Eintrag bei Jöcher: Mylphort (Henricus) (Art.). In: Jöcher, 1751/1961, Bd. 3, Sp. 794.

874 Mylphort, 1627, S. 161-162.

875 Mylphort, 1627, S. 162.

876 Mylphort, 1627, S. 162-163, heute allerdings, so ergänzt Mylphort, werde diese Form der Mumia nicht mehr in Apotheken verkauft, sondern nur noch eine andere nicht-menschlicher Herkunft (Ebd. S. 163).

Die These Rieps, dass Grimmelshausen aus "seiner entschieden christlichen Lebensanschauung" heraus auf Distanz zum "menschlichen Körper als medizinische[m] Rohstoff" gehe,[877] lässt sich an der kurzen Erwähnung der "Mumia" nicht belegen. Simplicissimus hat offenbar keinerlei Bedenken, sich an dieser abenteuerlichen Aktion, die in seiner Gefangennahme durch Räuber endet, zu beteiligen. Allenfalls dieses tragische Ende der Expedition könnte unter Umständen als in der Handlungsführung versteckter Hinweis auf die Fragwürdigkeit der Leichenschändung gedeutet werden, doch bleibt auch dies eine äußerst vage Hypothese.

Zu den prophylaktischen, körpermanipulierenden Verfahren, die im weitesten Sinne als ein iatromedizinisches Vorgehen zu verstehen sind und bei denen ebenfalls, wie bei der Waffensalbe, menschliche Substanzen als Mittel herangezogen werden können, zählt das "Festmachen". Mit diesem Begriff bezeichnet man allgemein verschiedenartige "Kunstgriffe, durch die man sich gegen Eisenwaffen (Schwerter, Säbel), vor allem aber gegen feindl. Kugeln sichern zu können glaubte". Dazu wurden verschiedene Utensilien verwendet, so Zauberzettel (die beispielsweise - wie eine Medizin - eingenommen wurden), Kugeln mit besonderer Vorgeschichte, bestimmte an der Kleidung bzw. am Leib befestigte Gegenstände (Fledermaus, Riemen, Schädelmoos), pflanzliche Amulette und anderes mehr.[878]

Im zweiten *Vogelnest* erwähnt der französische Ordensgeistliche, bei dem der Vogelnestbesitzer seine Wunden auskuriert und sich zugleich bekehrt, neben dem Einsatz der bekannten "Passauer Zettel" und pflanzlicher Mittel ("Gembsen-Wurtzeln") auch die Verwendung von "Häublein", d. h. von Gebärmutterresten, die bei der Geburt "mit auff die Welt" gebracht werden.[879] Diese wirken durch die bereits erwähnten "Vitalkräfte", die in unmittelbar aus Mensch und Tier gewonnenen Körperbestandteilen nach magischer Vorstellung noch enthalten sein sollen.[880] Gebärmutterreste werden beispielsweise auch im *Parnassus medicinalis* einerseits als Talismane, andererseits aber auch als Medikamente (gegen Koliken) genannt und gehören damit zu den von Becher aufgezählten Bestandteilen des Menschen, die medizinische Verwendung finden.[881] Thomas Browne (1605-1682)[882] weist in seiner *Pseudodoxia epidemica* (1646) auf den zeitgenössischen Verbreitungsweg der "Geburts=Helmlein" hin: Verkauft würden sie durch die Hebammen. Er selbst fällt über die Anwendung derselben ein ernüchterndes Urteil - "zu zauberischen

877 Riep, 1966, S. 148.

878 Vgl. Biedermann, Hans: Festmachen (Art.). In: Biedermann,1968, S. 120-121.

879 Vogelnest II, S. 639, vgl. auch Breuer, Anmerkung S. 1017 zu Vogelnest II, S. 639,27.

880 Vgl. dazu etwa Rothschuh, 1978, S. 128-129.

881 Becher, 1663, 1. Teil, S. 15.

882 Zu Leben und Werk vgl. Browne (Art.). In: Hirsch, 1929, Bd. 1, S. 722-723.

schen abergläubischen Händeln" seien sie nicht zu gebrauchen: "Und ist [...] die Bedeutung nichts / als natürlich / so niemanden / als das Kind angehet".[883] Auch Becher distanziert sich, allerdings bloß auf indirekt-sprachlichem Wege, vom Glauben an die Wirkung dieser Gebärmutterreste - "man hält es vor gut / wann einer seinen Helm [d. h. den mitgeborenen Gebärmutterrest, M. D.] bey sich trägt"[884] -, eine ausdrückliche Warnung davor, sie einzusetzen, erfolgt jedoch bei ihm ebenso wenig wie bei Browne. Der Erzähler im zweiten *Vogelnest* hingegen beurteilt das "Häublein" vor allem deshalb als hochproblematisch, weil er eine teuflische Mitwirkung bei desssen Gewinnung und Präparierung vermutet:

> [...] dann sie [d. h. naive Menschen, die Methoden zum "Festmachen" verwenden, M. D.] wissen leyder gar nicht / [...] mit was vor Pacten und Bedingungen bey den Geburten der Kinder ihre Häublein / so sie mit auff die Welt bringen / von irgends etlichen alten Weibern zu der Festigkeit employret werden [...].[885]

Bei der Verwendung derartiger Mittel sollte man sich außerdem darüber im Klaren sein, dass sie sich durch Gegenzauber "aufthun" lassen, wie der zweite Vogelnestbesitzer leidvoll erfahren muss, indem ihn trotz seiner iatromagischen Verwundungsvorsorge eine Kugel verletzt.[886] Auch hier kann der Teufel seine Hand im Spiel haben, wie der französische Pater warnend betont.[887]

In Anbetracht der Nähe des Festmachens zur dämonisch-satanischen Welt erscheinen dem Pater auch die "etlichen alten Weiber", die die festmachenden Mittel zubereiten,[888] als Teufelsbündnerinnen und damit als Hexen. Aus dieser Stelle ergibt sich, dass Frank Jungs Behauptung, das von Courasche erlernte "Handwerk" des Festmachens stehe "ganz offensichtlich in der Nähe magischer Praktiken",[889] zumindest aus der Sicht des Paters im zweiten *Vogelnest* noch zu vorsichtig formuliert ist. Dies könnte, wenn man beide simplicianischen Schriften aufeinander bezieht, auch Konsequenzen für die Beurteilung Courasches haben, was aber hier nicht weiter erörtert werden soll.[890]

Ob es tatsächlich, wie Simplicius in seiner "Specification"[891] im 13. Kapitel der *Continuatio* behauptet, eine Methode des Festmachens geben kann, bei

883 Browne, 1680, S. 844-845.

884 Becher, 1663, 1. Teil, S. 15.

885 Vogelnest II, S. 639.

886 Vogelnest II, S. 622.

887 Vogelnest II, S. 638-639.

888 Vogelnest II, S. 639.

889 Jung, 1994, S. 297.

890 Vgl. zur Frage des Festmachens Courasches neben Jung etwa Solbach, 1986, S. 3; Battafarano, 1997, S. 57-60.

891 Continuatio, S. 622-624.

der diese Wirkung "natürlicher Weise"[892] erzielt wird und bei der "keine Zauberey"[893] im Spiel ist, bleibt mehr als fraglich, denn sollte Simplicissimus ein Rezept dafür kennen, so behält er es zumindest für sich und empfiehlt dagegen in einem verschlüsselten Brief pragmatisch: "steh an ein Ort da niemand hinscheist / so bistu sicher."[894] An dieser Stelle erfolgt keine eindringliche mündliche Warnung, sondern die intellektuelle "Heilung" vom Aberglauben geschieht in Form eines geheimnisvoll verklausulierten "moralischen Denkzettel[s]",[895] der vorgibt, selbst Talisman zu sein. Das Vertrauen in die "Macht" des (Zauber)Wortes, von dem noch ausführlich zu handeln sein wird, wird durch das nicht von jedem sofort lesbare Wort entlarvt - hier liegt also eine Art ironisches "Similia similibus" vor.

Die "alten Weiber" und ihre männlichen Pendants werden nicht nur dadurch auf dem Felde der Iatromagie tätig, dass sie - zum Teil aus menschlichen Körperresten stammende - Gegenstände zum Festmachen zur Verfügung stellen. Nicht nur die Prophylaxe von Verwundungen verstehen sie als ihr Gewerbe, sondern auch die Therapie von menschlichen und tierischen Krankheiten. Das zweite *Vogelnest* wird gewissermaßen mit diesem Problem eröffnet, wenn gleich zu Beginn des ersten Kapitels der - in den Augen der "Seelen-Hirten von allerhand Religionen" unchristliche - Brauch vieler "gemeine[r] Leut / so entweder krancke Kinder: krancke Dienstbotten oder kranck Vieh gehabt / oder denen etwas gestolen worden", gerügt wird, sich mit diesen Sorgen den "alten Weibern / Weissen so genannten Männern: oder besser zu sagen / schwartzkünstlerischen Lumpen / Siebträhern / Segen sprechern / und so beschaffenem Gesindel" anzuvertrauen. Anders als bei den meisten anderen Therapien ist hier die Beurteilung alles andere als ambivalent, da im Grunde immer der Verdacht besteht, dass diese Menschen "wo nicht gar [mit, M. D.] Teuffelischen / doch wenigst [mit, M. D.] verbottenen Künsten" umgehen.[896] Aber nicht nur zur - moralisch fragwürdigen - Prophylaxe von Verletzungen oder zur Heilung von allerlei Krankheiten besitzen Teufelsbündner (zumindest vorgeblich) in Grimmelshausens Romanen die Macht, sondern auch zum umgekehrten Eingreifen in die menschliche Gesundheit, zum Schadenszauber. Sie sind in der Lage, sich an "denen / von welchen sie sich beleidigt zu seyn" glauben, "mit Anhenckung schwerer Kranckheiten / tödtung und Bezauberung beydes der Kinder / deß Gesinds / deß Viehes und ihrer selbst" zu rächen.[897]

---

892 Continuatio, S. 624.

893 Continuatio, S. 625.

894 Continuatio, S. 628.

895 Bauer, 1994, S. 108.

896 Vogelnest II, S. 464. Zum - auch bei Grimmelshausen mehrfach zu findenden - barocken Topos eines Zusammenhangs von mangelnder Bildung und Anfälligkeit für die magia illicita vgl. auch Daxelmüller, 1985, S. 841-842.

897 Vogelnest II, S. 612.

Auf welchen Wegen und durch welche Mechanismen eine solche Schädigung des Opfers nach Vorstellung der frühneuzeitlichen Naturmagie funktionieren kann, ist etwa in der *Magia naturalis* Della Portas ausführlich nachzulesen.[898]

Ein letzter, gewissermaßen schon parodistischer Auswuchs dieses Vorgehens ist die poetische Verfluchung eines Wirts durch den in der *Verkehrten Welt* zitierten "Ludovicus Bigus" (1454-1520)[899], der seinem Opfer äußerst unangenehme und schwere Krankheiten wie Grind, Krätze, Lähmungen etc. an den Hals wünscht (diese Textstelle ist allerdings aus Garzonis *Piazza* übernommen).[900] Auch die Tatsache, dass eine Krankheit, nämlich das Fieber, in einer im frühneuzeitlichen Sprachgebrauch durchaus üblichen Schwurformel vorkommt, die im *Stoltzen Melcher* verwendet wird, mag daran erinnern, dass Krankheiten durch die Kraft des Wortes herbeigerufen werden können: Die Mutter lässt Melcher ausrichten, "der Ritt solt sie schütten [sic!] / wann sie ihr Melcher den losen Vogel ihr Lebtag mehr vnder ihre Augen kommen lassen wolte".[901]

Die beiden letztgenannten Textstellen, die nicht aus dem zweiten *Vogelnest* stammen, sind - ebenso wie Simplicii Empfehlung zum "Festmachen" - nicht Bestandteil einer eindringlich-ernsten Warnung vor der Iatromagie im "Theologische[n] Stylus"[902], sondern sie stehen eher im Dienste einer Komik, die an den meisten Stellen von Grimmelshausens Auseinandersetzung mit der Iatromagie fehlt. Gerade im letztgenannten Fall hat der Gebrauch der sprichwörtlich gewordenen Schwurformel keinerlei Konsequenzen, sondern ist nur Ausdruck eines impulsiven, derb artikulierten und - wie vorhersehbar - im Sande verlaufenden Wutanfalls: Melcher wird letztendlich trotz der anfänglichen Empörung der Eltern und trotz des redensartlichen Schwurs wieder in seine Familie aufgenommen.

Im Folgenden soll ein Textabschnitt behandelt werden, in dem die Wirksamkeit eines magischen, den menschlichen Körper manipulierenden Verfahrens ebenfalls nicht durch den erhobenen Zeigefinger eines Geistlichen, sondern durch die feine Ironie eines sprachspielerischen Zusatzes hinterfragt wird. Es handelt sich dabei um ein Rezept aus dem *Ewig-währenden Calender*, das ganz offensichtlich auf dem Prinzip der Chromoanalogie und der Vorstellung im Blut noch wirksamer "Vitalkräfte" beruht, wobei aber die zunächst scheinbar postulierte Gültigkeit dieser Heilprinzipien durch den Kommentar des Kalenderschreibers Simplicissimus sofort wieder relativiert wird:

---

898 Della Porta, 1680, 2. Teil, S. 76-80.

899 Eigentl. Ludovico Bigi oder Ludovico Pittorio, zu Leben und Werk vgl. Bigus, Lud. (Art.). In: Jöcher, 1750/1960, Bd. 1, Sp. 1086.

900 Verkehrte Welt, S. 506.

901 Stoltzer Melcher, S. 685.

902 Continuatio, S. 564.

> Bey Nacht zu sehen wie am Tag.
> Nimb Fett von einer schneeweissen Katzen / und die Gall von einer schneeweissen Hennen / schmiere die Augenlieder damit; Etliche schreiben man soll die Augen selbst mit Fledermäuß Blut schmieren / aber ich rathe dir mein Sohn / du solst es nicht probiren: Jch glaub wol daß einer davon bey Tag so viel sehe als bey Nacht [...].[903]

Die Warnung vor einer Anwendung dieser magisch-manipulativen Praktiken erfolgt bemerkenswerter Weise nicht über eine ethische oder religiöse Bewertung des Magie-Einsatzes, sondern sie ist Zeugnis simplicianischer Schlagfertigkeit und satirischer Kritik. Wer derartige magische Rezepte (zumindest jenes, in dem das Fledermausblut enthalten ist) anwendet, der disqualifiziert sich zwar nicht primär moralisch, doch ist seine Vernunft anzuzweifeln, wenn er auf diesem Wege sein Augenlicht gefährdet. Letzten Endes liegt nach Ansicht des Kalenderschreibers sicherlich auch dem Versuch einer hybriden Verbesserung des Mängelwesens Mensch eine moralisch falsche Einstellung zugrunde. Wer diese Mittel einsetzt, akzeptiert die Grenzen seiner Fähigkeiten nicht[904] und gefährdet dadurch das ihm gottgegebene Maß sinnlichen Wahrnehmungsvermögens.[905] Der theologische Aspekt magischer Körperoptimierung wird in diesem Fall aber nicht in den Vordergrund gestellt. Der Leser selbst soll, um mit Breuer und Simplicius[906] zu reden, "die Geister unterscheiden lernen".[907] Er soll sich, gerade auf den letzten Seiten des Kalenders, aus denen der hier diskutierte Abschnitt stammt, in einer selbstständigen "Einübung ins kritische Urteilen" bewähren und unter den Gesundheitsanweisungen jene ausfindig machen, die "durch Ironisierung aus dem Rahmen" fallen.[908]

Die bisher im Werk Grimmelshausens nachgewiesenen Methoden zur Distanzierung von (iatro)magischen Verfahren sind also theologisch motivierte Warnung einerseits und ironische Kommentierung andererseits. Einen dritten

903 Calender, 2. Materie, S. 223.

904 Wie bereits oben erwähnt, hat selbst die "dämonenfreie" magia naturalis neben dem durch sie erhofften Erkenntnisgewinn immer auch praktische Implikationen und strebt danach, Mensch und Welt zu optimieren.

905 An anderer Stelle der Werke Grimmelshausens (Simplicissimus, S. 244-245) bringt das von Simplicissimus erfundene "Horchgerät", das seine akustischen Fähigkeiten erweitert, den Protagonisten in Verdacht, mit dem Teufel im Bund zu stehen, vgl. dazu auch Berns, 2004, S. 245-266, bes. S. 246-250.

906 Vgl. etwa Calender, 6. Materie, S. 147, dazu auch Breuer, 1994, S. 77.

907 Breuer, 1994, S. 76.

908 Breuer, 1994, S. 69. Ähnlich wie Breuer argumentiert auch Tschopp, 2002, S. 62-363, die auch direkt Bezug auf das ironisierte Nachtsichtrezept nimmt (S. 360-361). Zur Funktion der ersten drei Kalendermaterien, denen das hier behandelte Beispiel angehört, als einer "ironisch-fragmentarische[n] Welttotalität" vgl. bes. Wimmer, 1993, S. 243-248.

Weg des Umgangs mit - vermeintlich - magischen Sachverhalten in den Texten Grimmelshausens weist Jung in seinem Aufsatz über den "Hexenglauben" im *Courasche*-Roman nach. An mehreren Stellen wird in dieser simplicianischen Schrift "ein Ereignis, das [...] auf natürliche Ursachen zurückführbar ist", mit einer "auf der vordergründig sinnlichen Wahrnehmung beruhenden magisch-moralischen Deutung" versehen,[909] die sich selbst in der Gegenüberstellung von "subjektiver Auslegung" und "objektive[m] Wahrheitsgehalt" entlarvt.[910]

Ein Auseinanderklaffen der tatsächlichen Gegebenheiten und ihrer subjektiven Deutung wird von Grimmelshausen auch zur Infragestellung der Iatromagie verwendet: Nach der Beobachtung des französischen Paters im zweiten *Vogelnest* können magiegläubige Menschen - modern gesprochen - von einer Art Placeboeffekt profitieren. So wird eine alte Frau, die sich "einen Zettel vor das Augenweh [...] an den Hals" hängt, "dardurch deß Augenwehs befreyt", auch wenn auf dem Zettel hinterher nur die - sicherlich auch nach magischem Welt- und Heilungsverständnis unwirksamen - Worte auffindbar sind: "Der Teuffel grabe dir die Augen auß / und [...] scheiß dir in die Löcher."[911] Bemerkenswerter Weise findet sich gerade dieses Exempel, in dem sich die Entlarvung einer magischen Technik gleichzeitig auch auf sehr komische Weise vollzieht, in fast denselben Worten auch bei Weier.[912] Dieser betont im Zusammenhang mit an den Hals gehängten Briefen, Amuletten u. ä.[913] immer wieder ausdrücklich, dass "in den Worten keine verborgene macht ist" und dass sie daher "wider allerley mangel vn[d] kranckheit" nichts nützen.[914] Er erklärt Heilungen bei der Anwendung derartiger magischer Gegenstände dadurch, dass es sich entweder um ein zufälliges Zusammentreffen zweier Ereignisse handele oder aber die Besserung (auch hier wieder eine Placebo-Theorie) "auß dem gantzen hertzlichen vertrawen / das der krancke zu den mittelen hat / wiewol das gar mit aberglaube geschiehet", zu erklären sei.[915] Dass ein derartiges Zutrauen nicht nur im Bereich der (Iatro)Magie wirksam ist, weiß Grimmelshausen, wenn er im *Simplicissimus* den Erzähler lapidar bemerken lässt:

909 Jung, 1994, S. 296.

910 Jung, 1994, S. 299, vgl. zu dieser und den anderen Methoden auch Battafarano, 1976, bes. S. 295-296.

911 Vogelnest II, S. 640.

912 Weier, 1578/1967, Bl. 143^v^.

913 Weier, 1578/1967, Bl. 132^r^.

914 Weier, 1578/1967, Bl. 134^v^-135^r^.

915 Weier, 1578/1967, Bl. 141^r^.

> nachdem ich etliche Gelbsüchtige und ein paar Febricitanten curirte / die einen besondern Glauben an mir gehabt haben müssen / wurde mir erlaubt vor die Vestung zu gehen [...].[916]

Dieselben bloß intrapsychischen (und keineswegs magischen) Kräfte, mit denen der vermeintliche Arzt Simplicius den Kranken der Garnison hilft, wirken auch bei der alten Frau, die sich von iatromagischen Praktiken Heilung verspricht.

Nach Auffassung Grimmelshausens macht gerade der Aberglaube den Menschen dafür anfällig, auf einen listigen Betrug hereinzufallen.[917] Dies ist auch einer der Mechanismen, durch den, nach seiner Darstellung, die Alraune ihre Popularität erlangt. Auf diese Pflanze soll hier deshalb kurz eingegangen werden, weil sie - als (immerhin in der Vorstellung) mit magischen Kräften behaftete Wurzel - über die ihr nachgesagten medizinischen Wirkungen und über ihre Verbindung zu "Tyriacks-Krämern" und anderen betrügerischen Medikamentenverkäufern eindeutig eine Beziehung zur Medizin aufweist.

Sie wird, so Israël Fromschmidt im *Galgen-Männlin*, als Heilmittel eingesetzt, das "unbärhaffte Weiber fruchtbar" machen soll,[918] indem es mit seiner "schlaff erregenden kühlenden Krafft / die hitzige und dessentwegen zu der Empfängnus untüchtige Gebehr-Mutter in den warmen Ländern und Weibs-Persohnen mässigen könne."[919] In der Antike und im Mittelalter stand der pharmazeutische Nutzen der Alraune bzw. Mandragora als Schlafmittel und Narkotikum im Vordergrund, während im 16. Jahrhundert mehr und mehr "die angeblich magischen Kräfte der Mandragora" betont wurden, die vorher eine "nebensächliche Rolle" spielten.[920] Diese Tendenz zur Marginalisierung der medizinischen und Betonung der magischen Funktionen der Alraune lässt sich auch bei Grimmelshausen feststellen.[921] Wie bereits erwähnt, gehörte diese Pflanze in der frühen Neuzeit mit Bilsenkraut, Tollkirsche und anderen Solanaceen zu den "Pharmaca diabolica".[922]

Italo Michele Battafarano macht deutlich, dass der Text in zweierlei Weise versucht, den Leser vom Gebrauch der Alraune abzuhalten: Grimmelshausens *Galgen-Männlin* besitzt einerseits eine "Abschreckungsfunktion", zum anderen eine "Entzauberungsfunktion".[923] Diese beiden möglichen Strategien zur Be-

---

916 Simplicissimus, S. 383.

917 Zum Zusammenhang zwischen magia naturalis und Betrug im Werk Grimmelshausens vgl. Zeller, 2004, S. 89-91.

918 Galgen-Männlin, S. 769. Vgl. dazu Matthiolus, 1626/o.J., Bl. 379r.

919 Galgen-Männlin, S. 755.

920 Battafarano, 1994-2, S. 188.

921 Vgl. zur Auseinandersetzung Grimmelshausens mit der "Alltagsmagie" im *Galgen-Männlin* grundlegend auch Kühlmann, 2004, S. 61-75.

922 Müller, 1998, S. 363-373.

923 Battafarano, 1994-2, S. 195.

kämpfung des "Aberglaubens" sind in diesem Abschnitt schon anderweitig erwähnt worden, denn sie können auch für andere Stellen des Grimmelshausenschen Umgangs mit der (Iatro)Magie nachgewiesen werden.

Die "Abschreckungsfunktion" liegt im Alraunen-Traktat darin begründet, dass letztlich der Teufel "der Principal und der Vollbringer oder Wircker der jenigen Dinge" sein muss, die der Alraune "von den aberglaubischen Leuten zugeschrieben werden."[924] An der Alraune wird dabei ein weiteres Mal "die Unvereinbarkeit [...] der Bindung an ein magisches Requisit mit dem christlichen Glauben" gezeigt.[925]

Entzaubert wird die Wurzel dagegen dadurch, dass der Kommentator Hugenfelß unter Berufung auf Matthiolus ausführlich auf die künstliche Herstellung des Alraunenmännleins mit recht primitiven Mitteln hinweist.[926] Scheinbar Magisches ist natürlich erklärbar, in diesem Falle durch die menschliche Profitgier von "Tyriacks-Krämern / Seiffeballen- oder Läußsalbe-Verkäuffern und dergleichen Landstreichern", die vermeintliche Galgen-Männlin anpreisen.[927]

Natürliche Erklärbarkeit kann jedoch weit mehr bedeuten als die gewitzte Entlarvung plumper Betrügereien. Es kann sich dabei auch um eine naturphilosophische Einsicht in die Ordnung des Kosmos handeln, die dazu führt, dass wir viele Dinge "alsdann vor keine Wunder mehr halten / wann wir der Dinge Krafft und Würckung erfahren / dardurch solches vermeinte Wunder zu wegen gebracht worden."[928] Hier bezieht Grimmelshausen eine durchaus andere Position als noch unmittelbar vorher gegenüber den durch Sympathiebeziehungen sprechenden Statuen oder gegenüber den Talismanen, die vielleicht schon deshalb problematisch sind, weil sie Artefakte darstellen, denn diese können immer auch das Resultat von Teufelspakten oder zumindest teuflischer Mitarbeit sein. Dies gilt besonders dann, wenn es sich um Gegenstände handelt, die zum Götzendienst anstiften. In der Natur hingegen bestehen selbstverständlich sympathische und antipathische Beziehungen:

---

924 Galgen-Männlin, S. 739.

925 Breuer, 1999, S. 165.

926 Galgen-Männlin, S. 755-756. Auch Matthiolus beschreibt ausführlich, dass die Alraunenmännlein "gemacht ding seyn / dann sie [d. h. die Theriakskrämer, M. D.] schneiden die Brionienwurtz / oder Rhorwurtzeln / dieweil sie noch frisch sind / in eines Menschen gestallt / stecken Gersten= oder Hirsenkörnlen an die stellen / da sie wöllen Haar habe[n] / darnach verscharren sie diese geschnitzte Wurtzel in Sandt" und lassen den Samen keimen, so dass die Keimlinge wie Haare aussehen (Matthiolus, 1626/o.J., Bl. 379^{r}).

927 Galgen-Männlin, S. 769.

928 Galgen-Männlin, S. 774.

> Die andere [d. h. andere Kraft, durch welche "die ungewöhnliche und seltzame Ding / die wir Wunder nennen / gewürckt und vollbracht werden"[929], M. D.] ist die jenige / welche GOtt in die Geschöpff oder seine Creaturen / es seyen nun Elementa, Animalia, Gewächs / Metall / oder das Gestirn gepflantzt; welche der vernünfftige Mensch zum theil aus der Erfahrung erkundigt / zum theil an eines Dings signatur wahrnimmt / oder sie sonst entweder ohngefehr oder durch seine Nachsinnung entdeckt / als wann er etwan des einen oder andern dings antipathiam oder sympathiam observiert, &c. [...].[930]

Ob diese Anspielung auf die - auch iatromagisch und pharmazeutisch bedeutsame - Signaturenlehre als ein weiterer Hinweis auf Paracelsus zu verstehen ist, lässt sich angesichts der Allgemeinheit der Formulierung schwerlich klären, waren doch die "signatura rerum" als ein ",Gezeichnetsein' der Dinge des Kosmos"[931] bereits in der Antike und im Mittelalter Bestandteil medizinischer und pharmazeutischer Konzepte,[932] die in der frühen Neuzeit auch von anderen Autoren weiterentwickelt wurden.[933]

Die magia naturalis als "Vordringen in den Wirkungszusammenhang des unsichtbaren Inneren der Natur" wird also, anders als die "volksläufige und kriminalisierte Form der Magie",[934] wie sie im abergläubischen Umgang mit der Alraune zum Ausdruck kommt, von Grimmelshausen nicht grundsätzlich abgelehnt oder als Hybris ausgelegt.[935] Andernfalls wäre es ihm auch kaum möglich, die Kenntnisse, die der vorbildliche biblische Joseph, von dem in III.1 noch zu handeln sein wird, auf dem Gebiet der "Magia oder vielmehr [...] Philosophia naturalis" besitzt,[936] lobend zu erwähnen. Die meisten iatromagischen Methoden im Werk Grimmelshausens sind allerdings nicht Ausdruck oder Produkt dieses Bestrebens, sondern verweisen auf Betrug im Zeichen menschlicher Profitgier, auf Leichtgläubigkeit und Leichtsinn oder gar

929 Galgen-Männlin, S. 773.

930 Galgen-Männlin, S. 774.

931 Müller-Jahnke, 1984, S. 2185.

932 Vgl. etwa Müller-Jahnke, 1984, S. 2185; Eckart, 2000, S. 112.

933 Man denke etwa an Giovambattista Della Portas *Phytognomonica* von 1588, vgl. Müller-Jahnke, 1984, S. 2187. Battafarano, 1994-2, S. 202, bemerkt zur Sprache des oben zitierten Absatzes, dass die "von Grimmelshausen benutzten Begriffe von 'antipathia' und 'sympathia' dem Wortschatz des plotinischen Neoplatonismus des 15. und der Naturphilosophie des 16. Jahrhunderts angehören."

934 Kühlmann, 2004, S. 61. Zum Einsatz der "kleine[n] 'Magie' des täglichen Lebens" in breiteren Bevölkerungskreisen (Daxelmüller, 1985, S. 844) und ihrem Gegensatz zum gelehrten Magiediskurs vgl. Daxelmüller, 1985, S. 837-863.

935 Problematisch bei der generellen Beurteilung der Magie durch Grimmelshausen mag dabei die "Spiegelbildlichkeit der Magie" sein (Daxelmüller, 1993, S. 221): "[K]ein Bereich der magia naturalis, der in der magia daemoniaca nicht seine [...] Entsprechung findet."

936 Keuscher Joseph, S. 18.

auf teuflische Manipulationen. Daher werden sie fast ausnahmslos verworfen, sei es auf dem Wege ernsthafter Mahnung etwa durch geistliche oder gelehrte Autoritäten, sei es auf dem Wege ihrer Entlarvung durch Ironie und Komik.

An dieser Stelle sei abschließend noch der Hinweis auf eine grundsätzliche Schwierigkeit erlaubt, die die Zuordnung bestimmter Heilverfahren zu einem der großen therapeutischen (und weltanschaulichen) Konzepte betrifft. Gerade dann, wenn weder die Inhaltsstoffe einer Arznei noch ihr Wirkmechanismus näher erläutert werden, erscheint es schwierig, sie in einem der großen Heilsysteme adäquat zu verorten. Wird der Versuch einer Zuordnung dennoch unternommen, so kann es sich dabei möglicherweise um eine Vereindeutigung handeln, die Grimmelshausens Zeitgenossen so vielleicht gar nicht nachvollziehbar gewesen wäre.

Ein Beispiel für ein derartiges Einordnungsproblem sind jene beiden, in ihrer Zusammensetzung völlig unbestimmt bleibenden, gedächtnisstärkenden Mittel, die Simplicius vom Pfarrer im ersten Buch des *Simplicissimus* - begleitet von folgender Anweisung - erhält:

> Darumb folge nun meiner Lehr / und nimm dieses Pulver ein / welches dir das Hirn und Gedächtnus dermassen stärcken wird / daß du unverletzt deines Verstands alles leicht überwinden magst: Auch hastu hierbey einen Balsam / damit schmiere die Schläff / den Würbel / und das Knick sampt den Naslöchern / und diese beyde Stück brauche auff den Abend / wenn du schlaffen gehest [...].[937]

Später ist hinsichtlich des äußerlich angewendeten Mittels übrigens nicht mehr von einem Balsam, sondern von einem "Sälblein" die Rede.[938] Das Urteil, das Simplicius (nach der innerlich wohlbehalten überstandenen Narrenverwandlung) hinsichtlich der Wirksamkeit der ihm vom Pfarrer verabreichten Arzneien fällt, zeugt von wenig Vertrauen in ihre Wirkung.[939] Auch bedarf der leicht lernende Simplicius ohnehin keines gedächtnisstärkenden Mittels, wie Breuer zu Recht nachweist,[940] und so macht der junge Protagonist des Romans "sich [...] insgeheim lustig über den gelehrten Herrn und seine Kunst, das Gedächtnis zu stärken".[941] Doch ändert diese Kritik des Simplicius, die Breuer[942] und Dallett[943] auf die skeptische, ironisch geäußerte Position Garzonis zu derartigen Gedächtnismitteln zurückführen, nichts an der grundlegenden

---

937 Simplicissimus, S. 132-133.

938 Simplicissimus, S. 133.

939 Vgl. Simplicissimus, S. 143.

940 Breuer, 1993, S. 239.

941 Breuer, 1993, S. 238. Die Tatsache, dass er dies nicht nach außen zeigt, ist nach Stefan Deeg das, was er eigentlich gelernt hat, nämlich die simulatio, vgl. Deeg, 1995, S. 28-29.

942 Breuer, Anmerkung S. 835 zu Simplicissimus, S. 132, 25.

943 Dallett, 1976, S. 240-241.

Schwierigkeit, die Anwendung dieser Mittel einem bestimmten medizinischen System zuzuordnen.

Solbach bezeichnet die verabreichten Medikamente als "Zaubermittel" und "magisch-alchemistische Potationen und Salben"[944] und weist sie damit dem Gebiet der Iatromagie zu. Ein Indiz dafür, dass sie eher der von Grimmelshausen abgelehnten magischen Heilkunst zugehören könnten als etwa der von ihm ungleich geschätzteren galenistischen Medizin, mag auch die nachfolgende Beobachtung Dalletts liefern:

> Außerdem deuten die dem Simplicius früher erteilten Gebrauchsanleitungen der Medikamente auf Oberflächlichkeit hin [...]. Kennt man [...] die sehr sorgfältigen, ja langwierigen Vorschriften und Anweisungen zum Stärken des Gedächtnisses bei Colerus - ein Prozeß, der sich sogar durch ganze Jahre hindurch ziehen kann - so hat man einen Begriff von der seichten Verfahrungsweise des Pfarrers.[945]

Doch sollte andererseits gerade der Hinweis auf die bei Coler zu findenden Gedächtnismittel den Leser zu der Frage anregen, ob man derartige Arzneien in den frühneuzeitlichen Arzneibüchern tatsächlich nur in einem magischen oder auch in einem eher galenistischen Kontext findet. Aus einer vergleichenden Quellenuntersuchung ergibt sich, dass dort nicht nur eine Art, sondern zweierlei Typen von gedächtnisstärkenden Mitteln zu finden sind.

Der erste Typus - weit entfernt von magischen Vorstellungen - ist dem Bereich traditioneller phytotherapeutischer Arzneimittel zuzuordnen. Die Art seiner Anwendung weist eine auffällige Ähnlichkeit zu den Anweisungen des Pfarrers auf: So rät etwa Wirsung dem Leser, einmal täglich eine Salbe unter anderem aus Melisse, "weiß Gilgen vnd Kölblätter[n]" sowie aus gebranntem Wein, "Rautenwasser / Salbey / vnd Schellkrautwasser" auf "die Schläffe / vnd sonderlich das Gnick / da die Gedächtnuß ist", aufzutragen.[946] Wittich empfiehlt in seinem *Vade mecum* die Einnahme eines Pulvers aus pflanzlichen Inhaltsstoffen zusammen mit verschiedenen, an Schläfe und Genick angewandten äußerlichen Mitteln.[947] Noch Zwinger, der jede Form der Iatromagie entschieden ablehnt, empfiehlt am Ende des 17. Jahrhunderts zur Gedächtnisstärkung den Gebrauch verschiedener Kräuterpräparate als Pulver, Trank, Essenz und Gurgelwasser und die Verwendung einer Salbe zur Einreibung am Kopf.[948]

Der andere Typ von Medikamenten, der sich in der zeitgenössischen Medizinliteratur findet, baut tatsächlich auf magischen Denkmustern wie etwa auf dem Simile-Prinzip auf, so beispielsweise dann, wenn Coler das Rezept eines

944 Solbach, 1994, S. 30.

945 Dallett, 1976, S. 241-242.

946 Wirsung, 1605, 1. Teil, Bl. 60^r-60^v.

947 Wittich, 1601, S. 77-81.

948 Zwinger, 1703, S. 577-581.

Arzneiküchleins tradiert, das auf einer Nussschale (die in ihrer Form dem menschlichen Gehirn gleicht) gebacken wird[949] oder wenn Schnurr die Anwendung von Wiedehopfaugen empfiehlt.[950]

Der hier behandelte Textabschnitt aus dem *Simplicissimus*-Roman lässt nicht deutlich werden, um welchen der beiden Typen von Gedächtnismitteln, den natürlich-phytotherapeutischen oder den magischen, es sich an dieser Stelle handelt. Die aus Hildebrands *Magia naturalis* entnommene Anspielung auf die Folgen des Genusses von Bärenhirn und von Eigenblut im Exkurs des Pfarrers über das Gedächtnis und die Gedächtniskunst[951] lässt eine Zuweisung zur Iatromagie auf den ersten Blick plausibler erscheinen (und damit wäre die Ablehnung, die Simplicius diesem Verfahren entgegenbringt, umso verständlicher). In diesem Fall ließe sich dann paradoxerweise gerade ein Pfarrer des Gebrauchs solcher Mittel überführen, die nach Grimmelshausen dem zwielichtigen und mit der christlichen Religion nicht zu vereinbarenden Bereich des "Aberglaubens" zuzuschreiben wären.

Sollte andererseits der erstgenannte, phytotherapeutische Typ von Gedächtnismitteln hier seine Anwendung finden, dann ist nicht die Tatsache ihres Einsatzes an sich schon kritisch zu beurteilen. Wie bereits erwähnt, kann die Verwendung pflanzlicher Wirkstoffe zur Verbesserung der Gedächtnisfähigkeit für das 17. Jahrhundert, in dem das Romangeschehen angesiedelt ist, noch keineswegs als überholt gelten, zumal bis heute ernstzunehmende medizinische Erwartungen in den Einsatz etwa von Gingko-Präparaten zur Verbesserung der zerebralen Durchblutung (und damit der Gedächtnisleistung) gesetzt werden. Lediglich die Hoffnung, ein Mittel könne bereits bei einmaliger Anwendung sofort Wunder wirken und vor schweren Schäden bewahren, erscheint für diesen Fall bemerkenswert, ja sie stellt eine geradezu lächerliche Simplifizierung, eine Karikatur dieser Behandlungsform dar. Wenn Grimmelshausen sie durch diese Überzeichnung kritisiert, dann also nicht deshalb, weil es sich dabei um ein unmittelbares Auslaufmodell im medizinischen Umgang mit Gedächtnisschwächen handelte, sondern weil es ihm (und besonders Simplicius) um einen medizinisch-mechanistischen Blick auf das Gedächtnis, wie ihn der Pfarrer auch in seinen Ausführungen zum Ausdruck bringt, in diesem Roman nicht geht.

So ergeben sich, wie hier am Beispiel der Gedächtnismittel gezeigt werden konnte, gerade dann, wenn die Unbestimmtheit der Darstellung eine eindeutige Zuordnung zu einem medizinischen System vereitelt, mehrere Deutungs- und Bewertungsoptionen einer medizinischen Schilderung, die es dann sämtlich zu berücksichtigen gilt. Am Beginn des folgenden Abschnitts soll nun ein weite-

949 Coler, 1645, 2. Teil, S. 78.

950 Schnurr, 1631, S. 675-676.

951 Vgl. Hildebrand, 1617, 1. Buch, Bl. 12^r-12^v, sowie Dallett, S. 238.

res Einordnungsproblem einer (vermeintlichen) Heilmethode erörtert werden, das sich allerdings in eindeutiger Weise lösen lässt.

3. Medizin zwischen Gott und Teufel - Grimmelshausen und die Iatrotheologie und Iatrodämonologie

Iatrotheologisch motiviert muten auf den ersten Blick die "Segen / das Blut zu stillen", an, die der Kaufmann im zweiten *Vogelnest* gebraucht, die ihm jedoch "nichts helffen".[952] Tatsächlich sind (nicht nur) in der frühen Neuzeit die Grenzen zwischen einer Beschwörungsformel und einem Gebet fließend.[953] Doch gerade dann, wenn es sich bei den hier erwähnten "Segen" etwa um bestimmte Worte oder Wortfolgen handelt (die man in schriftlich fixierter Form immer bei sich trägt), ist darunter keine religiöse Art der Therapie zu verstehen. Entscheidend ist in diesem Fall vielmehr das bereits mehrfach erwähnte Vertrauen in die "große Kraft" bestimmter Worte, das nach Rothschuh eindeutig der Iatromagie zuzuordnen ist.[954] Weiers bereits erwähnte Kritik an der oft geübten Praxis, "das vngefelscht wort / de[n] gebreidte[n] mantel Christi" den Menschen "in Brieffen" und anderen Formen "an den halß" zu hängen,[955] mag erahnen lassen, um welche Art von "Segen" es im zweiten *Vogelnest* gehen könnte. Noch aus dem 18., 19. und 20. Jahrhundert sind für den deutschsprachigen Kulturraum Zeugnisse einer derartigen Vermischung religiöser und magischer Vorstellungen erhalten und heute als Museumsexponate zu besichtigen. So wurde etwa ein "Breverl", auf dem christliche Gebete verzeichnet waren, zusammengefaltet und mit verschiedenen Amuletten versehen am Körper getragen oder "unter das Kopfkissen" gelegt, um seinen Benutzer zu schützen.[956]

In der *Verkehrten Welt* findet sich (zur Illustration eines völlig anderen Sachverhalts) ganz nebenbei ein Beispiel für die krankheitsbekämpfenden Incantationes der "Segensprecher (welche sonst gar nicht vor heilig gehalten werden)":[957] Die Beschwörung ist nicht im Stil eines von der Erhörung durch Gott abhängigen Gebetes oder eines Gelübdes abgefasst, sondern sie enthält vielmehr dem zu beseitigenden Leiden gegenüber das Modalverb "müssen":

> [D]u N. (hie nennen sie die Kranckheit oder das Ubel so sie vertreiben wollen) müssest dem N. (und hier wird der Patient genennet) so nunmehr sein / als GOtt dem Allmächtigen der Mann / der ein falsch Urthel spricht und ein bessers weiß [...].[958]

---

952 Vogelnest II, S. 622.

953 Steinke, 2003, S. 29.

954 Rothschuh, 1978, S. 130.

955 Weier, 1578, Bl. 131^{v}-132^{r}.

956 Vgl. Menardi, 1992, S. 23. Zahlreiche Beispiele für sakrale Amulette, auch solche, die die Kraft der Worte nicht nutzen, finden sich auch abgebildet in Hansmann/Kriss-Rettenbeck, 1966, S. 118-127.

957 Verkehrte Welt, S. 441.

958 Verkehrte Welt, S. 441.

Die Krankheit soll sich also so vom Patienten, der unter ihr leidet, abwenden, wie Gott sich von einem falsch urteilenden Richter abkehrt. Operiert wird in dieser Beschwörung, die mehr einer ironischen Kritik der zeitgenössischen Rechtsprechung als einer Illustration zweifelhafter Heilungsriten dient, außerdem (ebenfalls ganz magisch) mit der Berufung auf eine Analogie.

Ganz anders verhält es sich mit den in religiös angemessener Form gesprochenen Gebeten und den in akuter Bedrängnis geleisteten Gelübden. In ihnen wird die Heilung nicht durch Rituale erzwungen, sondern als allein in Gottes Hand stehend verstanden. In einer Schlacht schwer verwundet, wird Herzbruder "vor todt in Rhein geworfen". In der Todesnot, so berichtet er später, "schrye ich zu Gott / und stellete alles seinem heiligen Willen heim", weiterhin tut er "unterschiedliche Gelübde".[959] Ähnlich verhält sich in höchster Not der schwer verwundete zweite Vogelnestbesitzer: Ihn überkommt eine "hertzliche Reu" über sein bisheriges Leben und er fasst einen "steiffen Vorsatz / wann ich dißmal darvon kommen solte / (daran ich doch zweiffelte) mich zu bessern / und mein Leben zu Gottes Ehren / und anderer Menschen Aufferbauung also anzustellen / und beständig zu führen / daß nichts anders darauß erscheinen solte / als eine hertzliche Liebe zu GOtt und meinem Nächsten".[960] Dieses Gelübde, das ihm "ohn allen Zweiffel" sein "guter Engel auß einem sonderbaren Göttlichen Gnadenblick eingeben" hat,[961] führt tatsächlich, ähnlich wie im Falle von Herzbruders erhörtem Gebet, zu seiner Errettung und gesundheitlichen wie auch moralischen Besserung und Heilung - und dies selbst angesichts der zwischenzeitlich sehr schlechten ärztlichen Prognose (vgl. I.4). Zu Gebeten, Gelübden und guten Werken nehmen auch die vorbildlich frommen Eltern der Lympida angesichts der lebensbedrohlichen Erkrankung ihrer Tochter ihre Zuflucht:

> [...] und in diser ihrer Noth griffen sie nach ihrem gewöhnlichen Mittel dem Heiligen Gebett; sie liessen Meß lesen unnd reichliche Almosen außgeben; sie fasteten unnd thäten vilfaltige Gelübte ihrer Lympidæ Gesundheit unnd Wolfart von der Güte Gottes zuerhalten [...].[962]

In diesem wie in den vorher genannten Beispielen wird Hilfe gewährt. Gerade dort, wo die Heilung ganz in das Ermessen Gottes gestellt wird, tritt sie weitaus zuverlässiger ein, als wenn Menschen sie herbeizuführen suchen. Von vielen der vorher genannten, einmal wirksamen, einmal wirkungslos bleibenden Methoden etwa der galenistischen Medizin unterscheidet sich die

---

959 Simplicissimus, S. 442. Die Errettung Herzbruders durch göttliche Hilfe "entspricht", so Rosmarie Zeller in ihrer diesbezüglichen Untersuchung, "durchaus dem, was man in den Mirakelbüchern von ähnlichen Rettungen lesen kann" (Zeller, 2003, S. 226).

960 Vogelnest II, S. 623-624.

961 Vogelnest II, S. 624.

962 Proximus, S. 633.

Iatrotheologie darin grundlegend. Doch gibt es auch bei den zu Heilungszwecken verrichteten Gebeten und Gelübden zumindest einen Fall, in dem die Hilfe Gottes trotz vorbildlicher religiöser Haltung nicht gewährt wird:

In der völlig gegen ihren Willen ausgebrochenen Liebeskrankheit versucht Lympida

> ihre empfangene Wunde [d. h. ihre Liebeswunde, M. D.] vermittelst ihrer gewönlichen Diæt der Gottseeligkeit mit Gebrauch und Auffleguug des allerheylsambsten Balsambs / den wir das Gebett nennen / widerumb zuheilen [...]; aber sihe? je ernstlicher sie sich hiermit bemühete je mehr verwickelt sie sich in dem Netz ihrer Gefangenschafft? je mehr Artzney sie gebrauchte / je kräncker sie würde?[963]

Auch wenn sich letztendlich gerade in der Nichterhörung ihrer (metaphorisch als Wundarznei bezeichneten) Gebete alles für die Betroffene zum Besten wendet, mutet doch die Wirkung von Lympidas Gebeten, die der erhofften entgegengesetzt ist, paradox und beinahe komisch an. Auch bei der Anwendung der Gebetsarznei gibt es also keine Erfolgsgarantie in dem Sinne, dass das vom Betenden Begehrte tatsächlich eintreten müsste. Gebete sind eben kein magisches Ritual, mit dem Gott zu irgendetwas zu zwingen wäre.

Heilung ist oft weniger im leiblichen als im seelischen Bereich vordringlich und für diesen ist nicht ein Leib-, sondern ein "Seelenarzt" erforderlich.[964] Die aller Ambivalenz enthobene zentrale Bedeutung seelenärztlichen Handelns ist dann zu ermessen, wenn man die Ätiologie und die Symptome der von ihm zu behandelnden "Krankheiten" sowie vor allem ihre äußerst schlechte Prognose in unbehandeltem Zustand recht erkennt. Hier sei dafür das Beispiel des Neides angeführt:

> Etliche sahe ich am Neid darnider liegen / von welchen man sagt / daß sie ihr eigen Hertz fressen / weil sie immer so bleich und traurig daher tretten. Diese Kranckheit halte ich vor die aller-gefährlichste / weil sie vom Teuffel ihren Ursprung hat / wiewol sie von lauter Glück herrühret / das deß Krancken Feind hat / und welcher einen solchen von Grund auß *curi*rt / der dörffte sich bey nahe rühmen / er hätte einen Verlornen zum Christlichen Glauben bekehrt / weil diese Kranckheit keinen rechtschaffenen Christen anstöst / als die da nur die Sünd und Laster neiden.[965]

Manchmal haben Krankheiten nicht alleine "vom Teuffel ihren Ursprung", sondern eine direkte Besessenheit von ihm ist die Krankheitsursache. Auch dann ist die Iatrotheologie, genauer, der Einsatz eines priesterlichen Exorzisten gefragt wie in Einsiedeln, wohin sich Simplicissimus auf Wallfahrt begibt.[966]

---

963 Proximus, S. 594.

964 Vgl. dazu Vogelnest II, S. 624-625. Schneiders sieht hier – sehr zu recht – Parallelen zur Pastoralmedizin eines Guarinonius (vgl. Schneiders, 1997, S. 147).

965 Simplicissimus, S. 339.

966 Simplicissimus, S. 451. Nach Ansicht von Rosmarie Zeller, 1996, S. 175, ist dies

Grimmelshausen setzt an einigen Stellen seiner Werke die Begriffe "Krankheit" und "Besessenheit" gleich, sieht Krankheit als Folge von Besessenheit an oder gebraucht die beiden Ausdrücke zumindest in enger Nachbarschaft zueinander.[967] So werden im *Galgen-Männlin* von Dämonen Besessene erwähnt, die gleich darauf als die "Krancken" bezeichnet werden.[968] Im *Ratio Status* erscheint Sauls Zustand zugleich als Besessenheit und als Krankheit.[969]

Diese Einstellung ist grundsätzlich für die frühe Neuzeit nicht ungewöhnlich: Auch wenn einerseits, besonders in theologischen Kreisen, "die Unterscheidung einer psychischen Erkrankung von teuflischer Besessenheit" heftig diskutiert wird,[970] wird andererseits auch der Besessene als ein Kranker gesehen.[971] Sein Leiden stellt unter den psychischen Krankheiten einfach einen "Sonderfall" neben den häufigeren "natürlichen" Geisteskrankheiten dar. Er ist zwar primär vom Priester zu behandeln, eine zusätzliche, die Heilung unterstützende Behandlung durch einen galenistischen Arzt, die sich auf seine Komplexion richtet, wird dadurch aber nicht ausgeschlossen.[972] Wie eine

---

sogar "die einzige Stelle, wo die Existenz des Teufels bestätigt wird." Daneben allerdings wäre eigentlich noch die teuflische Köchin auf der Kreuzesinsel in der *Continuatio* anzuführen. Nach Ansicht von Barbara Mahlmann-Bauer, 2004, S. 114, muss außerdem gefragt werden, ob es sich bei dem bösen Geist des Besessenen möglicherweise lediglich um einen "vermeintlichen höllischen Geist" und bei der Teufelsaustreibung somit bloß um eine inszenierte "Schau-Exorzisation" handelt.

967 Ein Beispiel für Letzteres findet sich etwa in der *Verkehrten Welt*, S. 420-421. Dort wird nacheinander von den Fratzen jener gehandelt, die "mit der schweren Noth oder Unsinnigkeit beladen oder mit dem bösen Geist besessen" sind.

968 Galgen-Männlin, S. 739.

969 Ratio Status, S. 22-23. Auch nach der Auffassung von Albertinus kann der Teufel melancholische und wahnhafte Zustände im Menschen hervorrufen, denn er ist ein "warer Gauckler / der die Menschen durch vierlerley [sic!] verwirrungen deß Verstandts vnd seltzame Fantaseyen vnd Einbildungen betreugt. Dann wie die gute Engel macht vnd mittel haben / vns so wol im wachen als im schlafen / gute vnd himmlische Ding einzubilden / also können die böse Geister vns in vil Weeg durch allerhand Mittel betrüben vnd vnsern Verstand verwirren" (Albertinus, 1616, S. 413, zum Zusammenhang von teuflischer Einwirkung und Geisteskrankheit, unter anderem auch bei Saul, vgl. weiterhin S. 417-418).

970 Mahlmann-Bauer, 2004, S. 118.

971 Vgl. dazu u. a. Ernst, 1972, S. 125: "Galten Besessene in [sic!] Frankreich und Deutschland des 16. und 17. Jahrhunderts als krank? Die Antwort scheint eindeutig auszufallen: die Besessenheit ist in bezug auf ihren Kulturkreis autopathologisch [nach der Terminologie Erwin Heinz Ackerknechts, M. D.], sie wurde ja behandelt."

972 Kutzer, 1997, S. 226-228.

derartige Verknüpfung von Krankheit und Besessenheit überhaupt möglich ist, kann man etwa den Ausführungen Weiers entnehmen, in denen deutlich wird, dass und wie der Teufel direkt auf die Säfte wirken kann:

> [...] aber [der Teufel, M. D.] verstört vnd schwechet die gute feuchtigkeit des leibs / oder treibet die böse humoren in die besten vnd fürnemlichste glieder / oder verstopffet hiemit die Adern vnd natürliche genge oder conducten / oder verruckt die principalichste glieder / oder verstöret die Spiritus des gehirns / vnd verbildet die mit viel formen / oder er vitijrt den Leicham außwendig oder einwendig mit gifftiger materi oder dempff / vnd dergleichen mehr / darauß dann entspringen viele vnd seltzame kranckheiten.[973]

Dass - trotz der somatischen Mitaffektion - der priesterliche Exorzismus, also eine iatrotheologische Behandlungsform, nach Ansicht Grimmelshausens das adäquate Mittel bei einer sich als Krankheit auswirkenden Besessenheit ist, wird auch an einer Stelle des *Galgen-Männlins* deutlich. Dessen Herausgeber nämlich lehnt den Einsatz der Alraune bzw. der "Wurtzel Baraas" als eines magisch-phytotherapeutischen Mittels bei Besessenen vehement ab, nicht ohne dabei ausdrücklich auf Christus in seiner Rolle als Exorzist zu verweisen.[974]

Die richtige Diagnosestellung will nicht nur bei den natürlich verursachten somatischen oder psychischen Krankheiten und Gebrechen, sondern auch in Bezug auf die durch den Teufel induzierten Krankheiten gelernt sein. Als man beim närrischen "Kalb" Simplicius diagnostiziert, dass es besessen sei und seine Narrheit daher rühre (auch hier findet sich also der Gedanke, dass der Teufel in die psychophysische Gesundheit des Menschen eingreifen kann), wird dies gleich darauf durch das christliche Bekenntnis des jungen Protagonisten widerlegt.[975] Angesichts der Tatsache, dass Simplicius in Wahrheit selbst seine Narrheit nur simuliert, erscheint die Besessenheitsdiagnose nicht nur als falsch, sondern als geradezu grotesk. Zweifel an der Existenz von "Teufelskrankheiten" lassen sich jedoch weder aus dieser Textpassage noch aus anderen Abschnitten der Werke Grimmelshausens ablesen.

Neben dem Teufel kann auch Gott Urheber von Krankheiten sein, die etwa als Strafe, Buße oder Mahnung verhängt werden können. Wer, wie die Sylphen, als präadamitische Kreatur keine unsterbliche, sondern nur eine sterbliche Seele hat und aus diesem Grunde "keiner Sünd / und dannenhero auch keiner Straff / noch dem Zorn Gottes unterworffen" ist, der hat auch keine

---

973 Weier, 1578, Bl. 84^{v}-85^{r}.

974 Galgen-Männlin, S. 739. Interessant ist in diesem Zusammenhang die Position von Levinus Lemnius: Er lässt Kräuter nur insofern zur Behandlung von Besessenen zu, als sie in ihren somatischen Wirkungen die humoralpathologische Anfälligkeit für die Besessenheit herabsetzen können. Sie können aber nicht direkt magisch auf die Geister wirken, vgl. Lemnius, 1593, S. 142-143. Zur Position von Lemnius hinsichtlich der Besessenheit vgl. auch Kümmel, 1969, S. 199.

975 Simplicissimus, S. 162.

Krankheiten zu gewärtigen.[976] Im Einzelfall mögen Krankheiten den Menschen durchaus gerecht treffen (vgl. beispielsweise die bereits erwähnten Fälle des Talionsprinzips) und ihn, zusammen mit anderem erlittenen Elend, zumindest in einigen Fällen sogar läutern und bessern, so etwa im Falle des stolzen Melcher[977] oder auch des betrügerischen Orontæus.[978] Doch nicht immer muss eine durchlittene, als gerechte Strafe zu interpretierende Krankheit den Menschen besser machen: Der uneinsichtige syphiliskranke Julus wird nach seiner Genesung eher noch lasterhafter.[979]

Spätestens bei einem zur allgemeinen Bestrafung geschickten "Sterben" stellt sich dann auch, zumindest für Simplicissimus im Gespräch mit dem Phantasten Jupiter, die Theodizee-Frage, denn nach dem Abflauen einer solchen von Gott zur Strafe geschickten Seuche "haben die Geitzhäls und alle übrige Menschen ein gewonnen Spiel".[980] Noch einmal bestätigt werden diese Überlegungen später in Köln auch durch den Geisteskranken selbst, und dies bemerkenswerter Weise zu einem Zeitpunkt, als der phasenweise geistig klare Jupiter "wiederumb gantz hirnschellig" ist. Betont wird von ihm eindeutig die Sinnlosigkeit der Tatsache, dass durch ein "grausame[s] Sterben", durch eine Seuche "Millionen" Menschen ihr Leben lassen müssen.[981] Die Menschheit bessere sich durch die "Pest" ebenso wenig wie durch die beiden anderen "Hauptstrafen", Schwert und Hunger,[982] so die Meinung des Phantasten.[983]

Ob diese in einer Phase akuter geistiger Verwirrung geäußerte Ansicht eine allgemein ernstzunehmende Anklage gegen die göttliche Weltordnung darstellen kann, ist schwer zu entscheiden, aber zumindest gegenüber dem "Krieg als gottverhängter Strafe" manifestieren sich nach Eberhard Mannack in der Position des Jupiter "Argumente aus einer Diskussion der Zeit, an der nicht nur die Theologen sehr interessiert waren":

> Jupiters Bedenken richten sich gegen die einfache Formel einer Sündenaufrechnung, wie sie der Zeit [...] vertraut war, die aber aus mehreren Gründen zu Zweifeln Anlaß bot. [...] Geisteskrankheit entwertet [...] keineswegs durchweg die Äußerungen der betroffenen Person, sondern darf im Sinne der Auffassung des gelehrten Kranken sogar als Zeichen hoher Intelligenz angesehen werden, die sich eben dadurch auszeichnet, daß sie zu erkennen vermag, was den Menschen gemeinhin verborgen bleibt.[984]

---

976 Simplicissimus, S. 498.

977 Stoltzer Melcher, S. 686-687.

978 Proximus, S. 666-670.

979 Continuatio, S. 592-593.

980 Simplicissimus, S. 255.

981 Simplicissimus, S. 463.

982 Vgl. zu dieser Trias etwa Springinsfeld, S. 243.

983 Simplicissimus, S. 463.

984 Mannack, 1984, S. 293. Eine kritische Auseinandersetzung mit der Vorstellung

Auch nach Meinung Stephen C. Jaegers kann Jupiters Geisteskrankheit, die auch Aspekte einer "religious melancholy" aufweise,[985] kein Grund dafür sein, Jupiters philosophische und theologische Ansichten von vorneherein nicht ernst zu nehmen, da im Gegenteil dem Wahnsinnigen in der frühen Neuzeit oft sogar eine besondere Erkenntnisfähigkeit zugesprochen worden sei.[986] Nach Ansicht von Berns könnte das Theodizee-Problem, das sich aus den drei (von den Zeitgenossen im Übermaß miterlebten) Hauptstrafen Gottes während des Dreißigjährigen Krieges ergibt, sogar in der Weise im *Simplicissimus* präsent sein, dass Jupiter unter anderem auch als eine Karikatur Gottes zu verstehen wäre.[987] Der gläubige Erzähler Simplicius ist indessen gegenüber dem Nutzen der von Gott verhängten Not deutlich weniger skeptisch als Jupiter. Zumindest auf seine eigene Biographie bezogen sieht er im Elend keineswegs einen Grund, an der göttlichen Gerechtigkeit zu zweifeln.[988]

So sehr die Jupiter-Episode für sich genommen dazu geeignet sein mag, eine vielleicht manchmal allzu schematische Erklärung von Seuchen als göttlichem Straf- und Läuterungsinstrument zu hinterfragen oder aus der Sicht des Wahnsinnigen zumindest neu zu perspektivieren, so bedeutet dies dennoch keineswegs eine generelle Infragestellung der göttlichen und teuflischen Einflüsse auf Gesundheit, Krankheit und Heilung. Diese metaphysisch-medizinischen Zusammenhänge werden weder durch direkten Spott noch durch eindeutige Satire in ihrer Bedeutung relativiert.

So schwierig und oft auch von Irrtümern oder gar von Betrug begleitet das Stellen von Diagnosen, die Formulierung von Prognosen und die Entscheidung über ein angemessenes therapeutisches Vorgehen im Krankheitsfall in den Werken Grimmelshausens erscheinen: Immer dann, wenn der Mensch seinen gesunden oder kranken Leib rückhaltlos göttlichem Wirken anvertraut oder wenn er sich eindeutig in Gottesferne befindet, wird der weitere Verlauf des Geschehens theologisch (und damit innerhalb des theologischen Systems auch logisch) nachvollziehbar. In jenen Fällen, in denen Gesundheit und Krankheit mit der Sphäre des Göttlichen oder Teuflischen in Berührung kommen, gelangt der Leser dadurch zu einer Perspektive auf Krankheit und Gesundheit, aus der er, jenseits des bloßen, verwirrenden Scheins, Ursache und Sinn derselben ausmachen kann.

---

des Krieges als gezielter göttlicher Strafe findet sich bei Grimmelshausen auch im *Stoltzen Melcher*, vgl. dazu bes. Breuer, Anmerkung S. 827 zu Stoltzer Melcher, S. 703,1f.

985 Jaeger, 1981, S. 43.

986 Vgl. Jaeger, 1981, S. 53. Ebenso argumentiert übrigens auch Heßelmann, 1988, S. 209.

987 Berns, 2002, S. 254.

988 Vgl. Simplicissimus, S. 27.

III. Aurum potabile oder Aconit?[989] Heiler- und Ärztegestalten

Michael Stolberg unterscheidet für die frühe Neuzeit drei Großgruppen von Heilberufen: eine "kleine Elite akademisch gebildeter Ärzte und Chirurgen", weiterhin "handwerklich oder handwerksähnlich" ausgebildete "Handwerkschirurgen, Bader oder Barbiere" und schließlich eine "Vielzahl von Laienbehandlern", deren Spektrum von "Knochensetzern und Kräuterfrauen bis zu Sympathieheilern und Exorzisten" reicht.[990]

In Grimmelshausens Werken lassen sich Beispiele für alle diese Berufsgruppen finden. Oft treten sie an einer Stelle als positive, in anderem Zusammenhang dann auch als negative Gestalten auf. Im Vordergrund der vorliegenden Arbeit soll jedoch die erste der drei Gruppen, die akademisch gebildete Ärzteschaft, stehen. Dieser wird nicht nur in den Erörterungen des *Satyrischen Pilgram* und auch in Grimmelshausens Romanen die größte Aufmerksamkeit zuteil, sondern das Handeln der "Medici" steht - möglicherweise - auch am direktesten in Verbindung mit dem medizinischen Wissen der Zeit, so dass ihr Beispiel für die angestrebte gleichzeitige Beleuchtung von medizinischer Theorie und heilkundlicher Praxis am besten geeignet ist.

989 Vgl. Satyrischer Pilgram, S. 144.

990 Stolberg, 2003, S. 87-88. Auch geringfügige Abweichungen von dieser Einteilung sind denkbar: So definiert Kinzelbach die zweite der drei Gruppen auf andere Weise, indem sie unter dem Begriff des "Handwerkschirurgen", den sie, wie Stolberg, der gleichnamigen Arbeit Sabine Sanders (Sander, 1989) entlehnt, sowohl die "Wundärzte", "Bruch- und Steinschneider" und "Chirurgi" als auch die "Bader" und "Barbiere" zusammenfasst. Sie versteht ihn also, anders als Stolberg, als einen Überbegriff (Kinzelbach, 1997, S. 33). In seinen Ausführungen zur "Sozialgeschichte der Handwerkschirurgen im 16. Jahrhundert" geht Jütte ausführlich auf die Rolle der Bader und Barbiere innerhalb der (auch bei ihm übergeordneten) Gruppe der Handwerkschirurgen ein, vgl. Jütte, 1994, S. 45-60. Nach seiner Darstellung finden sich Abstufungen vor allem in den chirurgischen Kompetenzen von Badern und Barbieren, vgl. etwa Jütte, 1994, S. 50-51.

1. Der in Gold gefasste Arzt[990] - Heilerideal und positive Ärztefiguren im Werk Grimmelshausens

Der akademisch gebildete Arzt, der "auff Universitäten seine Zeiten fleissig zugebrach / und nach ausgestandenen Examinibus, und öffentlich abgelegten Prob einer schönen Gelehrsamkeit / den Gradum Doctoris, oder auch Licentiati" besitzt, wird, so Christoph Weigel (1654-1725) in seinem *Ständebuch* (1698), als "Medicus" bezeichnet.[991] Von ihm erwartet Grimmelshausen, darin Garzoni folgend, eine umfassende Bildung in den freien Künsten, die bei ihm allerdings von sieben auf fünf verkürzt werden:

Die Logik ist für die Medizin erforderlich, "damit sie ihre Effecten, ehe sie applicirt wird / erweiset und beweiset",[992] die "Rethorica" [sic!][993] dient der Medizin, indem durch sie der Patient davon überzeugt wird,

> daß er die geordnete Mittel nit mit Unwillen sonder mit Freuden und guter Hoffnung zu sich nimpt / daran dann nit wenig gelegen / und werden die Medicamenta nit allein ahnmuthiger und kräfftiger / wan sie mit Willen genommen werden / sonder man richtet auch mehr damit aus / als wann ein unfreundlicher Sudelkoch einem wider seinen Willen eitel Aurum potabile eingeust [...].[994]

Rhetorik wirkt nicht nur grundsätzlich compliancefördernd - d. h. sie dient nicht allein dazu, den Patienten überhaupt erst zur Einnahme des verordneten Mittels zu bewegen -, sondern mit ihrer Hilfe kann auch die positive Wirkung der Arznei verstärkt werden, indem das Zutrauen des Patienten in das Heilmittel und seine Hoffnung auf Heilung vergrößert werden.

Das dritte der Fächer des Triviums, die Grammatik, fehlt an dieser Stelle in der Aufzählung der für den Arzt erforderlichen freien Künste, doch betont Grimmelshausen an anderen Stellen seines Werks die Bedeutung der Sprachkenntnisse für den Mediziner,[995] so etwa im *Teutschen Michel*:

---

990 Anspielung auf den Satyrischen Pilgram, S. 144, wo es vom guten Arzt heißt: "man solt in noch darzue / wans müglich wer / in Gold einfassen".

991 Weigel, 1698/1987, S. 125. Zu Leben und Werk Weigels vgl. das Vorwort des reprographischen Nachdrucks (Bauer, 1987, S. 5-25). Zur - zeitgenössisch oft beklagten - akademischen Realität an den Universitäten des 17. Jahrhunderts vgl. etwa Hammerstein, 2001, S. 297-301.

992 Satyrischer Pilgram, S. 138.

993 In der deutschen Übersetzung von Garzoni (Garzoni, 1626, S. 122) heißt es "Rhetorica".

994 Satyrischer Pilgram, S. 139.

995 Vgl. etwa die oben bereits zitierte Stelle aus dem Satyrischen Pilgram, S. 141, die die fehlenden Latein- und Griechischkenntnisse der Ärzte thematisiert. Grimmelshausens Kritik deckt sich mit den von Telle für die frühe Neuzeit dargestellten Missständen, vgl. Telle, 1979, S. 35-36.

> Und wie können die rechtschaffenen Medici frembter Sprachen entbehren / wann sie den hebræischen Isaac Rabbi levi: Die Arabische Aertzt Avicennam und den Averoes: den griechischen Hippocratem und Galenum und anderer Nationen Autores, so von der Medicin in ihrer Sprach geschriben / verstehen wollen?[996]

Welche Nachteile es darüber hinaus haben kann, wenn der Dialog zwischen dem Patienten und seinem Heiler an den mangelnden Sprachkenntnissen beider Seiten scheitert, zeigt Grimmelshausen nicht am Beispiel eines studierten Mediziners, sondern eines Barbiers, der einen Franzosen aufgrund der gegenseitigen Sprachbarriere um einen gesunden Zahn bringt.[997]

Von den Fächern des Quadriviums werden von Grimmelshausen die Arithmetik ("weil sie in den Febris Tag und Stunden zehlet / und die Pillullen in gewissen Zahlen braucht"), die Musik[998] (vgl. I.5.1) und die Astrologie (zur Bestimmung des rechten Zeitpunktes für Aderlässe etc.) als Voraussetzungen richtigen ärztlichen Handelns erwähnt. Es entfällt die bei Garzoni genannte Geometrie. Statt ihrer tritt jedoch - außerhalb des Kanons der septem artes liberales - die Theologie zu den nicht-fachspezifischen wissenschaftlichen Grundlagen des Arztberufs hinzu, wenn der Arzt "uff erheischende Nothdurfft seinen Patienten mit Christlicher Bescheidenheit der sterbligkeit erinnert / und ihn ermahnet / sich mit seinem Gott zu versöhnen."[999] Dadurch wird die Nähe des Arztes zum eigentlichen "Seelenarzt", d. h. zum Priester,[1000] deutlich, dessen Aufgabe es ist, "die abscheidende Seelen der Sterbenden [...] zu curiren".[1001]

Über die hier genannte Bedeutung der Theologie für den Arzt hinaus kann gerade die religiöse Einstellung eines Menschen entscheidend dafür sein, ob und in welcher Weise er sich ärztlich verhält. Dies sei am Beispiel der - teilweise schon erwähnten - ärztlichen Rollen verdeutlicht, die Simplicissimus im Verlauf des gleichnamigen Romans innehat: Aus der alchemistischen Laboratoriumsarbeit bei Canard[1002] lernt er für seine eigene Karriere als "Storger"

---

996 Teutscher Michel, S. 9.

997 Teutscher Michel, S. 10-11.

998 Zur de facto recht geringen Bedeutung der Musik in der akademischen Ausbildung vgl. Gouk, 2004, S. 167-170.

999 Satyrischer Pilgram, S. 139.

1000 Vgl. etwa Vogelnest II, S. 624: Der verwundete zweite Vogelnest-Besitzer sieht am Ende einer Schlacht, dass "beydes Seelen- und Leib-Aertzt auff der Walstatt / ich wolte sagen / ein Priester und etliche Feldscherer oder Barbierer vorhanden" sind, vgl. dazu auch Engelhardt, 1992, S. 36.

1001 Vogelnest II, S. 624.

1002 Die Zeit, die Simplicius bei Canard verbringt, ist immerhin die einzige Periode systematischer, praktischer Beschäftigung mit Medizin und Pharmazie, die von ihm erwähnt wird.

lediglich, "ein einfältigen Bauern zu betrügen",[1003] nicht aber Menschen wirklich zu behandeln. Später, wieder beim Militär, kuriert er, wohl eher zufällig, "ein paar Febricitanten [...] / die einen besondern Glauben an mir gehabt haben müssen",[1004] und erhält dadurch das Privileg, Arzneikräuter vor der Festung zu sammeln. Dieses jedoch nutzt er (wieder ganz eigennützig) lediglich zum Wildern.[1005] Auch den heilquellenfördernden Stein, den er zusammen mit reichhaltigem naturkundlich-balneologischen Wissen bei den Sylphen erwirbt, will er in Wahrheit nicht zum Wohle seiner Umwelt, sondern nur zu seinem eigenen Profit einsetzen.[1006] Da seine "Profitsucht" (die in völliger Entsprechung zu jener der "Ärzte und Apotheker" zu sehen ist) nach Tarot mit in das breite "Spektrum der avaritia-Vorstellung" fällt,[1007] wird gerade an ihr deutlich, dass er sich noch im Zustand der Sünde befindet. In seiner Sündenbefangenheit ist er nicht bereit, sein medizinisches Wissen altruistisch anzuwenden, sondern simuliert allenfalls eine karitative Haltung, wobei seine Träume auf eine Karriere im Bereich der Balneologie bald zerplatzen. Auf der Kreuzesinsel hingegen ist dem geläuterten, gottgefällig lebenden Simplicissimus Krankenpflege und -behandlung einerseits ein tatsächliches Anliegen[1008] ("sein gröste Freud erwise er mit den Krancken umbzugehen");[1009] andererseits verfügt er dort - als sei dieses Zusammentreffen von Können und Wollen selbstverständlich - auch über ein fundiertes Heilwissen, das er sich offensichtlich in der Naturbeobachtung auf der Insel selbst erworben hat.[1010]

Dieser Zusammenhang zwischen der hohen moralischen Entwicklungsstufe, auf der Simplicius während seines Eremitendaseins im irdischen Paradies der Kreuzesinsel dem Leser begegnet, und seinem ärztlichem Heilwissen und Heilhandeln, hat in der Forschung Anlass zu zahlreichen Deutungen gegeben,

---

1003 Simplicissimus, S. 376.

1004 Simplicissimus, S. 383.

1005 Simplicissimus, S. 383-384.

1006 Simplicissimus, S. 512-523. Kulturhistorisch interessant ist an dieser Stelle übrigens die von Simplicissimus in seinen Träumen bereits antizipierte Abfassung einer Werbeschrift für seinen vom Sylphenkönig erhofften Badeort, der dem "Texttypus der *Badeortmonographie* [Hervorhebung bei Fürbeth, M. D.]" entspricht. Diese Textart, die neben der Beschreibung des eigentlichen Bades auch den Ort mit "seiner Lage und vor allem seiner Lebensmittelversorgung und seiner Ausstattung mit Baulichkeiten" schildert (Fürbeth, 1994, S. 472-474), möchte "den Badegast nicht nur durch die Bandbreite der Indikationen, sondern auch durch die Bequemlichkeit des Ortes gewinnen" (vgl. Fürbeth, 1994, S. 475).

1007 Tarot, 1976, S. 520.

1008 Vorher war es dies allenfalls bei seinen engsten Freunden, vgl. etwa Simplicissimus, S. 200-201, S. 440.

1009 Continuatio, S. 694.

1010 Continuatio, S. 687, S. 694, vgl. dazu etwa Carbonnel, 1987, S. 396.

die seine Arztrolle metaphorisch verstanden wissen wollen. So schreibt Yves Carbonnel in einem Aufsatz zur "Gelehrsamkeit als Schlüssel zum Verständnis"[1011] des *Simplicissimus*-Romans, dass der Inselbewohner in seiner ärztlichen Haltung christusähnliche Züge aufweise und dass - nach dem sensus spiritualis - seine Heilungsbemühungen Erlösungscharakter hätten: Die gealterte Hauptfigur des Schelmenromans

> [...] nähert sich [...] dem Beispiel Christi. Er vermag die Mannschaft des holländischen Schiffes zu heilen, die von den Früchten der Insel gekostet hatte. Er vollzieht die Erlösung dieser Menschen nach ihrem Sündenfall.[1012]

Von einer "Nachfolge Christi" ist auch bei Heßelmann die Rede.[1013] Nicht nur auf den Gottessohn als "Christus medicus", der sich aller Menschen annimmt und ihnen als "Seelenarzt" wie auch als "Menschheitsarzt" Vergebung der Sünden und Heil bringt,[1014] mag der ideale Arzt Simplicius anspielen, sondern nach Hans-Georg Kemper erinnert er auch an einen Hermetiker, einen "in die Naturgeheimnisse Eingeweihte[n], der den 'Sündenfall' seiner Mitmenschen und damit ihren krankhaften Wahnsinn zu kurieren vermag, weil er das 'Spiel der Kräfte Sympathie und Antipathie' durchschaut hat und deshalb um das Geheimnis des bitteren, aber sympathetischen 'Kerns' der Früchte weiß."[1015]

Unabhängig davon, ob die Heilertätigkeit des Inseleremiten die Sorge um das körperliche (und besonders das mentale) Wohl seiner "Patienten" übersteigt, d. h. davon, ob er auch eine psychisch-religiöse Heilung seiner Umwelt vornimmt, ist festzuhalten, dass Simplicius nicht dadurch zur vorbildlichen Heilergestalt wird, dass er, etwa in der Praxis Canards, medizinisches Fachwissen auf dem orthodoxen Weg des Unterrichts durch Dritte erwirbt. Zum Arzt wird er vielmehr paradoxerweise als absoluter Autodidakt, dem medizinisches Wissen nicht einmal mehr in Buchform zugänglich ist. Allein seine richtige Einstellung zur Welt und zu Gott bringt ihn auf diese Stufe. Auf der Insel würde Simplicius, so Barbara Bauer, selbst eines seiner eigenen Werke, nämlich seinen *Ewig-währenden Calender*, als "eitle[n] Tand" verwerfen,[1016] weil er inzwischen "ein Wissen anderer Art über natürliche Zusammenhänge erworben" hat.[1017]

Zu den bisher aufgezählten, für den idealen Arzt erforderlichen wissenschaftlichen und moralisch-religiösen Qualifikationen kommen die in der Ein-

---

1011 So ein Teil seines Untertitels (Carbonnel, 1987).

1012 Carbonnel, 1987, S. 396, unter Bezugnahme auf Kemper, 1981, S. 84.

1013 Heßelmann, 1988, S. 271.

1014 Vgl. zur Vorstellung des "Christus medicus" etwa Honecker, 1986, S. 35-36. Nach Ansicht Beate Kevekordes' wird auch im oft zitierten Medizinerkapitel des *Satyrischen Pilgram* auf dieses Konzept angespielt (Kevekordes, 1987, S. 63).

1015 Kemper, 1981, S. 84.

1016 Bauer, 1994, S. 104.

1017 Bauer, 1994, S. 104.

leitung dieser Arbeit genannten und in ihrem ersten Hauptteil behandelten fünf Bereiche, die das medizinische Wissen im engeren Sinne ausmachen. Schließlich aber ist (und diese Voraussetzung findet sich nicht bei Garzoni) auch noch ein gutes Gedächtnis erforderlich, um "alle Kranckheiten zu wissen / und so viel 1000. darwider dienende Sachen im Kopffe zu behalten".[1018]

Zusammenfassen lassen sich Grimmelshausens Erwartungen an einen guten Arzt in den Worten des *Satyrischen Pilgram* folgendermaßen:

> Ein Medicus, der die Medicina versteht [...] / kan passiren / nemlich wann er die Natur dessen / so er curirt, bedenckt / und Rechenschafft geben kan über alles das jenige / so er vornimpt / beydes in gemein und insonderheit [...].[1019]

Gibt es in Grimmelshausens Romanen überhaupt einen Mediziner, der den hier formulierten Anforderungen an einen guten Arzt genügt?

Ausgerechnet eine nicht akademisch ausgebildete Gestalt kommt dem Leser in den Sinn: der biblische "keusche Joseph", der einen scharfen Verstand, ein gutes Gedächtnis, eine schnelle Auffassungsgabe besitzt,[1020] der etwas von Astronomie, Mathematik und darüber hinaus auch noch von "Magia oder vielmehr [...] Philosophia naturalis" versteht und dem es schließlich auch nicht an der notwendigen Tugend und Frömmigkeit gebricht, um seine Fähigkeiten in den Dienst des Mitmenschen zu stellen. "Der Mensch und Thier Eigenschafften wuste er / und konte derselben Gebrechen durch Artzneymittel leichtlich helffen",[1021] so heißt es schon vom jungen Joseph, der noch im Elternhaus lebt. Bei ihm ist das medizinische Verständnis jedoch nicht Resultat einer Ausbildung oder eines wie auch immer gearteten Lern- oder Erkenntnisprozesses, sondern Begabung: Es gehört zu den "innerliche[n] Gaben", die er einerseits "auff sich geerbet" hat,[1022] die dabei aber zugleich Gottesgeschenke sind. Bei der Josephsgestalt ist allerdings zu berücksichtigen, dass "[a]lle diese tugendhaften Anlagen […] auf eine hohe Standesperson" verweisen,[1023] und "zum Teil die traditionellen Voraussetzungen des idealen Regenten" darstellen.[1024] Nicht der ideale Arzt, sondern der ideale Herrscher wird hier also eingeführt, der nur nebenbei auch herausragende Fähigkeiten zum Arztberuf besitzt.

Auch der tugendhafte Musai aus dem Umfeld Josephs erscheint als positive fiktive Ärztegestalt und tritt in diesem Fall sogar in unfreiwillige Konkurrenz zu einem professionell ausgebildeten Arzt:

1018 Satyrischer Pilgram, S. 140.
1019 Satyrischer Pilgram, S. 144.
1020 Keuscher Joseph, S. 17.
1021 Keuscher Joseph, S. 18.
1022 Keuscher Joseph, S. 17.
1023 Breuer, 1976, S. 312-313.
1024 Breuer, 1976, S. 313.

> [...] und ob ich gleich dem Artzt als ein Knecht dienete / so war ich gleichwohl der Meister in der Medicin; Jch reformirte seine elende Apoteck / mit samt dem laboratorio, und lernte ihn beydes mit præparirung der Artzneyen / und den Kranckheiten viel anders procedirn als er noch bißher gewüst hatte; dahero restituirt er seinen Patienten ihre Gesundheit viel ehender und besser / als man zuvor an ihm gewohnt war [...].[1025]

Dem professionellen Mediziner hingegen, der Musai an seiner Seite beschäftigt und der von seinem Diener lernt, stellt Grimmelshausen gleich ein doppeltes Armutszeugnis aus: Dass er beruflich unfähig ist, zeigt sich an der Tatsache, dass Musai ihn an medizinischen und pharmazeutischen Kenntnissen übertrifft, seine moralische Unfähigkeit wird durch seinen daraus folgenden Neid auf seinen Knecht erwiesen.[1026] Keine der bisher erwähnten Romanfiguren, die noch am ehesten Grimmelshausens Ärzteideal entsprechen,[1027] kann als Beispiel eines idealen Arztes im Sinne eines akademisch ausgebildeten Vertreters der ärztlichen Profession gelten.

Angesichts der rhetorischen Struktur von Grimmelshausens *Satyrischem Pilgram* stellt sich jedoch (zumindest auf der Grundlage der diesbezüglichen Untersuchungen Wilhelm Kühlmanns) ohnehin die Frage, wie, in Anbetracht der angestrebten "vorsichtige[n] Balance zwischen den auseinanderstrebenden Polen normativer und realitätsangepasster Urteilsbildung",[1028] die hohen Anforderungen an einen Mediziner im ersten Abschnitt des "Medizinerkapitels" zu bewerten sind (vgl. dazu ausführlich III.2).

Neben den bisher erwähnten Figuren sind zur Gruppe grundsätzlich positiv zu bewertender Ärzte- bzw. Heilergestalten weiterhin jene Ärzte (und dasjenige medizinische Personal) zu zählen, von denen der Leser zumindest ihren Behandlungserfolg in einem Einzelfall erfährt. Als Beispiel sei der Mediziner im ersten *Vogelnest* genannt, der bei einem zu Tode erschrockenen Mädchen mit gutem und schnellem Erfolg eine musiktherapeutische Behandlung verordnet.[1029]

Bevor im folgenden Abschnitt (III.2) auf eindeutige Negativbeispiele ärztlichen Handelns im Werk Grimmelshausens, sowie auf die zwielichtigen Verflechtungen des Arzt- und des Apothekerberufs näher eingegangen werden soll, sei schließlich noch auf jene Fälle hingewiesen, in denen hervorragend ausgebildete Mediziner, ja sogar "die beste Aertzte die man haben konnte",[1030]

1025 Musai, S. 315-316.

1026 Musai, S. 316.

1027 In seiner ärztlichen Tätigkeit auf der Kreuzesinsel ist Simplicius - neben Musai und Joseph - zu diesen idealen Ärztegestalten zu rechnen, allerdings kann er sich dort auch gerade deshalb als ideale Heilerfigur bewähren, weil er sich auf der Kreuzesinsel in einem der Gesellschaft entrückten, utopischen Bereich befindet.

1028 Kühlmann, 1991, S. 400.

1029 Vogelnest I, S. 363.

1030 Dietwalt, S. 164.

als neutral-beobachtende, gleichwohl aber hilflose Gestalten auftreten. In dieser Weise stehen Ärzte besonders jenen heftigen Formen der Liebeskrankheit gegenüber, in denen die Patienten selbst die Ursache ihrer Erkrankung verschweigen. Hier befinden sich die Mediziner zwar hinsichtlich einer Diagnose zumindest auf der richtigen Fährte und liegen auch in ihren prognostischen Überlegungen nicht falsch, die Therapie jedoch kann nicht durch die professionellen Heiler, sondern nur durch den geliebten Partner vollzogen werden:

> [A]ber gleichwie diese Edle Princessin [d. h. Amelinde, M. D.] alles ihrem lieben Gott und dessen gnädigen Willen heimgestelt: Und ihr vorgesetzt hatte / in ihrem elenden Leiden ehender zu sterben / als ihre heimliche Lieb zu offenbaren / [...] also konnten auch die Aertzt die Ursach ihres beschwerlichen und gefährlichen Zustands weder erforschen noch errahten; ausser daß sie wol und recht urtheilten / daß diese hefftige kranckheit im Gemüht verborgen lege / und daß der Princessin schwerlich geholffen werden: sie auch der gestalt nicht lang austauren könnte / wann dem Ursprung / der diesen schweren Zustand verursacht / nicht bey Zeiten nachgesucht und ausser der Artzney / andere Mittel erfunden würden / das bewegte Gemüht widerumb zuberuhigen [...].[1031]

In derartigen Nöten befindet sich auch Lympida, für die selbst von den "berühmtisten Doctoribus", auch nach deren gemeinsamen Unterredungen, keine Hilfe zu erwarten ist.[1032] Dass Ärzte bei Patienten in Liebesnöten nicht die optimalen Therapeuten sind, erwähnt übrigens auch Wittich, der immerhin selbst ärztlich tätig ist, in seinen Überlegungen zur "Jungfrewlichen Kranckheit oder Schwachheit / Morbus Virgineus genant bey dem Hippocrate". Von diesem Leiden heißt es, dass es "[m]annbar" werdende Jungfrauen befalle und auch "Buler Fieber" genannt werde.[1033] Zwar könne diese Erkrankung mit ihren zahlreichen Symptomen - etwa einem bleichen und traurigen Aussehen, Herzzittern, Trägheit, Gewichtsverlust, "vnrühige[n] vnd schwere[n] träume[n]" u. a. m.[1034] - durch zahlreiche Arzneien behandelt werden:

> Aber der beste Rath vnnd Artzney dieser Jungfräwlichen Kranckheit ist / [...] daß sie [d. h. die Jungfrauen, M. D.] jhre Beywohnung vnnd Gemeinschafft mit den Männern haben [...].[1035]

Im psychosomatisch verwickelten Fall der Liebeskrankheit wird von Grimmelshausen oder von seinen Erzählern also nicht primär Kritik an den Ärzten und ihrer Ohnmacht geübt. Vielmehr kann diese Erkrankung als ein Beispiel für eine Situation gesehen werden, in der die vollständige Heilung über den Bereich ärztlicher Kompetenzen ebenso hinausgeht, wie in jenen Fällen, in denen statt der Ärzte Seelsorger oder Exorzisten von Nöten sind.

1031 Dietwalt, S. 164.

1032 Proximus, S. 633.

1033 Wittich, 1607, Bl. 1^{v}.

1034 Wittich, 1607, Bl. 2^{r}.

1035 Wittich, 1607, Bl. 3^{r}-3^{v}.

Relativ nüchtern und weitgehend neutral werden, um zumindest ein Beispiel eines handwerkschirurgisch orientierten Berufs anzuführen, auch die Feldscherer beschrieben, die in den zahlreichen Schlachten, welche die simplicianischen Schriften schildern, zum Einsatz kommen. Sie fallen allenfalls dann negativ auf, wenn ihre Hilfsbereitschaft aufgrund mangelnder Zahlungen des Verwundeten zu wünschen übrig lässt und sie deshalb die Wunden nur noch nachlässig behandeln.[1036] Es findet sich jedoch keine Kritik an ihren Behandlungsmethoden selbst, die allerdings auch kaum einmal ausführlich dargestellt werden (vgl. I.5.2 und I.5.3).[1037]

1036 Simplicissimus, S. 443, Springinsfeld, S. 260-270.

1037 Ebenso werden beispielsweise auch die Hebammen lediglich erwähnt, ohne dass eine ausdrückliche Bewertung ihrer Arbeit erfolgt: In der *Courasche* muss die als Mann verkleidete Protagonistin fürchten, dass eine Hebamme zur eindeutigen Geschlechtsbestimmung eingesetzt wird (Courasche, S. 52). Im *Simplicissimus* wird erwähnt, dass Hebammen beim Regiment vorkommen, da sie dort (wohl nicht unbedingt zur Freude von Militärstrategen) ein gutes Auskommen haben (Simplicissimus, S. 382).

2. Kälberärzte und Rossdoktoren[1039] - Negative Heilergestalten

Eindeutig negativ fallen die Bewertungen der "Marckschreyer oder Quacksalber (welche sich selbst vornehme Aertzt / Oculisten / Brüch: und Steinschneider nennen [...])" aus.[1040] Dass Grimmelshausen zwischen den Laienheilern und anderen heilkundlich tätigen Berufsgruppen eine so scharfe und eindeutige Trennung vornimmt, mag nicht nur angesichts seiner sonst eher abwägend-dialektischen Haltung gegenüber unterschiedlichen Heilerfiguren und Heilverfahren erstaunen. Noch bemerkenswerter wird die von ihm gesetzte Zäsur dann, wenn man bedenkt, dass die Unterschiede zwischen wissenschaftlicher Medizin und Laienheilern "bis zur Entwicklung der Anästhesie und Antisepsis in der zweiten Hälfte des 19. Jahrhunderts längst nicht so gross waren, wie dies die Ärzte wahr haben wollten."[1041] Die Haltung gegenüber den Laienheilern fiel denn auch zu Grimmelshausens Zeit, so Barbara Elkeles, - von eindeutig "polemische[r] Literatur" abgesehen,[1042] - im Allgemeinen "eher unentschieden" aus.[1043]

Eine ausführliche Berücksichtigung der "Quacksalber"-Kritik bei Grimmelshausen, die vielfach ohnehin an anderen Stellen dieser Arbeit schon am Rande thematisiert worden ist, soll hier vor allem aus zwei Gründen unterbleiben: erstens wegen der Eindeutigkeit des Urteils über die Laienheiler in Grimmelshausens Werken und zweitens auf Grund der Tatsache, dass sie in ihrer bloß betrügerischen Haltung von Grimmelshausen gar nicht mit ernstzunehmendem medizinischen Handeln in Verbindung gebracht werden. Stattdessen soll die Aufmerksamkeit auch in diesem Abschnitt erneut dem Medicus gelten, dieses Mal allerdings aus der Perspektive des satirischen "Gegensatzes":

In Anbetracht der massiven Kritik Grimmelshausens an den Laienheilern behauptet Eckart in seiner Überblicksdarstellung zur *Medizinkritik in einigen Romanen der Barockzeit*, dass "[d]ie eigentlich-medizinkritischen Episoden" des *Simplicissimus* "sich freilich weniger gegen die anerkannte Schul- bzw. Hochschulmedizin als gegen die allenthalben umherziehenden Quacksalber,

---

1039 Vgl. dazu Satyrischer Pilgram, S. 143.

1040 Simplicissimus, S. 564.

1041 Steinke, 2003, S. 14. Nach Steinkes Überlegungen sind in der "Medizin eines ländlichen Heilers" Elemente enthalten, die nach heutiger landläufiger Unterscheidung als "volksmedizinisch" zu bezeichnen wären, daneben aber hätten die Laienärzte immer auch auf Wissen zurückgegriffen, das gewissermaßen dem Stand einer damaligen "Schulmedizin" entsprochen habe (Steinke, 2003, S. 14). Allerdings ist es ohnehin fast unmöglich, eine derartige (per se schon problematische) Unterscheidung zwischen "Schul-" und "Volksmedizin" für die frühe Neuzeit vorzunehmen.

1042 Elkeles, 1987, S. 198.

1043 Elkeles, 1987, S. 211.

Storger, Zähnebrecher und anderen niederen Medizinalpersonen" richteten.[1044] Das "[W]eniger" mag zwar zutreffend sein, grundsätzlich von harter oder vernichtender Kritik verschont bleiben die Ärzte jedoch keineswegs - und dies gilt nicht allein für den "Simplicissimus", sondern auch für die anderen simplicianischen und zumindest auch für einen Teil der nicht-simplicianischen Schriften.

Zum Ziel von Kritik werden sie bereits, ja sogar hauptsächlich deswegen, weil sie nach Grimmelshausens Ansicht im Allgemeinen nicht aus einem ärztlichen Ethos heraus handeln, das ihnen das Wohl der Patienten vor allen pekuniären Interessen zum zentralen Anliegen machen müsste.[1045] Dem Armen rät Grimmelshausen:

> Bistu kranck ja gar in Todesnöthen / so schicke nur nicht weder zum Doctor noch Apothecker / sondern stirbe nur fein geduldig dahin / und gedencke daß man dir auch keine Leichpredig noch Seelmessen [...] halten wird / eben darumb / dieweil du kein Geld hast! Siehe / so seynd derowegen wir leiblicher und geistlicher Artzneyen beraubt; nur dieweil wir kein Geld haben.[1046]

Den Personenkreis, an den dieser ernüchternd-resignierte Ratschlag gerichtet ist, darf man sich allerdings nach Meinung Stolbergs in der frühneuzeitlichen Realität selbst nicht so groß denken, wie ihn der heutige Leser nach der Lektüre dieser Zeilen vielleicht einzuschätzen geneigt ist. Zum Kreis derjenigen, die sich trotz der relativ hohen Kosten für eine medizinische Behandlung - und trotz der nachfolgenden oft noch höheren Apothekerrechnung - einen akademisch ausgebildeten Arzt leisten konnten, gehörte, so das Ergebnis von Stolbergs Forschungen, keineswegs nur eine wohlhabende Oberschicht, sondern auch "zahlreiche Handwerker und Bauern" waren zu einer derartigen Investition in ihre Gesundheit in der Lage.[1047]

Dabei gelangt Simplicius allerdings im Laufe seines Sauerbrunnenaufenthalts zu der Einsicht, dass es nicht einmal immer wirklich von Vorteil sein muss, die finanziellen Möglichkeiten zum Aufsuchen eines Medicus, statt nur zur Konsultation eines billigeren Handwerkschirurgen oder Laienbehandlers,[1048] zu haben. Die Ärzte im Werk Grimmelshausens verstehen es nämlich, ebenso wie sie die Armen oft schlicht ignorieren, ihre wohlhabenderen Patienten wie Bader (finanziell) zu schröpfen und ihre Genesung willentlich hinaus-

---

1044 Eckart, 1982, S. 57-58.

1045 Dies wird deutlich an der ironischen Auskunft des Simplicissimus gegenüber dem König der Sylphen: "Also sucht der Medicus nicht seinen Nutz / sondern die Gesundheit seines Patienten / wohin dann auch die Apothecker zielen" (Simplicissimus, S. 508).

1046 Satyrischer Pilgram, S. 42. Auch die Geistlichen sind, als "Seelenärzte", in die Kritik einbezogen.

1047 Stolberg, 2003, S. 90.

1048 Vgl. dazu Stolberg, 2003, S. 91.

zuzögern. So bleibt der Arme krank, weil er kein Geld für die Behandlung hat, der Reiche deshalb, weil er zu viel Geld hat, um von seinem gewinnsüchtigen Arzt einfach aus der Behandlung in die Genesung entlassen zu werden. Ein Kranker, den Simplicissimus bei seiner Sauerbrunnenkur belauscht, weiß davon zu berichten:

> Ach! [...] ich dancke meinem GOtt / daß er mir nicht mehr überflüssig Geld beschehrt hat / als ich vermag / dann hätte mein Doctor noch mehr hinder mir gewust / so hätte er mir noch lang nicht in Sauerbrunnen gerathen / sondern ich hätte zuvor mit ihm und seinen Apotheckern / die ihn deßwegen alle Jahr schmieren / theilen müssen / und hätte ich darüber sterben und verderben sollen; die Schabhäls rathen unser einem nicht eher an ein so heylsam Ort / sie getrauen denn nit mehr zu helffen / oder wissen nichts mehr an einem zu ropffen; wenn man die Warheit bekennen will / so muß ihnen der jenige so sich hinder sie läst / und hinder welchem sie Geld wissen / nur lohnen / daß sie einen kranck erhalten.[1049]

Indem Simplicissimus als Erzähler die oben zitierten Worte aus dem Munde eines kurenden Patienten[1050] wiedergibt, scheint er jedoch die schlimmste erlauschte Medizinerkritik noch nicht einmal preiszugeben, da er für diesen Fall die Feindschaft der Mediziner und sogar seine eigene Ermordung fürchtet:

> aber ich mags drum nicht alles erzehlen / dann die Herren Medici möchten mir sonst feind werden / und künfftig eine Purgation eingeben / die mir die Seel außtreiben möchte [...].[1051]

Im Ärztekapitel des *Satyrischen Pilgram* scheint der Verfasser die Skrupel, die Simplicius von einer noch drastischeren Ärztekritik zurückhalten, nicht zu haben, sondern Grimmelshausen wetteifert in seinen kritischen Äußerungen förmlich mit der von ihm in diesem Zusammenhang erwähnten Medizinerkritik im *Philander von Sittewald.*[1052] Dabei kommt es gegenüber Grimmelshausens Vorlage, also Garzonis 17. Diskurs, nicht allein zu einer deutlichen Erweiterung der Kritik, sondern es fehlen außerdem in Grimmelshausens "Gegensatz" jene Passagen Garzonis, in denen der Italiener seine Kritik stark relativiert. Letzterer betont ausdrücklich, dass sein hartes Urteil nur auf "gewisse vnerfahrne grobe vnd vngeschickte Kälberärtzte" zu beziehen sei.[1053] Abgesehen von der gebilligten Bloßstellung dieser negativen Ausnahmegestalten, sieht Garzoni eine heftige Ärztekritik als Laster "viel vnbesonnener Leuthe / so mehr auß einem boßhafftigen Neyd / als auß Mißverstandt jhre

---

1049 Simplicissimus, S. 488.

1050 In den zeitgenössischen Badeschriften wird übrigens das Aufsuchen eines akademischen Arztes vor dem Antritt einer Badekur dringend empfohlen, vgl. etwa Graseck, o. J., S. 186-188.

1051 Simplicissimus, S. 489.

1052 Satyrischer Pilgram, S. 143.

1053 Garzoni, 1626, S. 121.

gifftige Zungen wider das herrliche vnd thewre collegium Médicorum scherpffen".[1054]

Grimmelshausen beurteilt dies im *Satyrischen Pilgram* anders: Manche Kritikpunkte mögen ja tatsächlich nur für "die Kälberärtzt und RoßDoctor" zutreffen, "aber die grosse und Nobilissime Herren Doctores Medicinæ haben eben so wohl auch ihre Mängel".[1055] Mancher von ihnen füllt gar "mehr als nur einen Kirchhoff mit Leichen"[1056] - ein Vorwurf, der bei Moscherosch oft ähnlich drastisch formuliert wird.[1057]

Grimmelshausens (und abgesehen von den genannten Relativierungen zumeist auch Garzonis) ärztekritische Betrachtungen lassen sich verkürzt zusammenfassen im Universalvorwurf der ärztlichen Ungebildetheit und Unwissenheit, der Arroganz, des Titelbetrugs, der gewissenlosen Geschäftstüchtigkeit um den Preis der verzögerten Gesundung des Patienten, der mangelnden Hilfsbereitschaft gegenüber mittellosen Kranken sowie einer Skrupellosigkeit, die selbst vor der Durchführung einer Abtreibung oder vor einem Mord bzw. einer Schädigung von Personen im Dienste von Konspirationen, von karriere- und machtpolitischen Interessen nicht zurückschreckt.[1058] Die hier skizzierten Verhaltensweisen und Charakterzüge negativer Ärztegestalten stimmen weitgehend mit dem Lasterkatalog von "Geiz, Habgier, Überheblichkeit, Unvorsichtigkeit, Dogmatismus und [...] Anmaßung Herr über Leben und Tod zu sein" überein, den Eckart als typischen - und gewissermaßen zeitlosen - Ausgangspunkt zahlreicher Karikierungen ärztlichen Personals sieht.[1059]

Doch steht der "Gegensatz" des achten Kapitels von Grimmelshausens *Satyrischem Pilgram* nicht für sich alleine, sondern er muss immer im Zusammenhang des gesamten Medizinerkapitels gesehen werden. Zu fragen ist daher, welche Konsequenzen sich für Grimmelshausens Bild vom schlechten Arzt aus einer solchen Kontextualisierung ergeben. Zunächst mag die Synopsis von "Satz" und "Gegensatz" und die zusätzliche Berücksichtigung des "Nachklangs" eine Relativierung der Ärztekritik bewirken:

> [D]as dreigliedrige Schema von Satz, Gegensatz und Nachklang versucht, moralischer Belehrung durch die Auflösung des Arguments in Pro und Contra die dogmatische Schärfe zu nehmen und gleichzeitig den Autor dem Vorwurf des ungerechtfertigten Richtens zu entziehen.[1060]

1054 Garzoni, 1626, S. 120.

1055 Satyrischer Pilgram, S. 143.

1056 Satyrischer Pilgram, S. 144.

1057 Immer wieder werden die Ärzte auch bei Moscherosch, 1642/1974, als Mörder bezeichnet, vgl. etwa im 4. Gesicht, S. 146-148, im 5. Gesicht S. 235-236 u. ö.

1058 Satyrischer Pilgram, S. 140-144.

1059 Eckart, 1982, S. 49.

1060 Solbach, 1990, S. 324.

Geht man allerdings noch einen Schritt weiter und berücksichtigt bei der vergleichenden Analyse von "Satz" und "Gegensatz" auch die Gestaltung von Medizinerfiguren in Grimmelshausens Romanen als Beispiele für die im *Satyrischen Pilgram* dargestellten Ärztetypen, dann ergibt sich in dieser Zusammenschau von "Satz", "Gegensatz" und der fiktionalen Umsetzung der beiden eine Ver- statt einer Entschärfung der Kritik. Nicht allein der "Gegensatz" ist es dann, der letztendlich den Stab über die Ärzte, wie sie sich im Werk Grimmelshausens darstellen, bricht, sondern auch der "Satz" hat daran einen spürbaren Anteil.

Es ist ein Leichtes, in Grimmelshausens Werk Beispiele für den schlechten Arzt und Heiler zu finden - man denke etwa an die bestechlichen und geldgierigen Ärzte, die Herzbruder wegen seiner Vergiftung in Wien und am Sauerbrunnen konsultiert, an Doktor Canard mit seinen anbiedernden, fragwürdigen Diagnosemethoden, an Musais eifersüchtig-unfähigen ärztlichen Arbeitgeber, an die sich in zahlreichen Textpassagen manifestierende, diskriminierende Haltung der Ärzte gegenüber armen Patienten. Ideale oder auch nur eindeutig positiv bewertete (professionelle) Ärzte, die dem Ärztebild des "Satzes" entsprächen, kommen hingegen, wie bereits gezeigt werden konnte, praktisch nicht vor. Die Messlatte des idealen Arztes wird von Grimmelshausen im *Satyrischen Pilgram* so hoch gehängt, dass auch das im "Satz" artikulierte, aber nur hervorragenden Medizinern vorbehaltene "Ärztelob" letztlich die Ärztekritik des Barockautors eher unterstreicht, statt sie zu relativieren: Vor dieser Folie nämlich kann kaum einer der fiktiven Ärzte moralisch und fachlich bestehen. In der Zusammenschau des *Pilgram*-Traktats und der Romane Grimmelshausens wird also die grundlegende Verkehrtheit des Heilerwesens vor dem Hintergrund des Ideals in aller Schärfe deutlich.

In dieser Interpretation dient das Ideal zur Kritik der innerfiktionalen ärztlichen Alltagsrealität. Aus einer anderen Perspektive kann jedoch umgekehrt letztere dazu dienen, das Ideal in Frage zu stellen. Der quantitativ und qualitativ fast unerfüllbare Katalog von Anforderungen an einen idealen Arzt erschiene dann - jenseits bloßer Utopie - als Maßstab letzten Endes unangemessen, so dass hier ein Scheitern des Arztes nur allzu verzeihlich und gewissermaßen vorprogrammiert wäre. Aus dieser Sicht mag Grimmelshausen im *Satyrischen Pilgram* sogar bestrebt sein, den Leser mit den Fehlern des Ärztestandes und seiner Vertreter, solange sie nicht in extremer Ausprägung vorliegen, zu versöhnen, schließlich läuft nach Kühlmann die dialektische Form der gesamten *Pilgram*-Schrift auf eine "Vermittlung der Gegensätze" hinaus, gerade indem sie die "Mängel" des Faktischen bezüglich "jegliche[r] Vollkommenheit" bewusst darstellt.[1061]

In der grundsätzlichen Unvollkommenheit irdischer Verhältnisse, die der *Satyrische Pilgram* abzubilden bestrebt ist, liegt auch ein möglicher Grund

1061 Kühlmann, 1991, S. 392.

dafür, warum Ärzteideal und Ärztekarikatur - zueinander in komplementärem Verhältnis stehend - nicht nur bei Grimmelshausen, sondern Jahrhunderte und Jahrtausende hindurch in der Literatur nachgewiesen werden können. Nach Eckart hat "zu jeder Zeit zwischen dem Ideal und der oft desillusionierenden Realität des jeweiligen Arzttypus" ein "Mißverhältnis" bestanden.[1062] Für die Jahrzehnte zwischen Barock und Aufklärung unterscheidet Eckart (auf der Grundlage von Texten über das ärztliche Ideal- und Realverhalten) in der Ärztedarstellung einen "Medicus politicus" einerseits und einen "Macchiavellus Medicus" andererseits. Auch wenn Grimmelshausen selbst diese beiden Begriffe, die in annähernd zeitgenössischen Texten auftauchen, nicht verwendet, lassen sie sich dennoch der These und der Antithese in Grimmelshausens Überlegungen folgendermaßen zuordnen: Dem "Satz" entspricht der "Idealtypus des ‚Medicus politicus'", eine musterhafte Ärztegestalt, über die versucht wird, "verhaltensnormierend in den Berufs- und Lebensalltag des Arztes einzugreifen",[1063] während dem "Gegensatz" Grimmelshausens der "Macchiavellus Medicus" als Gegenfigur korrespondiert, die "Ideal und Ideologie des ‚Medicus Politicus' der Zeit satirisch in Frage stellt".[1064]

Zum "Macchiavellus Medicus" mutieren die Ärzte vor allem dann, wenn sie an Seilschaften und Absprachen mit anderen Berufsgruppen aus dem Heilsektor partizipieren, so etwa in ihrer Kollaboration mit den Apothekern. Dass diese Allianz zumeist von handfesten wirtschaftlichen Interessen beider Seiten getragen wird, deutet etwa die Beschreibung einer ärztlichen Apothekenvisitation im zweiten *Vogelnest* an. Fachliche Schmeicheleien und Bestechung in Form eines Rings und einer in Aussicht gestellten üppigen Bewirtung können dem Apotheker durch den visitierenden Arzt gut und gerne "ein paar Recipe in seine Apotheck" bringen.[1065] Eine solche Allianz ungleich bedrohlicheren Ausmaßes wird bereits in Moscheroschs *Gesichten Philanders von Sittewalt* recht eindrücklich beschrieben, in denen ein "Apothecker" und ein "Barbierer" gemeinsam "als [...] Executores"[1066] des Arztes auftreten und für die sich in der Folge ereignenden Todesfällen mitverantwortlich sind.[1067] In

1062 Eckart, 1984, S. 211.

1063 Eckart, 1984, S. 223. Erwägenswert wäre jedoch auch, als positive Seite dieser Antithese Augustin Thoners (1567-1655) Begriff vom "Medicus rationalis" einzusetzen, vgl. dazu und zu Leben und Werk Thoners Kutzer, 2000, S. 156.

1064 Eckart, 1984, S. 217.

1065 Vogelnest II, S. 503-504. Von einer allgemeinen Anfälligkeit der Heilberufe für Schmiergelder geht auch Simplicius bei der Planung einer erfolgreichen Sauerbrunnenvermarktung aus, vgl. Simplicissimus, S. 516.

1066 Moscherosch, 1642/1974, S. 255.

1067 Moscherosch, 1642/1974, S. 255-257.

diese Richtung geht auch das Wortspiel vom "Doctor und seine[n] Abdecker[n]", das im *Simplicissimus* erwähnt wird.[1068]

Gerade Apotheker mit ihrem Zugang zu starken Mitteln, deren Einsatz ebenso heilend wie schädigend sein kann, sind immer wieder auch bereit, ihr Wissen und ihre Wirkstoffe in den Dienst ethisch fragwürdiger Manipulationen zu stellen. So werden die unangenehmen Folgen des blähungsfördernden Mittels, das Courasche in Italien von ihren Feinden verabreicht wird, nur dadurch ermöglicht, dass ein Militärapotheker dieses zur Verfügung stellt (vgl. I.5.2).[1069] Seine Tat kann ihm jedoch in diesem Falle nicht einmal von der rachsüchtigen Courasche offen heimgezahlt werden, "(w)eil er [...] bey hohen und niedern Officiern wohl dran war / zumahln wir ihn täglich bey unsern Krancken / die den Jtaliänischen Lufft nicht wohl vertragen konten / brauchen musten; ich [d. h. Courasche, M. D.] auch selbst zu sorgen / ich möchte ihm etwan heut oder morgen in die Cur kommen".[1070] Der Apotheker scheint also in diesem Falle weitgehende, fast ärztliche Handlungsbefugnisse zu haben. Seine Arzneimittel, mit denen er Courasche Schande und Schaden zugefügt hat, könnte er ihr im Krankheitsfall zu Heilungszwecken zugute kommen lassen, seine mögliche Unverzichtbarkeit macht ihn in ihrer Wahrnehmung zu einer noch immer bloß ambivalenten Gestalt, die sie nicht völlig abqualifizieren kann. Im Gegensatz zu vielen der bisher untersuchten Fälle, in denen ethische Einstellung und fachliches Können eng zusammenhängen, scheint diese Heilerfigur über unverzichtbare fachliche Qualitäten zu verfügen, obwohl sie sich moralisch eindeutig disqualifiziert hat.

Die an dieser Textstelle deutlich werdende Janusköpfigkeit eines Apothekers, der schaden und heilen kann, deutet auf die besondere Machtposition derer hin, die mit schweren Krankheiten und gefährlichen Giften umgehen und daher die apollinische Fähigkeit besitzen zu heilen, aber auch zu töten. Überall dort, wo es gesundheitlich um Leben und Tod oder zumindest um die Wiedererlangung von Gesundheit und Lebensqualität geht, ist die Bedeutung des

---

1068 Simplicissimus, S. 477, auch Moscherosch ist dieses Wortspiel wohl nicht fremd, wenn er, statt wie sonst vom "Apothecker", an einer Stelle seiner Apothekerkritik unvermittelt vom "Apodecker" spricht und diesen dabei in die Nähe zu betrügerisch agierenden alchemistischen Goldmacher-Kreisen rückt, vgl. Moscherosch, 1642/1974, S. 360.

1069 Ein ähnliches Beispiel der Mitarbeit eines Apothekers bei einer Rachehandlung findet sich im zweiten *Vogelnest*. Dort bereitet ein (verwandter und befreundeter) Apotheker (vgl. Vogelnest II, S. 494) dem gehörnten Ehemann ein "Purgier-Träncklein" zu (vgl. Vogelnest II, S. 503), dessen Wirkungen seine untreue Frau später im eigenen, kotbesudelten Gesicht auszubaden hat (vgl. Vogelnest II, S. 506). In I.5.2 behandelt wurde außerdem die Mitarbeit dieses Apothekers bei der Vertuschung einer Entjungferung.

1070 Courasche, S. 98.

Arztes oder Apothekers aus der Sicht des Patienten kaum zu überschätzen - dafür finden sich nicht allein im *Satyrischen Pilgram*, sondern auch an zahlreichen anderen Stellen der Werke Grimmelshausens Beispiele. Leicht kann der Kranke in einer derartigen Situation der Abhängigkeit den Arzt in Übertretung des ersten Gebots als einen Gott ansehen, der über sein weiteres Schicksal entscheidet. Dies beobachtet zumindest Simplicius in einer scharfsinnigen Analyse, die er den religiös fragwürdigen Wertmaßstäben seiner Mitmenschen zukommen lässt:

> und wann [...] die menschliche Gebrechen sich anmeldeten / so machten die elende Menschen einen Gott auß dem Medico, und suchten ihres Lebens Auffenthalt in der Apotheck / auß welcher sie zwar öffters zum Todt befördert wurden.[1071]

So groß die Macht des professionellen Heilerpersonals ist, einen vorzeitigen Tod herbeizuführen, so ungern werden Ärzte zu Zeugen eines natürlichen, nicht mehr abzuwendenden Todes: Als Herzbruder stirbt, haben "ihn die Medici und Aertzt", die sich "zuvor genugsam an ihm begraset hatten", längst wegen seines hoffnungslosen Zustands "verlassen".[1072] Die Ärzte am Kurort verhalten sich also nicht besser als jene, vor denen Paracelsus warnt, da sie einen todkranken Patienten nicht aus medizinischen Gründen, sondern nur deshalb zu einer Badekur schickten, um ihn sich vom Halse zu schaffen.[1073]

Allein schon die Tatsache, dass Grimmelshausen den Ärzten neben den Priestern, Bauern, "großen Herren", Philosophen und Bettlern (sowie indirekt auch noch den Soldaten und den Dichtern) im *Satyrischen Pilgram* ein eigenes Kapitel widmet, bezeugt, dass er die Vertreter der Heilberufe von vornherein mehr als die meisten anderen, in dieser Schrift nicht erwähnten Professionen und Stände im Zeichen der Differenz zwischen richtigem und falschem Verhalten sieht. Wie gezeigt werden konnte, ist "richtig" und "falsch" hierbei ebenso moralisch wie fachlich zu verstehen, wobei die ethische Bewertung ärztlichen Handelns und die Einschätzung ärztlichen Könnens und Fachwissens sowohl im *Satyrischen Pilgram* als auch bei den meisten fiktionalen Heilergestalten der Romane eine untrennbare Verbindung miteinander eingehen.

Simplicius erscheint das ärztliche Verhalten im Spannungsfeld von Ideal und Alltagsrealität gar dazu geeignet, den desolaten moralischen Gesamtzustand der Menschenwelt dadurch zu exemplifizieren. Zu diesem Zweck jedenfalls wird es in der Mummelsee-Episode - flankiert von der angeblichen Vor-

---

1071 Simplicissimus, S. 89.

1072 Simplicissimus, S. 471.

1073 Vgl. Paracelsus in seiner um 1525 erschienenen Schrift *Von den natürlichen bedern* (Paracelsus, 1930, S. 247): "als der Brauch ist also. So ein arzt an einem kranken verzweifelt oder besorgt ein zukünftig bösers, das eim solchen in ein bat geraten wird zu einer entschuldigung."

bildlichkeit der Theologen, Kaufleute, Wirte, Handwerker und Soldaten - in satirischer Umkehrung des tatsächlich von ihm Erlebten geschildert:

> Also sucht der Medicus nicht seinen Nutz / sondern die Gesundheit seines Patienten / wohin dann auch die Apothecker zielen [...].[1074]

Dass ein derartiges ärztliches Verhalten, wie Simplicius es im Gespräch mit dem Sylphenkönig auf Erden beobachtet zu haben vorgibt, geradezu utopischen Charakter hat, mag durch ein sehr ähnliches Zitat aus Andreaes Utopie *Christianopolis* erwiesen werden. In diesem Werk wird innerhalb der idealen Gesellschaft die ärztliche Präsenz am Krankenbett folgendermaßen charakterisiert:

> [...] non medicorum apud magnates turba est, apud minores solitudo; quamvis omnino in mundo [d. h. extra muros huius utopiae, M. D.] plures divitum a medicis interimantur, quam pauperum.[1075]

In der bereits untersuchten religiösen Dimension der Weinarzt-Szene und im ärztlichen Handeln des moralisch vorbildlichen Inseleremiten Simplicius deutet sich ein entscheidender Grund dafür an, warum sich gerade der Arztberuf besonders dazu eignet, an seinem Beispiel Ideal und Realität menschlichen Verhaltens gegeneinander zu stellen:

Mehr als andere Berufe hat die ärztliche Profession ihr direktes Vorbild im Handeln Christi, da dieser sich den körperlich, geistig und besonders den geistlich Heilungsbedürftigen zuwendet. In der Gestalt des Erlösers ist das Idealbild vom Arzt (und vom moralischen Menschen) seit Beginn der christlichen Zeitrechnung festgelegt. So wie der Arzt immer wieder daran scheitern muss, sich diesem Vorbild auch nur anzunähern, so gelingt auch außerhalb der ärztlichen Profession dem Menschen die imitatio Christi im Zustand der Sünde nur unvollständig.

1074 Simplicissimus, S. 508.

1075 Andreae, 1619/1972, S. 218, in der deutschen Übersetzung von David Samuel Georgi, lautet die Textstelle: "Es ist hier kein Gedränge der Ärzte um das Bett der Großen herum oder einsam um das Bett der Geringen; wiewohl in der Welt mehr Reiche [...] von den Ärzten in die Ewigkeit befördert werden als Arme" (S. 219).

Medizin und Literatur - Rezeption, Einschätzung und Funktion von medizinischem Wissen und ärztlichem Handeln im Werk Grimmelshausens

1. Rückblick: Medizin im Licht der Literatur

Beschränkte sich in den vorangegangenen Abschnitten die Untersuchung von Grimmelshausens Verhältnis zur Medizin seiner Zeit jeweils auf ein bestimmtes medizinisches Konzept bzw. zuletzt auf die Frage nach seiner Beurteilung des ärztlichen Heilerpersonals, so soll im Folgenden eine Zusammenschau der Einzelergebnisse unternommen werden. Hierbei sind die beiden eingangs formulierten Leitfragen - beginnend allerdings mit der zweiten - noch einmal zu stellen, nun im Blick auf die übergreifenden Muster des literarischen Umgangs mit medizinischem Wissen und ärztlichem Handeln in Grimmelshausens Werken:

Inwieweit entsprechen die in Grimmelshausens Schriften dargestellten Konzepte von Gesundheit, Krankheit, Prophylaxe und Therapie überhaupt dem medizinischen Wissen ihrer Zeit und dem im 17. Jahrhundert außerhalb der Fiktion praktizierten Umgang mit dem gesunden bzw. kranken menschlichen Körper?

Bemerkenswerter Weise waren in der vorliegenden Untersuchung in keinem Fall Schilderungen eines medizinischen Vorgehens nachzuweisen, die in offenem Widerspruch zu den heilkundlichen Usancen der Zeit Grimmelshausens stünden oder in denen dem zeitgenössischen Medizinwissen überhaupt keine Beachtung geschenkt würde. Dies ist, fasst man alle Einzelergebnisse der vorangehenden Abschnitte in allgemeinster Form zusammen, die Antwort auf die oben noch einmal zitierte zweite Leitfrage.

Dabei gibt es jedoch, was die Übernahme medizinischen Wissens aus den verschiedenen Heilsystemen angeht, eindeutige qualitative und quantitative Unterschiede. Für jene Stellen der Werke Grimmelshausens, die sich mit der galenistischen Medizin seiner Zeit auseinandersetzen, konnte nachgewiesen werden, dass sich die Schilderung medizinischer Vorgänge selbst in scheinbar nebensächlichen Details - so zum Beispiel in der Beschreibung der Abendmahlzeit eines Podagrakranken - sehr stark an den zeitgenössisch in der medizinischen Ratgeberliteratur empfohlenen Vorgehensweisen orientiert. Anspielungen auf andere medizinische Heilkonzepte kommen dagegen nicht nur insgesamt seltener vor, sondern auch der Detailreichtum und die Ausführlichkeit der Schilderungen sind in diesen Fällen oft geringer,[1076] was zumeist mit einer kritischeren Beurteilung des zugrunde liegenden medizinischen Modells in den jeweiligen Texten korreliert.

Dort, wo Grimmelshausen zu einem medizinischen Thema bei seinen Zeitgenossen stark divergierende Positionen vorfindet, zeigt sich seine eigene Haltung oft von einer Auseinandersetzung mit der zeitgenössischen Diskussion beeinflusst, so etwa in seiner Beurteilung verschiedener iatromagischer Verfahren oder der Musiktherapie beim biblischen König Saul.

Dass in satirischen Kontexten medizinisches Handeln oder Aussagen, die sich auf den Bereich der Heilkunde beziehen, auch zur Groteske verzerrt sein können, mag den heutigen Leser leicht dazu verleiten, ihre Beziehungen zur frühneuzeitlichen Heilkunde gänzlich zu übersehen (so etwa bei der salamandrischen Feuerkur). Gelegentlich muss dem Rezipienten dieser barocken Texte sogar die Pointe selbst entgehen, wenn er über ein bestimmtes frühneuzeitliches Medizinwissen - beispielsweise über den Zusammenhang von sexueller Ausschweifung und Podagra - nicht verfügt. Die bisherigen Ausführungen waren daher von dem Bemühen getragen, durch Kommentierung und Kontextualisierung zumindest einzelner Textpassagen einem aus dem historischen Abstand unzureichenden Verständnis derselben gegenzusteuern. Zu diesem Zweck wurde immer wieder auch auf jene Anspielungen Grimmelshausens auf zeitgenössisches medizinisches Wissen und Handeln hingewiesen, die der Leser erst auf den zweiten Blick als solche erkennt.

Die zahlreichen in den vorangehenden Abschnitten behandelten Beispiele für detailreiche Schilderungen diätetischer oder therapeutischer Maßnahmen, für ausführliche oder wiederholt thematisierte Diskussionen eines bestimmten umstrittenen medizinischen Sachverhalts, für beiläufige oder bewusst versteckte Anspielungen, wie sie sich in Grimmelshausens Werken finden lassen, zeigen die enge Beziehung der Texte dieses Barockautors zur zeitgenössischen Heilkunde und zum zeitgenössischen Krankheitsverständnis. Auf dieser Basis der somit vorauszusetzenden intensiven Beschäftigung Grimmelshausens zumindest mit deutschsprachigen Schriften zur frühneuzeitlichen Medizin, Pharmazie und Naturphilosophie kann nun auch die andere eingangs formulierte Leitfrage noch einmal gestellt werden: Wie beurteilt Grimmelshausen die Medizin seiner Zeit, welche allgemeinen Ergebnisse lassen sich bezüglich seiner "Medizinkritik" festhalten?

Immer wieder, so konnte an zahlreichen Beispielen gezeigt werden, ergibt sich für die Beurteilung der Medizin im Werk Grimmelshausens dasselbe grundlegende Problem: Medizinische Methoden und ärztliches Handeln sind

1076 Allenfalls für diese nicht-galenistischen Medizinkonzepte mag die Beobachtung Ayletts teilweise zutreffen, die dieser - zu Unrecht - für Grimmelshausens Umgang mit der Medizin insgesamt anführt: "He does not focus too sharply on this one small aspect of life" (Aylett, 1982, S. 218).

häufig Bestandteil der vielfältigen in Grimmelshausens Texten vorkommenden satirischen Schilderungen[1077] und werden dabei selbst oft in ironischer Weise dargestellt. Nicht immer lässt sich in diesen Fällen die Reichweite der Satire eindeutig ausmachen: Richtet sie sich allein gegen die in diesem Kontext handelnde(n) Heilerperson(en), gegen den in dieser Textpassage auftretenden einzelnen Patienten oder medizinisch urteilenden Laien etc.? Ist der ganze durch den einzelnen Heiler verkörperte Berufsstand Ziel ihres Angriffs? Oder gilt der Spott auch den geschilderten Heil- oder Vorbeugemaßnahmen selbst und nicht nur ihrem unbeabsichtigt oder beabsichtigt falschen Gebrauch und dem unzureichenden Verständnis des dahinterstehenden Heilkonzepts? Die Frage nach der Bewertung eines medizinischen Verfahrens oder einer heilkundlichen Theorie kann also unter Umständen selbst dann schwierig zu beantworten sein, wenn sie nur im Hinblick auf einen einzelnen Textabschnitt gestellt wird.

Lässt sich für eine bestimmte Textstelle nachweisen, dass dort tatsächlich ein bestimmtes Heilverfahren und Heilwissen an sich zum Angriffspunkt der Satire werden, so darf auch dies nicht sofort zu Verallgemeinerungen führen. Zuvor ist eine vergleichende Untersuchung anderer, möglicherweise entgegengesetzt urteilender Textstellen erforderlich, die diesen medizinischen Einzelaspekt ebenfalls thematisieren. Gerd Hillen weist auf eine "Dialektik von didaktischem Engagement und ironisch/satirischer Zurücknahme" im *Simplicissimus* hin,[1078] die im Hinblick auf Grimmelshausens Beurteilung der Medizin auch in anderen seiner Werke, besonders im achten Kapitel des *Satyrischen Pilgram* ‚nachgewiesen werden kann.[1079]

Aus diesen Überlegungen wird deutlich, dass es in den meisten Fällen äußerst fragwürdig wäre, aus einer einzelnen Textstelle ein grundsätzliches (positives oder negatives) Urteil Grimmelshausens etwa über den Galenismus, den Paracelsismus, die studierten Mediziner oder auch nur über eine ganz bestimmte Behandlungsmethode ablesen zu wollen. Werden Vereindeutigungen oder Verallgemeinerungen vorschnell vorgenommen, so gilt es, sie kritisch zu hinterfragen, was am nachfolgenden Beispiel gezeigt werden soll:

1077 Zu den *Traditionslinien und Wandlungen in Grimmelshausens Satireauffassung* vgl. den im Untertitel so benannten Aufsatz von Siegfried Streller, der darin die unterschiedlichen Formen der Satire bei Grimmelshausen ausführlich darstellt (Streller, 1993, bes. S. 40). Zur Satire bei Grimmelshausen allgemein vgl. besonders Trappen, 1994, und Merzhäuser, 2002.

1078 Hillen, 1984, S. 277.

1079 Satire, auch wenn sie das medizinische Denken und Handeln an sich (also nicht nur deren Umsetzung in der aktuellen Figuren-, Erzähl- oder Handlungskonstellation) betrifft, muss das Dargestellte nicht immer grundsätzlich relativieren, vgl. dazu, für das Gebiet der christlichen Moraldidaxe, Hillen, 1984, S. 275-276.

Bei der Interpretation jener bereits mehrfach erwähnten Szene des *Simplicissimus*, in der die Sylphen dem Protagonisten eine Feuerkur anbieten, kommt Belkin zu dem abschließenden Urteil, dass sich "Grimmelshausen [...] in der Mummelsee-Episode nicht nur von der galenistisch-arabischen humoralpathologischen Medizin des Mittelalters, sondern auch von Paracelsus" distanziere. Das einzige, was er, nach Auffassung Belkins, "in der Medizin nicht ironisiert und satirisiert, ist eine Naturmedizin, eine Naturheilkunde, welche die natürlichen Kräfte einer Heilquelle verwertet".[1080]

Aus der Tatsache, dass Simplicissimus die ihm angebotene Feuerkur ablehnt, kann jedoch ebenso wenig auf eine Ablehnung des Galenismus geschlossen werden wie aus der Erwähnung des "Elixiers Theophrasti" auf eine grundsätzliche Kritik an Paracelsus. Wenn überhaupt, dann werden in dieser Textpassage ein bestimmtes paracelsisches Medikament und eine spezielle humoralpathologisch motivierte Behandlungsmethode (das evakuierende Verfahren der Schweißbades) beurteilt (vgl. etwa I.5.1 und II.1). Im Falle des - noch dazu nur innerhalb eines Vergleichs genannten - paracelsischen Elixiers kann allerdings nicht einmal von einer Beurteilung oder einer eindeutig satirischen Darstellung die Rede sein.

Zusätzliche Komplexität gewinnt die Frage nach Grimmelshausens Verhältnis zur Medizin, wenigstens in den Texten des simplicianischen Zyklus, durch die Erzählperspektive. Siegfried Streller weist darauf hin, dass "im *Abentheurlichen Simplicissimus* und seinen Folgeschriften [...] die Figurenperspektive, aus der die jeweiligen Erzähler in der Ich-Form berichten, ironisch gebrochen ist", so dass es immer wieder zu "ironischer Selbstkritik" komme, "indem sich die Erzähler durch das Handlungsgeschehen und durch Reflexionen selbst in Frage stellen."[1081] Auch Solbach kommt in seiner differenzierten Analyse der Erzählhaltung im *Springinsfeld*-Roman zu dem Ergebnis, dass die Ermittlung einer Zielrichtung der Satire vor allem wegen der "Differenz der Wertungskategorien von erzählendem und erzähltem Ich" schwierig sei. Dem Leser werde durch die Abwesenheit einer "auktoriale[n] Kommentarinstanz", durch einen "fehlende[n] Normhorizont" seine "hermeneutische Mitarbeit" erschwert.[1082] Die auch in Grimmelshausens medizinischen Schilderungen so auffällige "Welthaftigkeit der realistisch in Szene gesetzten Wirklichkeit"[1083] mag, wenn nicht schon den zeitgenössischen, dann zumindest den heutigen Leser voreilig dazu verführen, in der innerfiktionalen Darstellung medizinischen Denkens und Handelns vorrangig eine Auseinandersetzung Grimmelshausens mit den Krankheitskonzepten und Heilmethoden seiner Zeitgenossen zu sehen und sie nicht mehr im Hinblick auf die Figuren-

---

1080 Belkin, 1987, S. 117.

1081 Streller, 1993, S. 35.

1082 Solbach, 1990, S. 326.

1083 Solbach, 1990, S. 327.

entlarvung und -karikierung zu deuten. Gerade die in I.1 erörterten humoralpathologischen Ausführungen Courasches können dafür als Beispiel dienen, auch wenn bei dieser Gestalt zumindest das Auseinanderbrechen zwischen erzähltem und erzählendem Ich nicht in dem Maße wie bei anderen Protagonisten des simplicianischen Zyklus zu beobachten ist.

Im Bewusstsein dieser hier nochmals summarisch dargestellten Schwierigkeiten bei dem Vorhaben, das Verhältnis Grimmelshausens zur Medizin seiner Zeit aus einzelnen Textpassagen zu erschließen, erschien es der Verfasserin als einzig angemessener Weg, gerade dort, wo die Divergenz der untersuchten Texte dies erforderlich machte, die darin gefällten antithetischen Urteile über bestimmte medizinische Konzepte und ärztliche Haltungen zur gegenseitigen Erhellung und gegebenenfalls auch Relativierung einander gegenüberzustellen. Nur auf diese Weise konnte die Differenziertheit des Grimmelshausenschen Blicks auf viele medizinische Fragen deutlich gemacht werden: In zahlreichen Fällen verweigern die jeweiligen Erzähler, verweigert, so scheint es, auch der Autor eine eindeutige Zustimmung zu einer Methode ebenso wie eine grundsätzliche Ablehnung derselben. Dieser Eindruck entsteht, wie bereits erwähnt, oft nicht erst bei synoptischer Betrachtung mehrerer Textstellen, sondern bereits bei der Analyse einer einzelnen Textpassage.

Vereinzelt ergaben sich jedoch auch eindeutige, mehrere Werke durchziehende Positionen zu bestimmten medizinischen Fragen:

Eindeutig akzeptiert ist durch Grimmelshausen etwa die diätetische - und im Grunde auch moralische - Kernthese, dass die Erhaltung und die Wiederherstellung von Ordnung unabdingbare Voraussetzungen von Gesundheit sind. Die Einhaltung des rechten Maßes in Bezug auf die sex res non naturales ist dabei eine unhintergehbare Grundvoraussetzung dieser Ordnung. Gezeigt werden konnte daneben auch das grundsätzliche Misstrauen der Erzähler und Protagonisten der Romane gegenüber der Iatromagie, wobei diese auf sehr unterschiedliche Weise - im Rahmen einer im "Theologischen Stylus" verfassten Warnung, auf satirischem Wege oder durch die sich selbst entlarvende Gegenüberstellung von subjektiver Deutung und objektivem Sachverhalt - kritisiert wird. Zumindest distanziert ist auch Grimmelshausens Haltung gegenüber Paracelsismus und Alchemie, was sich besonders an der häufigen Erwähnung der Letzteren im Zusammenhang mit Gewinnstreben oder Betrug erweist. Göttliches Eingreifen in menschliche Gesundheit und Krankheit sowie die Fähigkeit des Teufels, Krankheiten hervorzurufen, werden hingegen so gut wie gar nicht in Frage gestellt.

Zahlreiche Stellen der Werke Grimmelshausens machen außerdem deutlich, dass eine enge Beziehung zwischen dem Umgang mit Gesundheit und Krankheit und der moralischen Einstellung eines Menschen besteht. Dies gilt sowohl für die Behandlung des eigenen Körpers als auch für das Verhalten des Arztes gegenüber dem Kranken - und dabei für beides gleich in mehrerlei Hinsicht:

So erreichen die Wiedertäufer ein hohes Lebensalter, weil ihr nach moralischen Gesichtspunkten geführtes Leben zugleich sehr gesund ist. Andererseits hat das Sorgen für die eigene Gesunderhaltung (in Form einer Orientierung am rechten Maß und an einer der eigenen Natur[1084] gemäßen Ordnung) an sich schon eine ethische Dimension, auf die etwa im *Ratio Status* hingewiesen wird (vgl. I.5.1). Die Idealgestalt Joseph verfügt als moralisch herausragende Figur ohne irgendeine medizinische Ausbildung über heilkundliches Geschick, während Simplicius - trotz seines Erwerbs ärztlicher Kenntnisse in Canards Labor - sich vor seiner Abkehr von der Welt nur als betrügerischer Landfahrer ärztlich betätigt. Erst als er sich auf der Kreuzesinsel auch moralisch bessert, erscheint er wirklich als Arzt (vgl. III.1). Bei den schlechten Ärzte und "Quacksalbern" koinzidieren Unwissen und verwerfliches, nur am Profit orientiertes Verhalten.

Der Arzt, der sein Vorbild in der Gestalt Christi hat, aber im Zustand der Sünde und der Unbildung den hohen fachlichen wie ethischen Anforderungen seines Berufes nicht gerecht werden kann, reiht sich im *Satyrischen Pilgram* unter jene dialektisch erörterten Berufsgruppen, Tätigkeiten und Gegenstände ein, in denen sich das "Schwarz" und das "Weiß" allen diesseitigen Lebens beispielhaft widerspiegeln. Dass sich für diesen Zweck der ärztliche Beruf, der naturgemäß im Spannungsfeld von Lebensrettung und Tötung steht, besonders gut eignet, ist wenig verwunderlich.

In den untersuchten Werken ist Grimmelshausens Einstellung jedoch nicht allein gegenüber den Ärzten und dem medizinischen Wissen äußerst differenziert, sondern auch in Bezug auf dasjenige, worauf sich medizinische Theorie und Praxis richten: in Bezug auf die Krankheit selbst. An zahlreichen Beispielen verdeutlicht Grimmelshausen die Komplexität jeglichen Krankheitsgeschehens. Bereits die Vielzahl möglicher Krankheitsursachen, seien sie miasmatischer, kontagiöser, humoraler oder affektiver Natur, sei die Erkrankung verursacht durch Unordnung und Unmäßigkeit des Patienten oder durch göttliches Eingreifen, stellt in Diagnose, Prognose und Therapie hohe Ansprüche an den behandelnden Arzt. Hinzu kommen weiterhin die unüberschaubare Menge der Krankheiten selbst, die Uneindeutigkeit vieler Krankheitssymptome und die Unvorhersehbarkeit schwerer Krankheitsverläufe und ihres Ansprechens auf die eingesetzten Therapien. Schließlich sind selbst physische Krankheiten oft nur dann behandelbar, wenn die Ärzte - und die Priester als Seelenärzte - auch Einblick in die psychische Befindlichkeit des Kranken erhalten und den Menschen nicht nur physisch, sondern auch in seiner seelischen und geistiggeistlichen Befindlichkeit behandeln können.

Alle diese Faktoren machen deutlich, dass Grimmelshausen den heilenden Umgang mit Krankheit als eine große fachliche wie auch ethische Herausforderung ansieht, der vielleicht nur jene im *Satyrischen Pilgram* skizzierte ärztliche Idealgestalt völlig gewachsen wäre, für die sich in Grimmelshausens fik-

1084 Vgl. zum "Natur"-Begriff Breuer, 2002, S. 232-233.

tionalen Texten kein (professionell ausgebildetes) Beispiel finden lässt. So bleibt einstweilen dem Arzt wie auch dem - seinen Heiler und seine Behandlung selbst mit auswählenden - Patienten nur das stetige Bemühen sowohl um eine Entlarvung des betrügerischen Wahns als auch um eine verbesserte Erkenntnis dessen, woran der Mensch als leiblich-seelische Einheit krankt, und derjenigen Mittel, durch die er physisch und psychisch geheilt werden kann.

2. Ausblick: Literarische Funktion der Medizin und medizinische Funktion der Literatur[1085]

Im abschließenden Kapitel dieser Arbeit ist bisher vor allem resümiert worden, auf welche Weise medizinisches Wissen und ärztliches Handeln in den Werken Grimmelshausens gegenwärtig sind und welche explizite oder implizite Kritik an ihnen die Figuren und die Erzähler vornehmen. Die Darstellung und Beurteilung der Medizin in der Literatur stand also bisher im Vordergrund. Von Engelhardts *Systematische Überlegungen zum Verhältnis von Medizin und Literatur im Zeitalter des Barock*[1086] machen jedoch deutlich, dass die Frage nach dem Verhältnis von Medizin und Literatur auch ganz anders gestellt werden kann.

Zunächst laden nach Ansicht von Engelhardts barocke Texte zu einer Suche nach der "literarischen Funktion der Medizin" ein, die er wie folgt definiert:

> Die ‚literarische Funktion der Medizin' bezieht sich auf die Bedeutung von Krankheit, von Patient und Arzt für Thema und Struktur des literarischen Werkes, für die Behandlung von Raum und Zeit, für die Entwicklung der Personen und ihrer Beziehungen, für die formalen Merkmale des literarischen Textes.[1087]

Bezogen auf die Werke Grimmelshausens ergäben sich aus von Engelhardts Überlegungen besonders zwei zentrale Fragen:

1. Welche Funktionen haben Krankheit und Medizin innerhalb der Fiktion, d. h. für die Figuren? Wo und wie werden sie beispielsweise von einer Figur für ihre Zwecke instrumentalisiert?
2. Welche Funktionen haben Krankheit und Medizin auf der übergeordneten Ebene des Handlungsverlaufs bzw. der Erzählregie und der Figurencharakterisierung?

Die in den vorangegangenen Abschnitten ausgewerteten Textstellen bieten eine reichhaltige Materialgrundlage zur Beantwortung beider Fragen. In vielen Fällen wurde außerdem auf die literarische Funktion von Krankheiten und Therapien bereits ausdrücklich hingewiesen. Man denke etwa an den Umgang Courasches mit der "Läußsalb", an den Verkauf von Arzneimitteln durch Simplicius, an die Rolle, die die "Hausapotheke" bei der Eheanbahnung im ersten *Vogelnest* spielen soll, und an das im Dienste der Tarnung stehende, durch Schminke erzielte gelbsüchtig-kränkliche Aussehen in *Dietwalt und Amelinde* (vgl. I.5.2). Das Phänomen der Instrumentalisierung von Krankheit durch die Figuren der Werke Grimmelshausens ist mit den in dieser Untersuchung betrachteten Fällen allerdings keineswegs erschöpfend behandelt. Zu

---

1085 Vgl. dazu Engelhardt, 1992, S. 43-45.

1086 Engelhardt, 1992.

1087 Engelhardt, 1992, S. 43.

analysieren wären außerdem, um nur zwei Beispiele zu nennen, die bei Grimmelshausen immer wieder erwähnten von Bettlern vorgetäuschten Krankheiten und Gebrechen[1088] und der Krankheitsgewinn, den der tatsächlich kranke König Saul aus seiner simulierten Unzurechnungsfähigkeit im Verhalten gegenüber David erzielt.[1089]

Gerade indem die Werke Grimmelshausens das medizinische Handeln oder, noch allgemeiner, den Umgang mit der eigenen Krankheit oder dem Leiden des Anderen häufig als von fragwürdigen Motiven bestimmt entlarven, ermöglichen in einigen Fällen die Antworten auf die erste der hier formulierten Fragen bezüglich der "literarische[n] Funktion der Medizin" zugleich die Beantwortung der zweiten: Die Demaskierung der wahren Handlungsmotive einer Figur (z. B. eines Arztes) dient auf der Ebene des Erzählers zu deren entlarvender Charakterisierung. Bei Simplicius lässt sich über den Wechsel seiner Heilerrollen (Quacksalber, ärztlich handelnder Inseleremit, Weinarzt) sein charakterlicher Wandel erkennen. Außerdem hat seine Konfrontation mit eigener oder fremder Krankheit (z. B. mit seiner Pockenerkrankung, mit Herzbruders schwerer Vergiftung, die ihn in den Sauerbrunnen führt) auch unmittelbare Auswirkungen auf den Handlungsverlauf. Eine systematische Untersuchung derartiger, in den Werken Grimmelshausens nachweisbarer Zusammenhänge zwischen Krankheit und Medizin einerseits und Handlungsverlauf bzw. Figurengestaltung andererseits steht, abgesehen von einigen in dieser Arbeit beiläufig untersuchten Fällen, noch aus.

Mit den bisherigen Betrachtungen ist ungefähr eingegrenzt, worauf ein Interpret bei einer systematischen Analyse der "literarische[n] Funktion der Medizin" im Werk Grimmelshausens zu achten hätte. Erfüllt aber andererseits, so wäre mit von Engelhardt zu fragen, in Grimmelshausens Texten auch die Literatur eine medizinische Funktion, also eine Aufgabe in der bzw. als Medizin?

Von Engelhardt verweist besonders auf drei Komponenten der "medizinischen Funktion der Literatur": auf ihre Bedeutung als "Lebenshilfe" für den Leser, als Dokument für die Medizingeschichtsschreibung und als Inspirationsquelle für eine zukünftige, "ganzheitliche" Entwicklung der Medizin.[1090] Als besonders interessant für weitergehende Forschungen an Grimmelshausens Texten muss der erstgenannte Aspekt eingestuft werden, vor allem dann, wenn man zur Umschreibung dieser zentralen Komponente der medizinischen Funktion von Literatur nicht den modern-psychologischen Terminus der "Lebenshilfe", sondern die Begriffe "Erbauung" und "Didaxe" verwendet. Literatur, sei sie als Lektüre rezipierte,[1091] sei sie im Schreibprozess, als Schrift, produzier-

---

1088 Etwa Satyrischer Pilgram, S. 148-149; Vogelnest I, S. 318-322.

1089 Ratio Status, S. 23-24.

1090 Engelhardt, 1992, S. 44.

1091 Berns, 1990-2, S. 102-106, und Bogner, 2004, S. 378-381, beschreiben ausführte, kann bei Grimmelshausen einerseits innerhalb der Fiktion als "pharmakon" auftreten[1092] und so auf die literarischen Figuren wirken, andererseits aber wird auch in Bezug auf Grimmelshausens Leser die medizinische Funktion der Literatur explizit erwähnt. Die ausführlichen Analysen der germanistischen Forschung zum Pillen-Gleichnis[1093] und zur Erbauungsfunktion der Werke Grimmelshausens[1094] lassen es auf den ersten Blick vielleicht als wenig verständlich erscheinen, dass der Hinweis auf die medizinische Funktion der Literatur ausgerechnet im "Ausblick" dieser Arbeit erfolgt. Doch bleibt ein ausführlicher und systematischer Vergleich zwischen der Rolle der Medizin in der Literatur und der Metapher der Literatur als einer Medizin[1095] bisher noch ein bloßes Desiderat,[1096] das die Aufmerksamkeit der germanistischen und der medizinhistorischen Forschung verdient.

---

lich die Beeinflussung Simplicii durch Bücher. In manchen Fällen könnten seine Lektüren sicherlich auch als eine geistliche Arznei gedeutet werden (etwa seine Guevara-Lektüre, vgl. Simplicissimus, S. 544). Carbonnel allerdings spricht der Lektüre von Büchern im *Simplicissimus* jede charakterverändernde Wirkung auf den Lesenden ab: "Die Bücher können ihn weder im positiven noch im negativen Sinn ändern. Sie können nur zur ‚Besteiffung' seines Benehmens beitragen." (Carbonnel, 1987, S. 395).

1092 Zur Schrift als "pharmakon" vgl. Solbach, 1994, S. 30, S. 131 (u. ö.). Eine Analyse des Schreibprozesses im Wechselspiel mit dem Leseprozess nimmt auch Berns, 1990-2, vor.

1093 Zum Pillengleichnis vgl. etwa Gersch, 1973, S. 67-74; Scheuring, 1991, S. 215-216; Trappen, 1994, S. 101.

1094 Vgl. etwa, um nur einige Beispiele zu nennen, Tarot, 1979, S. 95-121; Breuer, 1984, S. 213-252; Carbonnel, 1995, S. 693-710; Solbach, 2005, S. 357-375.

1095 Eine Untersuchung hätte daneben auch ganz allgemein die metaphorische Verwendung medizinischer Ausdrücke bei Grimmelshausen verdient.

1096 Als ein Ausgangspunkt einer derartigen Untersuchung könnte beispielsweise die eher beiläufige Beobachtung Erlhoffs, 1988, S. 31, dienen: Er stellt eine Verbindung her zwischen den rhetorischen Strategien zur Verabreichung einer (bitteren) Medizin, wie sie im Medizin-Kapitel des *Satyrischen Pilgram* auf der somatisch-therapeutischen Ebene beschrieben werden, und der metaphorischen Verabreichung der bitteren Arznei im Pillen-Gleichnis.

Bibliographie

1. Quellen

[Agricola, Johann Jacob:] *SCHAU-PLATZ deß Allgemeinen Hauß=Haltens / das ist Kurtze / iedoch klare Unterweisung und Anleitung von dem Haußhalter / Feld= Acker= Wein= Blumen= und Garten=Baw. [...] Für alle / so wol hohe als nidrige Stands=Personen [...] auffgesetzet durch Joannem Jacobum Agricolam aus Bayern. Nördlingen / gedruckt bey Friderich Schultes Buchtruckern / Anno M DC LXXVII.*
[Zweiter Teil:] *PHARMACOPÆVS, oder Haus=Apothecker genandt. Darinnen beschrieben und gehandelt wird / Von deß gantzen Menschens Cörper / vom Haupt biß auff die Füß / samt dessen guter Erhaltung. Wie dann auch Von mancherley Artzney und Salben [...]. Anderer Theil. Durch Joannem Jacobum Agricolam aus Bayern. Nördlingen / gedruckt bey Friderich Schultes Buchtruckern / Anno M DC LXXVII.*
ULB Darmstadt Günderrode Nr. 11299

[Albertinus, Aegidius:] *Lucifers Königreich vnd Seelengejäidt: Oder Narrenhatz. [...] Durch ÆGIDIVM ALBERTINVM [...]. München / durch Nicolaum Henricum, M. DC. XVI.*
Stadtbibliothek Mainz XIII n: 4° 288.

Andreae, Johann Valentin: *Christianopolis.* Deutsch und lateinisch. Eingel. u. hg. v. Richard van Dülmen. Stuttgart 1972 (= Quellen und Forschungen zur württembergischen Kirchengeschichte, Bd. 4).

[Anon.:] *Ein kurtzweilig Lesen von Dil Ulenspiegel.* Nach d. Druck v. 1515 m. 87 Holzschnitten. Hg. von Wolfgang Lindow. Stuttgart 1966 (= RUB 1687).

[Bapst von Rochlitz, Michael:] *Ein newes vnd nützlichs Ertzney / Kunst / vnd Wunderbuch / deßgleichen hiebeuorn nicht gesehen / darinnen neben allerley Alchymistischen vnd andern Künsten / wunderbarlichen sachen / vnd Historien vornemlichen angezeiget wird / Wie beyde Menschen vnd Viehen / in vielen vnnd mancherley schäden / gebrechen vnd kranckheiten / [...] kan geholffen werden / [...] mit fleiß beschrieben / Durch Michael Bapst von Rochlitz / [...] M. D. XC.* [Gedruckt zu Mülhausen / durch Andream Hantzsch / Jn verlegung Henning Groß.]
ULB Darmstadt 41/4322

[Bapst von Rochlitz, Michael:] *Gifftjagendes Kunst vnnd Haussbuch / Darinnen zu befinden / Wie man allerley gifftige schedliche Würme vertreiben / auch mancherley wilde Thiere / Fische / vnd Vogel künstlich fangen [...] sol: Beyneben vielen bewehrten / der Gifft vnd Zeuberey wiederstrebenden Ertzneyen [...]. Allen vnd jeden Hausvätern sehr nützlichen / mit fleis [...] zusammen geschrieben / Durch Michael Babsten von Rochlitz. 1591. Leipzig [...].* [Gedruckt [...] durch Zachariam Berwaldt. Jn verlegung Henningi Grossen Buchhendlers.]
ULB Darmstadt 41/4322

[Bauhin, Johann:] *Ein New Badbuch / Vnd Historische Beschreibung / Von der wunderbaren Krafft vnd würckung / des WunderBrunnen vnd Heilsamen Bads zu Boll / nicht weit vom Sawrbrunnen zu Göppingen / im Hertzogthumb Würtemberg. [...] Durch Johannem Bauhinum [...] / Erstlich Lateinisch beschrieben / an jetzo aber ins Deutsch gebracht / Durch M. Dauid Förter. [...] Getruckt zu Stutgarten / durch Marx Fürstern / Anno 1602.*
ULB Darmstadt S 7185

[Becher, Johann Joachim:] *PARNASSUS MEDICINALIS ILLUSTRATUS. Oder: Ein neues / und dergestalt / vormahln noch nie gesehenes Thier= Kräuter= Und Berg=Buch / Sampt der Salernischen Schul. Cum Commentario Arnoldi Villanovani, und den Præsagiis Vitæ & Mortis, Hippocratis Coj; Auch gründlichem Bericht vom destilliren / purgiren / schwitzen / schrepffen und Aderlassen. Alles in Hoch=Teutscher Sprach / so wol in Ligatâ als Prosâ, lustig und außführlich in Vier Theilen beschrieben / und mit Zwölff=Hundert Figuren gezieret; Durch Johann Joachim Becher / [...] M DC LXIII. [...] ULM / Jn Verlegung Johann Görlins / Buchhändlers allda.*
PARS PRIMA, ZOOLOGIA. Das ist: [...] Erster Theil / Nemlich das Thier=Buch. ULM / Jn Verlegung Johann Görlins / Buch=Händlers. Jm Jahr M DC LXII.

PARS ALTERA, PHYTHOLOGIA. Das ist: [...] Ander Theil / Nemlich das Kräuter=Buch. ULM / Jn Verlegung Johann Görlins / Buch=Händlers. Jm Jahr M DC LXII.

PARS QVARTA, SCHOLA SALERNITANA. Das ist: [...] Vierdter Theil / Nemlich die Salernitanische Schul / Sampt angehängtem Bericht vom destilliren / purgiren / schwitzen / schrepffen und Aderlassen. ULM / Jn Verlegung Johann Görlins / Buch=Händlers. Jm Jahr M DC LXII.
ULB Darmstadt S 7708

[Beverwyck, Johann:] *Johann von Beverwycks Schatz der Gesundheit / Das ist: Kurtze / jedoch gründliche Anweisung zur Gesundheit / [...] nachdem es*

über die siebenmahle in Niederländischer Sprache gedruckt worden / anitzo auch in unsere Hochteutsche Sprache übersetzet / durch J[ohann] C[hristoff] S[albach] [...]. Franckfurt am Mäyn / Druckts und verlegts Daniel Fievet / 1671.
ULB Darmstadt S 4591

[Beverwyck, Johann:] *Johannis von Beverwyck / [...] Schatz der Vngesundheit / Als der allgemeinen Artzeney=Kunst Zweyter Theil [...]. Nicht allein allen Medicis, Chyrurgis, und Barbirern / sondern auch allen Haußvättern und Haußmüttern sehr nütz= und zuträglich / und ihnen zu Lieb und Dienste auß dem Niederländischen Exemplar in die Teutsche Sprache übersetzt / Durch Johann Christoff Salbach. [...] Franckfurt / Druckts und verlegts Daniel Fievet / 1672.*
ULB Darmstadt Gerster B 56

[Birken, Sigmund von:] Die Truckene Trunkenheit. In: ders.: *Die Truckene Trunkenheit. Mit Jakob Baldes 'Satyra Contra Abusum Tabaci'.* Hg. von Karl Pörnbacher. München 1967 (= Deutsche Barock-Literatur). S. 5-158.

[Blankaart, Stephaan:] *STEPHANI BLANCARDI [...] LEXICON MEDICUM GRÆCO-LATINO-GERMANICUM, In quo termini totius artis Medicæ secundum Neotericorum placida definiuntur vel circumscribuntur, Græca item vocabula ex originibus suis deducuntur, ante hac ab AUCTORE Concinnatum & editum, Nunc verò tertia ferè parte auctum & pluribus in locis emendatum. CUM PRÆFATIONE JOHANNIS PHILIPPI EYSELII [...]. LIPSIÆ & ERFFURTI, Sumtibus JOH. GEORG. STARCKII, Bibliopolæ Sondershusani. Typis JOH. HEINR. GROSHII, 1696.*
Stadtbibliothek Mainz Sammlung 83

[Blochwitz, Martin:] *Nützliche kleine Haus=Apotheck / Darinnen enthalten Die Beschreibung theils des Hollunders / Aus des D. Martini Blochwitii S. Lateinischen Tractat ins Deutsche versetzet / Theils des Wacholders / Wie man aus beyden nicht allein allerhand nützliche Artzney bereiten / sondern auch dieselbe so wohl in innerlichen als eusserlichen Kranckheiten gebrauchen möge / Verfertiget / und zum vierten mahl vermehret und ausgegeben durch DANIEL Beckhern [...]. Leipzig / Jn Verlegung Moritz Georg Weidmann / Anno MDC. LXXXV.*
Stadtbibliothek Mainz II o 540

[Blumentrost, Laurentius:] *I. N. J. LAURENTII BLUMENTROST [...] PHARMACOTHECA DOMESTICA ET PORTATILIS. Das ist: Haus= und Reis=Apotheken / in welcher Die vornembste Chymische und etzliche andere*

Artzneyen [...] beschrieben werden [...]. Jm Jahr M. DC. LXVII. MüHLHAUSEN bey Johann Huotern.
Stadtbibliothek Mainz 667/3

[Bock, Hieronymus:] *Kreütterbuch / Darin vnderscheidt / Nammen / vnd Wurckung der Kreütter / Staüden / Hecken vnnd Beumen / sampt jhren Früchten / so inn Teutschen Landen wachsen / auch der selben eigentlicher vnnd wolgegründter Gebrauch inn der Artzney / fleissig dargeben [...]. Alles durch H. Hieronymum Bock / auß langwiriger vnd gewisser erfahrung / beschriben. Jetzund auffs new mit allem fleiß vbersehen / vnd mit vilen nützlichen Experimenten gebessert vn[d] gemehret. [...]. Durch den Hochgelehrten MELCHIOREM SEBIZIVM Silesium [...] Gedruckt zu[o] Straßburg / durch Josiam Rihel.* [M. D. LXXVII.]. Reprograph. Nachdruck München 1964.

[Böckler, Georg Andreas:] *Nützliche Hauß= und Feld=Schule / Das ist: Wie man ein Land=Feld=Guth und Meyerey mit aller Zugehöre; [...] mit Nutzen anordnen solle: Worbey dann auch zugleich eine zur Haushaltung auf dem Lande nützliche Hauß=Artzney für Menschen und Vieh / sampt einem Jmmerwährenden Calender / und allerhand nützlichen Hauß=Künsten / mit sonderbarem Fleiß colligirt [...] und zum erstenmahl mit darzu gehörigen Figuren an den Tag gegeben Durch Georg Andream Böckler [...]. Nürnberg / Jn Verlegung Paul Fürstens / Kunst= und Buchhändl. Seel: Wittib und Erben. Gedruckt daselbst bey Christoff Gerhard. ANNO M. DC. LXXVIII.*
ULB Darmstadt R 101

[Bontekoe, Cornelis:] *Kurtze Abhandlung Von dem Menschlichen Leben / Gesundheit / Kranckheit und Tod / [...] Erstlich in Holländischer Sprache beschrieben / durch CORNELIUM BONTEKOE [...]. Jtzo aber in die Hochteutsche Sprache versetzet. [...] Budißin / verlegts Johann Wilisch. 1701.*
Stadtbibliothek Mainz Sammlung 92, Nr. 1

[Browne, Thomas:] *Des vortrefflichen Engelländers THOMÆ BROWN [...] PSEVDODOXIA EPIDEMICA, Das ist: Untersuchung derer Jrrthümer / so bey dem gemeinen Mann / und sonst hin und wieder im Schwange gehen. [...] Alles mit sonderbarem Fleiß / aus dem Englischen und Lateinischen / mit Beyfügung der Lateinischen Kunstwörter / in die reine Hochteutsche Sprach übersetzet / mit ungemeinen Anmerkungen erläutert / und unterschiedlichen Kupferfiguren versehen durch Christian Peganium, in Teutsch Rautner genannt. [...] Franckfurt und Leipzig / in Christoff Riegels Verlag. ANNO M DC LXXX.*
Stadtbibliothek Mainz III g : 4° 153^{b}

[Brunschwig, Hieronymus:] *THESAVRVS PAVPERVM. Haußapotheck Gu[o]ter gebräuchlicher Artznei / Zu jeden Leibs Gebrechen. Für das Arme Landtuolck / vnd gemeynen Man / An[n] tag geben von Hieronymo Braunschweig. [...] Getruckt zu Franckfort am Meyn / Bei Chr. Egenolffs Erben. M. D. LVIII.*
Stadtbibliothek Mainz II e 121

[Coler, Johann:] *OECONOMIA RVRALIS ET DOMESTICA. Das ist: Ein Sehr Nützliches Allgemeines Hausz=Buch vnd kurtze Beschreibung vom Haußhalten / Wein= Acker= Garten= Blumen= vnd Feldbaw. [....] Sampt beygefügter einer experimentalischer HaußApotecken vnd kurtzer Wundartzney=Kunst / wie dann auch eines CALENDARII perpetui,[...] Hiebevorn von M. JOANNI COLERO, zwar beschrieben / Jetzo aber / auff ein Newes in vielen Bücheren mercklich corrigirt, vermehrt vnd verbessert / in ZWEY THEIL abgetheilt vnd [...] in Truck verfertiget. [...] Gedruckt vnd Verlegt in der Churfürstlichen Statt Mayntz / Durch Nicolaum Heyl / Churfürstl. Mayntzischem Hoff= vnd Vniversitet Buchtrucker. Anno M. DC. XLV.*
OECONOMIÆ RVRALIS ET DOMESTICÆ, Ander Theil [...]. Mäyntz / Jn Verlegung Nicolai Heyllß / ANNO M. DC. XXXXV. (= Coler, 1645, 2. Teil)
Stadtbibliothek Mainz II h: 2° 485a

[Croll, Oswald:] *OSUALDI CROLLII VETERANI HASSI BASILICA CHYMICA CONTINENS Philosophicam propriâ laborum experientiâ confirmatam descriptionem et usum Remediorum Chymicorum Selectissimorum [...]. Francofurti, Impensis Godefridi Tampachij* [o. J., Vorrede 1608/11].
Stadtbibliothek Mainz II b: 4° 104

[Della Porta, Giovambattista:] *Des Vortrefflichen Herren JOHANN BAPTISTA PORTÆ, von Neapolis Magia Naturalis, oder Haus= Kunst= und Wunder=Buch. Zu erst von demselben Lateinisch beschrieben; hernach von Jhm selbst vermehret; nunmehr aber [...] nicht nach dem alten Druck / der Frantzösischen und Teutschen Edition, darinnen nur vier Bücher; sondern durch alle zwantzig Bücher gantz aufs neu in die Hochteutsche Sprache übersetzet; [...] mit nothwendigen Anmerckungen [...] versehen / und in zweyen Theilen [...] heraus gegeben Durch Christian Peganium, sonst Rautner genannt. Nürnberg / in Verlegung Johann Ziegers Buchhändlers. Gedruckt zu Sultzbach durch Abraham Liechtenthaler / Jm Jahr Christi 1680.* (= Della Porta, 1680, 1. Teil)
Des vortrefflichen Herrn JOHANN BAPTISTA PORTÆ von Neapolis. Haus= Kunst= und Wunder=Buchs / Ander Theil. Bestehend aus den letzten dreyzehn Büchern. Jn Verlegung Johann Zieger / Buchhändlern in Nürnberg. Sultz-

bach / gedruckt bey Abraham Lichtenthalern / Anno 1680. (= Della Porta, 1680, 2. Teil)
Stadtbibliothek Mainz III g 99

Elsholtz, Johann Sigismund: *Diaeteticon.* Hg. u. m. e. Nachw. vers. v. Manfred Lemmer. Lizenzausgabe. München o. J. (= Reprograph. Nachdruck der Ausgabe Cölln an der Spree 1682; Klassische Kochkunst, Bd. 9).

[Francisci, Erasmus:] *Die lustige Schau=Bühne von allerhand Curiositäten: darauf Viel nachdenckliche Sachen / sonderbare Erfindungen / merckwürdige Geschichte / Sinn= und Lehrreiche Discursen / auch zuweilen anmutige Schertz=Reden und Erzählungen / fürgestellet werden. [...] Beschrieben durch Erasmum Francisci. [...] Nürnberg / Jn Verlegung Wolffgang Moritz Endter / und Johann Andreas Sel. Erben. ANNO M. DC. LXXIV.* (= German Baroque Literature, Reel 179, No. 737c, Vol. 1)

[Francisci, Erasmus:] *Der lustigen Schau=Bühne mancherley Curiositäten Dritter Theil: Darinn Vielerley Discurse / von politischen / historischen / und natürlichen Sachen / lustigen Vorfällen [...] und dergleichen Lust= und Nutz=reichen Zeit=Kürtzungen / geführet werden: [...] schrifftlich fürgestellt / durch Erasmum Francisci. Nürnberg / Jn Verlegung Johann Andreæ und Wolfgang Endters deß Jüngern Seel. Erben. ANNO M. DC. LXXIII.* (= German Baroque Literature, Reel 180, No. 737c, Vol. 3)

[Francisci, Erasmus:] *Der Wunder=reiche Uberzug unserer Nider=Welt / Oder Erd=umgebende Lufft=Kreys / Nach seinem natürlichen Wesen / manchfaltigen Eigenschafften / Nutzen / und Würckungen / natür= und unnatürlichen / feuer= und wässerigen Erscheinungen [...] in unterschiedlichen Discursen abgehandelt / dazu mit vielen merckwürdigen Exempeln / und Geschichten erklärt: [...] Zu Ausbreitung Göttlicher Allmacht / und Erlustigung deß curiösen Lesers / erörtert / und beschrieben / durch Erasmus Francisci. Nürnberg / Jn Verlegung Wolffgang Moritz Endter / und Johann Andreæ Endters seel. Söhnen. Anno M DC LXXX.*
Stadtbibliothek Mainz III g: 4° 138

[Gäbelkover, Oswald:] *OSWALDI GÆBELKHOVERI [...], Artzney=Buch: Darinnen Fast für alle deß Menschlichen Leibes Anliegen und Gebrechen / außerlesene und bewehrte Artzneyen [...] zusammen getragen und in Truck verfertiget / etc. Von neuem von etlichen fürnehmen Medicis durchsehen / vermehrt und verbessert. Franckfurt am Mayn / Jn Verlegung Johann Peter Zubrodt. ANNO M DC LXXX.*
Stadtbibliothek Mainz II m: 4° 1014

[Garzoni, Tomaso:] *Spital Vnheylsamer Narren / vnnd Närinnen. Herrn THOMASI GARZONI. Auß der Jtaliänischen Sprach Teutsch gemacht. Durch Georgium Fridericum Messerschmid / [...] Gedruckt zu Straßburg / bey Johann Carolo. Jm Jahr / 1618.* (= German Baroque Literature, Reel 15, No. 71b)

[Garzoni, Tomaso:] *PIAZZA UNIVERSALE, Das ist: Allgemeiner Schawplatz / oder Marckt / vnd Zusam[m]enkunfft aller Professionen / Künsten / Geschäfften / Händeln vnd Handtwercken / so in der gantzen Welt geübet werden [...]. Erstlich durch Thomam Garzonum auß allerhand Authoribus vnd experimentis Italienisch zusammen getragen / [...] Anjetzo aber auffs trewlichste verteutscht / [...] vnd zum Andernmal in Truck gegeben. Franckfurt am Mayn / Jn Verlegung LUCÆ JENNISII. M. DC. XXVI.* (= German Baroque Literature, Reel 372, No. 1190a)

Goethe, Johann Wolfgang von: Faust. Der Tragödie erster Teil. In: *Goethes Werke. Hamburger Ausgabe.* Textkrit. durchges. u. m. Anm. vers. von Erich Trunz. Bd. III: *Dramatische Dichtungen.* Erster Band. 9. Auflage. Hamburg 1972. S. 9-145.

[Graseck, Georg:] *FONS SALVTIS SCATEBRA PETRINA: Das ist / Gründtliche Beschreibung der weitberümbten Brunnquellen deß Heils deß genandten Sant Petersthals vnd Grießbachers Saurwassers. [...] Männiglichen zu bestem frommen [...] / also zugericht vnd bereitet. Durch Georgium Graseccium. [...] Gedruckt zu Stutgardt durch Gebhard Grieb.*
Stadtbibliothek Mainz II a 623

[Grimmelshausen, Hans Jacob Christoffel von:] *Gantz neu eingerichteter allenthalben viel verbesserter Abentheurlicher SIMPLICIUS SIMPLICISSIMUS [...] Mit einer Vorrede / samt 20. anmuthigen Kupffern und 3 Continuationen Von GERMAN SCHLEIFHEIM von Sulsfort. [...] Mompelgart / Gedruckt bei Johann Fillion / Nürnberg zu finden bei W. E. Felßeckern.* [ca. 1671] (= German baroque literature, Reel 340, No. 1165) (= Barocksimplicissimus)

Grimmelshausen, Hans Jacob Christoffel von: *Werke.* Bd. I.1. Hg. von Dieter Breuer. Frankfurt am Main 1989. (= Bibliothek der Frühen Neuzeit, 2. Abt.: Literatur im Zeitalter des Barock, Bd. 4/1; Bibliothek deutscher Klassiker, Bd. 44)
Der Abentheurliche Simplicissimus Teutsch [...]. (= Simplicissimus, erstmals erschienen 1668)
Continuatio des abentheurlichen Simplicissimi Oder Der Schluß desselben. (= Continuatio, erstmals erschienen 1669)

Grimmelshausen, Hans Jacob Christoffel von: *Werke*. Bd. I.2. Hg. von Dieter Breuer. Frankfurt am Main 1992. (= Bibliothek der Frühen Neuzeit, 2. Abt.: Literatur im Zeitalter des Barock, Bd. 4/2; Bibliothek deutscher Klassiker, Bd. 73)
Trutz Simplex: Oder Ausführliche und wunderseltzame Lebensbeschreibung Der Ertzbetrügerin und Landstörtzerin Courasche [...]. (= Courasche, erstmals erschienen 1670)
Der seltzsame Springinsfeld [...]. (= Springinsfeld, erstmals erschienen 1670)
Das wunderbarliche Vogel-Nest [...]. (= Vogelnest I, erstmals erschienen 1672)
Deß Wunderbarlichen Vogelnests Zweiter teil [...]. (= Vogelnest II, erstmals erschienen 1675)
Rathstübel Plutonis [...]. (= Rathstübel, erstmals erschienen 1672)

Grimmelshausen, Hans Jacob Christoffel von: *Werke*. Bd. II. Hg. von Dieter Breuer. Frankfurt am Main 1997. (= Bibliothek der Frühen Neuzeit, 2. Abt.: Literatur im Zeitalter des Barock, Bd. 5; Bibliothek deutscher Klassiker, Bd. 144)
Exempel Der unveränderlichen Vorsehung Gottes. Unter einer anmutigen und ausführlichen Histori vom Keuschen Joseph in Egypten / Jacobs Sohn. (= Keuscher Joseph, erstmals erschienen 1666)
Dietwalts und Amelinden anmuthige Lieb- und Leids-Beschreibung [...]. (= Dietwalt, erstmals erschienen 1670)
Des Grundfrommen keuschen Josephs getreuen Dieners und Schaffners Musai / Denck und Leswürdige Lebens=Erzehlung [...]. (= Musai, erstmals erschienen 1670)
Des Abenteuerlichen Simplicii Verkehrte Welt. (= Verkehrte Welt, erstmals erschienen 1672)
Des Durchleuchtigen Printzen Proximi, und Seiner ohnvergleichlichen Lympidæ Liebs=Geschicht=Erzehlung. (= Proximus, erstmals erschienen 1672)
Der stoltze Melcher [...]. (= Stoltzer, Melcher, erstmals erschienen 1672)
Simplicissimi Galgen=Männlin [...]. (= Galgen-Männlin, erstmals erschienen 1673)

Grimmelshausen, Hans Jacob Christoffel von: *Satyrischer Pilgram.* Hg. von Wolfgang Bender. Tübingen 1970 (= Grimmelshausen, Gesammelte Werke in Einzelausgaben). (= Satyrischer Pilgram, erstmals erschienen 1666/67)

Grimmelshausen, Hans Jacob Christoffel von: *Simplicianischer Zweyköpffiger Ratio Status.* Hg. von Rolf Tarot. Tübingen 1968 (= Grimmelshausen, Gesammelte Werke in Einzelausgaben). (= Ratio Status, erstmals erschienen 1670)

Grimmelshausen, Hans Jacob Christoffel von: *Deß Weltberuffenen Simplicissimi Pralerey und Gepräng mit seinem Teutschen Michel.* Hg. von Rolf Tarot. Tübingen 1976 (= Grimmelshausen, Gesammelte Werke in Einzelausgaben). (= Teutscher Michel, erstmals erschienen 1673)

Grimmelshausen, Hans Jacob Christoffel von: *Des Abenteurlichen Simplicissimi Ewig=währender Calender [....].* Faksimile-Druck der Erstausgabe Nürnberg 1671. Mit einem erklärenden Beiheft hg. von Klaus Haberkamm. Konstanz 1967. (= Calender)

Grimmelshausen, Hans Jacob Christoffel von: *Abbildung der wunderbarlichen Werckstatt des Weltstreichenden Artzts Simplicissimi [...].* Münster 1980 (= Sondergabe I für die Mitglieder der Grimmelshausen-Gesellschaft). (= Artzt-Zugab)

[Guarinonius, Hippolytus:] *Die Grewel der Verwüstung Menschlichen Geschlechts. Jn sieben vnterschiedliche Bücher vnd vnmeidenliche Hauptstucken / sampt einem lustigen Vortrab / abgetheilt. [...] Durch Hippolytum Guarinonium [...]. Jngolstatt / [...] Getruckt bey Andreas Angermayr / im 1610. Jar.*
Stadtbibliothek Mainz II k: 2 ° 1120

[Happel, Eberhard Werner:] *E. G. HAPPELII grösseste Denkwürdigkeiten der Welt oder so genandte RELATIONES CURIOSÆ. Worinnen fürgestellet / und auß dem Grund der gesunden Vernunfft examiniret werden / allerhand Antiquitäten / [...] Künstliche und andere Merckwürdige Seltzamkeiten [...]. Dritter Theil [...]. HAMBURG. Gedruckt und verlegt durch Thomas von Wiering, im güldenen A,B,C. bey der Börse / im Jahr 1687. [...].*
Stadtbibliothek Mainz III h: 4° 29c

[Happel, Eberhard Werner:] *E. G. HAPPELII. Vierter Theil. Grösseste Denkwürdigkeiten der Welt Oder so genandte RELATIONES CURIOSÆ. Jn welchen eingeführt / erwogen und abgehandelt werden / allerhand Historische / Physicalische / Mathematische auch andere Merckwürdige Seltzamkeiten [...]. HAMBURG. Gedruckt und verlegt durch Thomas von VViering im gülden A,B,C. bey der Börse 1689. [...].*
Stadtbibliothek Mainz III h: 4° 29c

[Hildebrand, Wolfgang:] *VVolffgangi Hildebrands new augirte / weitverbesserte vnd vielvermehrte MAGIA NATURALIS: Das ist Kunst vnd Wunderbuch Darinne[n] begriffen wunderbare Secreta, Geheimnisse / vnd Kunststücke [...]. Allen Kunstbegierigen / vnd Liebhabern solcher geheimbten Künsten / zu sonderlichen Gefallen [...] gantz New in Druck geben / Durch WOLFF-*

GANGVM HILDEBRANDVM [...]. Gedruckt zu Erffurt / bey Joachim Mechlers Erben / Jn Vorlegung Johan Birckners Buchhändl. daselbst / Jm Jahr M. DC. XVII.
ULB Darmstadt 33/465

[Hohberg, Wolf Helmhard von:] *GEORGICA CURIOSA AUCTA. Das ist: Umständlicher Bericht und klarer Unterricht Von dem Adelichen Land= und Feld=Leben [...]. Deme noch [...] die GEORGICA, in Teutschen Versen beschrieben / beygefügt [...] zu finden / an unzehlichen Orten vermehret und gebessert. Durch ein Mitglied der Hochlöbl. Fruchtbringenden Gesellschafft ans Liecht gegeben. Nürnberg / Jn Verlegung Michael und Johann Friederich Endters seel. Erben. Jm Jahr Christi M DC LXXXVII.*
ULB Darmstadt R 358

[Lemnius, Levinus:] *LEVINI LEMNII Occulta naturæ miracula. Wunderbarliche Geheimnisse der Natur in des Menschen leibe vnd Seel / auch in vielen andern natürlichen dingen / als Steinen / Ertzt [sic!] / Gewechs vnd Thieren. Allen frommen Haußwirthen / [...] vnd gemeinem Vaterland zum besten / nicht allein aus dem Latein in Deutsche Sprach gebracht / Sondern auch zum dritten mal vermehret / vnd eines grossen theils von newes selbs geschrieben / Durch IACOBVM HORSTIVM [...]. 1593 Leipzig. [...].*
ULB Darmstadt 33/131

[Lonitzer, Adam:] *Kreuterbuch / Kunstliche Conterfeytunge der Bäume / Stauden / Hecken / Kräuter / Getreyd / Gewürtze / etc. [...]. Bißhero von dem Edlen [...] Herrn ADAMO LONICERO [...] zum öfftermal in offenen Druck verfertiget worden / Nunmehr aber durch PETRUM UFFENBACHIUM [...] auf das allerfleissigste übersehen / Corrigirt und verbessert / an vielen Orten augirt [...]. ULM / Druckts und Verlegts Matthäus Wagner / Jm Jahr 1679.* Reprograph. Nachdruck München 1962.

[Matthiolus, Petrus Andreas:] *Kreutterbuch Deß Hochgelehrten vnd weitberühmbten Herrn D. Petri Andreæ Matthioli, Jetzt widerumb mit vielen schönen newen Figuren / auch nützlichen Artzneyen / vnd andern guten Stücken / zum vierdten mal auß sonderm Fleiß gemehret / vnd verfertiget / durch Ioachimum Camerarium [...]. Gedruckt zu Franckfurt am Mayn / Bey Jacob Fischers S. Erben. M. DC. XXVI.* Reprograph. Nachdruck Grünwald o. J.

Melanchthon, Philipp: Liber de anima. In : *Philippi Melanchthonis Opera quae supersunt omnia.* Hg. von Carolus Gottlieb Bretschneider. Bd. 13. Halle 1846 (= Corpus Reformatorum, Bd. 13). Reprograph. Nachdruck New York [u. a.] 1963. Sp. 5-178.

Molière: *Le Malade imaginaire. Comèdie en trois actes. Der eingebildete Kranke. Komödie in drei Akten.* Französisch/deutsch. Übers. v. Doris Distelmaier-Haas. Anm. u. Nachw. v. Hanspeter Plocher. Durchges. u. erg. Aufl. Stuttgart 1988.

Moscherosch, Johann Michael: *Visiones De Don Quevedo. Wunderliche und Wahrhafftige Gesichte Philanders von Sittewalt.* Hildesheim/New York 1974 (= Reprograph. Nachdruck der Ausgabe Straßburg 1642).

[Mylphort, Heinrich:] *Medicinisches Spatzirgänglein / darinnen der mit heiligen Namen bekandtesten Kräutlein Vrsprung / vnd etlicher gesunder Küchenkräuter Art vnd Eigenschafft angedeutet: Auch ein völliger / noch zur Zeit gantz vnbekandter Bericht von des gantzen Leibes XII. universal, vnd XXI. Particular-Complexionen zu finden / sampt andern nothwendigen Lehren mehr / anhebenden Practicanten fast dienlich / Gestellet von HENRICO MYLPHORTO [...] Gedruckt zu Schleusingen / durch Hieronymum Steinmann. Jn Verlegung Zachariæ Schürers vnd Matthæi Götzen. ANNO M. DC. XXVII.*
ULB Darmstadt S 8577

[Pansa, Martin:] *Köstlicher vnd heilsamer Extract der gantzen Artzneykunst / Darinnen kürtzlich die vrsachen des langen vnd kurtzen Lebens / vnd allerhand kranckheiten Menschliches Leibes beschrieben / vnd was von bewehrten mitteln vor Arme vnd Reiche zu erhaltung des Lebens / langwieriger guter gesundheit / vnd zur verhütung beyderley des Leibes vnd des Gemüths beschwerungen behülfflichen seyn. Mit allem fleiß elaborirt, vnd durch langwierige erfahrung bey vielen recht vnd bewerth befunden Von D. MARTINO PANSA [...]. Leipzig / in vorlegung Henning Grossens des Jüngern. Jm Jahr 1618.*
Stadtbibliothek Mainz 618/3

[Pansa, Martin:] *Kurtzer Bericht Von der Melancholeykranckheit / sonsten Melancholia Hypochondriaca genant / Darinnen die Beschreibung / Vrsachen vnd Zeichen dieser Kranckheit klärlich angedeutet werden: Deßgleichen wie man sich von derselbigen durch gute Diæt vnd ArtzneyMittel entledigen soll. Jn zwölff Capitteln beschrieben Durch MARTINUM PANSAM [...].* [o. J. (1616), o. O. und o. V.] (= Pansa, 1616)
Stadtbibliothek Mainz 618/3 Nr. 3

[Paracelsus:] Von den natürlichen bedern. In: Theophrast von Hohenheim gen. Paracelsus: *Sämtliche Werke.* I. Abt.: Medizinische, naturwissenschaftliche und philosophische Schriften. Hg. von Karl Sudhoff. Bd. 2. München/Berlin 1930. S. 225-260.

[Pedemontanus, Alexius:] *Kunstbuch Des Wolerfarnen herren Alexij Pedemontani / von mancherley nutzlichen vnd bewerten Secreten oder Künsten / jetzt newlich auß Welscher vnd Lateinischer sprach in Teutsch gebracht durch [...] Hanß Jacob Wecker [...]. M. D. LXXXXIII.*
ULB Darmstadt R 250

[Quercetanus, Joseph:] *IOSEPHI QVERCETANI. [...] DIAETETICON POLYHISTORICUM Das ist Natürliche Rechtmässigung deß gantzen menschlichen Lebens [...]. Von Weyland dem Edlen [...] Herren Josepho Quercetano [...] Lateinisch vnd Frantzösisch beschrieben / vnd mit allerhand denckwürdigen Geschichten gezieret. Nun aber von Johan Adolff Ringelstein M. D. mit fleiß in das Teutsche vbersetzet. Straßburg / Jn Verlegung Eberhardi Zetzners Buchhändlers Jm Jahr M. DC. XXV.*
Stadtbibliothek Mainz III g: 4° 130b

[Ryff, Walter Hermann:] *New Kochbuch Für die Krancken.* Faksimile-Druck nach einem Original von 1545 mit e. Nachw. von Werner Dobras. Lindau 1979.

[Ryff, Walther Hermann:] *Spiegel Vnnd Regiment der Gesundtheit wie man derselben nach / aller Speiß vnd Tränck / auß Küchen / Keller / vnd Apotecken brauchen vnd niessen sol. Zu nutz vnd frommen dem gemeinen Mann vnd einfältigen Leyen [...] zugericht. Durch den hoch vnd weitberhümpten H. Gualtherum Ryff [...] Getruckt zu Franckfort am Mayn / bey Christ. Egen. Erben / 1574.*
Stadtbibliothek Mainz II m 381

[Schlegel, Johann Andreas:] *TRACTATVS MEDICVS, Von Natürlichen / unnatürlichen und wider die Natur=lauffenden Dingen / in Vergleichung der grossen Welt / mit dem Menschen der kleinen Welt / [...] Mit behörigen Registern verfertiget und dargestellet von Johann. Andreas Schlegeln [...]. Nürnberg / in Verlegung Joh. Hofmann / Buch= und Kunsthändler. 1686.*
Stadtbibliothek Mainz II m 384

[Schnurr, Balthasar:] *Kunst vnd Wunderbüchlein / Darinnen allerhand nützliche Sachen vnnd Kunststücke / verfasset vnd begriffen [...] Itzunder wider vfs newe sehr verbessert / vermehrt / auch mit einem nutzlichen Register gezieret Durch Balthasarum Schnurrn von Lendsidel. Getruckt zu Franckfurt am Meyn / Jn verlegung Conrad Eifrids. M. DC. XXXI.*
Stadtbibliothek Mainz II h 456 a

[Schola Salernitana:] *SCHOLA SALERNITANA, SIVE De conservandâ Valetudine Præcepta Metrica. Autore JOANNE de MEDIOLANO hactenus*

ignoti Cum luculentâ & succintâ Arnoldi Villanovani in singula Capita Exegesi. EX RECENSIONE ZACHARIÆ SYLVII [...]. Cum ejusdem Præfatione. Nova editio, melior & aliquot Medicis opusculis auctior. [...] ROTERODAMI, Ex Officinâ ARNOLDI LEERS, I) I)(LVII. (= Schola, 1657)
Stadtbibliothek Mainz II o 1042

[Schott, Caspar:] *JOCO-SERIORUM NATURÆ ET ARTIS, Sive MAGIÆ NATURALIS, Centuriæ Tres: Das ist / Drey Hundert Nütz= und Lustige Sätze Allerhand Merck=würdiger Stücke: Von Schimpff und Ernst / Genommen Auß der Kunst und Natur / Oder Natürlichen MAGIA. [...] Bamberg / Jn Verlegung Johan Martin Schönwetters / M. DC. LXXVII.*
Stadtbibliothek Mainz III g: 4° 152

[Schröder, Johann; Friedrich Hoffmann:] *D. Johann Schröders treff-lich=versehene Medicin=Chymische Apotheke / Oder: Höchstkostbarer Arze-ney=Schatz [...] Dabey ferner zu mehrerm Verständnis aller Materien / ein zumahl höchst= dienlich= nöthig= und nützlicher Schlüssel / in Herrn D. Friedrich Hoffmanns Herrlichen Anmerkungen bestehend / [...] in die Hochteutsche Sprache übersetzet und ans Licht gegeben [...] Von Johann Ulrich Müllern. [...] NURNBERG Verlegts Johann Hoffmann / Buch= und Kunsthändler. Jm Jahr Chr. 1685. Gedruckt zu Jena mit Nisiußischen Schrifften.* Reprograph. Nachdruck München 1963.

[Schröder, Johann; Friedrich Hoffman] *PHARMACOPŒA SCHRÖDERO-HOFFMANNIANA, ILLUSTRATA ET AUCTA, [...] OPUS SELECTISSIMORUM QVORVUMQUE TVM PHARMACOLOGORUM & Chimiatrorum, [...] NEC NON CURIOSIORVM RERVM NATVRALIVM SCRIPTORVM Nobilissimis Medicamentis atque Descripitonibus abundè ditatum. Compilavit IOHANNES IACOBVS MANGETVS [...]. GENEVÆ, Sumptibus SAMUELIS DE TOURNES. M. DC. LXXXVIII.*
Medizinhistorisches Institut Mainz Pharmak 20 - 1688

[Schwenter, Daniel:] Deliciae Physico-Mathematicae [...]. Neudruck der Ausgabe Nürnberg 1636. In: Georg Philipp Harsdörffer, Daniel Schwenter*: Deliciae Physico-Mathematicae oder Mathematische und Philosophische Erquickstunden.* Bd. 1-3. Hg. u. eingel. v. Jörg Jochen Berns. Frankfurt am Main 1990-1991 (= Texte der Frühen Neuzeit, Bd. 3).

[Sebisch d. Ä., Melchior,:] *XV. Bücher Von dem Feldbaw vnd recht volkommener Wolbestellung eines bekömmlichen Landsitzes / vnnd geschicklich angeordneten Meierhofs oder Landguts [...]. Deren etliche vorlängst vo[n] Carolo Stephano vnd Joh. Libalto / Frantzösisch vorkom[m]en. Welche nachgehends jhres fürtrefflichen Nutzes halben / [...] theyls vom Hochgelehr-*

ten Herrn Melchiore Sebizio / [...] theyls auß letsten Libaltischen zusetzen durch nachgemelten inn Teutsch gebracht seind. Etliche aber an jetzo auffs New / erstlich auß dem Frantzösischen letstmahls ernewertem vnd gemehrtem Exemplar / So dan[n] / auß des [...] Georgij Martij Publicirter Gartenkunst / vnd fortter / des Herrn Joh. Fischart I. V. D. Colligirten Feldbawrechten vnd Landsitzgerechtigkeiten / etc. zu lust vnd lieb dem Teutschen Landmann hinzu gethan worden. Getruckt zu Straßburg / bei Bernhart Jobin. 1592. [...].
ULB Darmstadt R 93

[Sebisch d. J., Melchior,:] *Beschreibung Vnd Widerlegung / Etlicher Mißbräuche vnd Jrrthumb / so biß anhero in dem Gebrauch der Saurbrunnen / vnd andern warmen vnd kalten Bädern bey vns fürgangen: Allen Badgästen / Heimischen vnd Außländischen / zum besten / auff sonderliches begeren in Teutscher sprachen verfertigt vnd gestellt Durch MELCHIOREM SEBIZIUM [...]. Straßburg / Bey Johan Philipp Mülben. M. DC. XLVII.*
ULB Darmstadt S 6967

[Theodor, Jakob] *Neuw Wasserschatz / Das ist: Von Allen heylsamen Metallischen Minerischen Bädern vnd Wassern / Sonderlich aber von den neuwen erfundenen Sawerbrunnen zu Langen Schwallbach in der Nidergraffschafft Katzenelenbogen / vnd im Schwartzwald in dem löblichen Stifft Straßburg in S. Petersthal vnnd der Greißbach / bey dem Weiler Greißbach gelegen / auch aller anderer Sauwerbrunnen / eygentliche Beschreibung / sampt derselben Gehalt / Krafft vnnd Wirckung. [...] Alles auß langwiriger Obseruation vnd Erfahrung / auffs fleissigst widerumb vbersehen / verbessert / gemehret / beschrieben vnd an Tag geben / durch Iacobum Theodorum Tabernæmontanum [...] Gedruckt zu Franckfurt am Mayn / etc. M. D. LXXXIIII.*
Stadtbibliothek Mainz II a 616 (Rara)

[Theodor, Jakob:] *D. IACOBI THEODORI TABERNÆMONTANI, New vollkommen Kräuter=Buch / Darinnen Vber 3000. Kräuter [...] beschrieben: Deßgleichen auch / wie dieselbige in allerhand Kranckheiten [...] sollen angewendet vnd gebraucht werden / angezeigt wird. Vormahls Durch D. CASPARVM BAVHINVM [...] mit sonderem Fleiß gebesseret. Jetzt widerumb auffs newe übersehen [...] Durch HIERONYMVM BAVHINVM [...]. Getruckt zu Basel / durch Jacob Werenfels / in Verlegung Johann Königs / M. DC LXIV.*
Stadtbibliothek Mainz II e: 2° 373g (Rara)

[Weickhard, Arnold:] *PHARMACIA DOMESTICA, Daß ist: HAußApoteck Darin viel nützliche vnd heylsame EXPERIMENTA vnd Artzneyen / welche auff alle Jnnerliche vnd Eusserliche Kranckheiten / Zufäll / Mängel / Schäden vnd Gebresten [...] zu Curiren gerichtet [...] / Durch D. ARNOLDVM*

WEICKARDUM [...] Colligirt, vermehrt vnd Publicirt. [...] Gedruckt zu Franckfurt am Mayn / bey Erasmo Kempffern / in Verlegung Theobald Schönwetter / Anno 1628.
Stadtbibliothek Mainz II m: 4 ° 1029

[Weier, Johann:] *DE PRÆSTIGIIS DEMONVM Von ihre[m] vrsprung / vnderscheid / vermögenheit / vnd rechtmeßiger straaff / auch der beleidigten ordenlicher hilff / sechs Bücher: Durch den hochgelerte[n] Herren Johan Wier / [...] selbs be/schrieben. Jetz newlich vbersehen / vnd mit vielen nutzlichen zusatzungen / so zu vor weder in Lateinischen / noch Teutschen exemplarn begriffen / verbessert. [...] M. D. LXXVIII.* Reprograph. Nachdruck Amsterdam 1967.

Weigel, Christoph: *Abbildung und Beschreibung der Gemein-Nützlichen Haupstände.* Faksimile-Neudruck der Ausgabe Regensburg 1698. Mit e. Einf. v. Michael Bauer u. e. Anhang mit 72 zusätzl. Kupfern. Nördlingen 1987.

[Wirsung, Christoph:] *Ein new ArtzneyBuch Darinn fast alle eußerliche vnnd innerliche Glieder deß Menschlichen Leibs / sampt jhren Kranckheiten vnd Gebrechen [...] / vnd wie man dieselben [...] auff mancherley weiß wenden vnd curieren soll/ Jn acht außerlesene Bücher abgetheylt / Erstlich durch Den Ehrnvesten / Herrn Christophorum Wirsung [...] zusammen getragen / An jetzo aber [...] verbessert. Durch Den auch Ehrnvesten vnd Hochgelärten / Herrn Petrum Uffenbachen [...]. Gedruckt zu Vrsel / in dem Churfürstenthumb Meyntz / durch Cornelium Sutorium, M. DC. V.*
Stadtbibliothek Mainz II l: 2° 1160

[Wittich, Johann:] *PRÆSERVATOR SANITATIS. Ein nützlicher Bericht Von den Sechs vnuorneidlichen dingen / zur gesundheit gantz ersprießlichen / Wie man sich in denselben beydes zu Hause / vnd auch vber Land verhalten sol. Alles auff die Deutsche übliche Kost / Speise vnd Tranck gerichtet [...]. Dabey auch ein verzeichnis oder Teffelein einer Reise apotecken [...]. Zu ehren vnd günstigem gefallen allen liebhabern der gesundheit gestalt: [...] Durch Ioh. VVittichium [...]. Leipzig. [...].* [Gedruckt [...] bey Hans Steinmanns Erben / Jn vorlegung Henningi Grossen / Buchhendlers. M. D. LXXXX.]
ULB Darmstadt Gerster W 45

[Wittich, Johann:] *VADE MECVM. Das ist: Ein Künstlich NEw Artzneybuch / So man stets bey sich haben vnd führen kan / Jn fürfallender Noth sich Hülff daraus zuerholen / wieder allerhand Kranckheit deß Menschlichen Leibes / vom Häupt an biß auff die Fußsolen. [...] Allen Haußvätern / Hohes vnd Niedern Standes Personen gantz nützlich. Dergleichen zuuor niemals also in Druck kommen. Jetzo auffs new vbersehen vnd verbessert / Durch M.*

Johannem Wittichium / Hoff vnnd Stadt Medicum zu Arnstadt. [...] Leipzig / in vorlegung Bartholomæi Voigts. Jm Jahr: M. D CI. [Gedruckt [...] bey Frantz Schnelboltz]
ULB Darmstadt Gerster W 43

[Wittich, Johann:] *VADE MECVM. Der ander Theil des künstlichen NEwen Artzney=Buchs / so man stets bey sich haben vnd führen kan in allerhand Kranckheiten der Jungfrawen / besonders der Ehelichen Weiber / sich vor / in vnd nach der Geburt / gutes Raths daraus zu erholen. Jtem: Von allerhandt Kranckheiten der jungen Kinder [...]. Darneben: Der Wolgebornen vnd Edlen Frawen / Frawen Dorotheen / Gebornen Gräfin von Solms / [...] Christmilder Gedechtnis / vielbewerthen Experimentlein so J. G. von fürnemen Ertzten erlanget / Allen Weibesbildern zum besten mit eingesprenget vnd verfasset: Durch M. Johannem Wittichium / Hoff vnd Stadt Medicum zu Arnstadt. [...] Leipzig / in vorlegung Bartholomæi Voigts. Jm Jahr: M. DC. VII.*
ULB Darmstadt Gerster W 43

[Zwinger, Theodor:] *THEODORI ZVINGERI der Artzney Doct. und Profess. in Basel Sicherer Und Geschwinder Artzt / Oder Neues Artzney=Buch / Worinnen Alle und jede Kranckheiten des Menschlichen Leibs / nach Ordnung des Alphabeths gründlich / und deutlich beschrieben: Und Wie sie gantz sicher und geschwind durch die Gnad Gottes zu heilen [...] an den tag geleget wird. Denen auff dem Land wohnenden / von Aertzten abgelegenen Nothleidenden Leuten / wie auch anderen Liebhabern der Edlen Artzney=kunst vielfaltigem Nutzen / Anjetzo zum vierten mahl auffgelegt / nunmehr umb ein zimliches vermehret. BASEL / Jn Verlag Frantz Plater / und Joh. Philipp Richters / Druckts Jacob Bertsche 1703.*
Stadtbibliothek Mainz II n 428

2. Nachschlagewerke

Adelung, Johann Christoph [u. a.]: *Fortsetzung und Ergänzungen zu Christian Gottlieb Jöchers allgemeinem Gelehrten=Lexico [...].* Hildesheim 1960-1961. (= Reprograph. Nachdruck der Ausgabe Leipzig 1784-1897). (= Adelung/ Jöcher)

Balteau, J. [u. a.] (Hgg.): *Dictionaire de biographie française.* Paris 1929ff.

Biedermann, Hans: *Handlexikon der magischen Künste von der Spätantike bis zum 19. Jahrhundert.* Graz 1968.

Biographie universelle, ancienne et moderne. [...] Ouvrage entièrement neuf, Rédigé par une société de gens de lettres et de savants. Paris 1811-1855.

Cancik, Hubert; Helmuth Schneider (Hgg.): *Der neue Pauly. Enzyklopädie der Antike.* Stuttgart/Weimar 1996-2003.

Colussi, Giorgio: *Glossario degli antichi volgari italiani.* Helsinki 1983ff.

[DBE :] Killy, Walther [u. a.] (Hgg.): *Deutsche Biographische Enzyklopädie.* München [u. a.] 1995-2003.

Eckart, Wolfgang U.; Christoph Gradmann: *Ärztelexikon. Von der Antike bis zum 20. Jahrhundert.* München 1995.

Engler, Winfried: *Lexikon der französischen Literatur.* Zweite, verb. und erw. Aufl.. Stuttgart 1984 (= Kröners Taschenausgabe, Bd. 388).

Ghisalberti, Alberto M.; Mario Caravale [u. a.] (Hgg.): *Dizionario biografico degli Italiani.* Rom/Catanzaro 1960ff.

Hirsch, August (Hg.): *Biographisches Lexikon der hervorragenden Ärzte aller Völker und Zeiten.* Zweite Auflage. Durchges. und erg. von Wilhelm Haberling, Franz Hübotter, Hermann Vierordt. Berlin/Wien 1929-1935.

[Jöcher, Christian Gottlieb:] *Allgemeines Gelehrten=LEXICON [...].* Hildesheim 1960-1961. (= Reprograph. Nachdruck der Ausgabe Leipzig 1750-1751).

Killy, Walther (Hg.): *Literaturlexikon. Autoren und Werke deutscher Sprache.* Gütersloh/München 1988-1993.

[Lexikon des Mittelalters:] Angermann, Norbert; Robert-Henry Bautier [u. a.] (Hgg.): *Lexikon des Mittelalters*. München/Zürich 1977-1998.

Pschyrembel Klinisches Wörterbuch. Bearb. von der Wörterbuch-Red. des Verlags unter der Leitung von Helmut Hildebrandt. 258., neu bearb. Aufl. Berlin 1998.

Ritter, Joachim [u. a.] (Hgg.): *Historisches Wörterbuch der Philosophie.* Darmstadt 1971ff.

Squarotti, Giorgio (Hg.): *Grande dizionario della lingua italiana.* Dopo la scomparsa di Salvatore Battaglia la stesura del Dizionario è opera della redazione lexicografica dell' UTET sotto la direzione di Giorgio Bárberi Squarotti. Turin 1961ff.

[Verfasserlexikon:] *Die deutsche Literatur des Mittelalters. Verfasserlexikon.* Begr. von Wolfgang Stammler, fortgef. von Karl Langosch. Zweite, völlig neu bearb. Aufl. Hg. von Kurt Ruh [u. a.]. Berlin/New York 1978ff.

Zedler, Johann Heinrich: *Grosses vollständiges Universal-Lexikon.* Graz 1993-1999 (= Zweiter vollst. photomechan. Nachdr. der Ausgabe Leipzig/Halle 1732-1754).

3. Forschungsliteratur

Anderson, Frank J.: *An Illustrated History of the Herbals.* New York 1977.

Arber, Agnes: *Herbals. Their Origin and Evolution. A Chapter in the History of Botany. 1470-1670.* 2. überarb. u. erg. Aufl.. Cambridge 1953.

Aylett, R. P. T.: *The nature of realism in Grimmelshausen's Simplicissimus cycle of novels.* Bern/Frankfurt am Main 1982 (= Europäische Hochschulschriften, Reihe I: Deutsche Sprache und Literatur, Bd. 479).

Bader, Günter: *Metapher und Melancholie. Eine Skizze.* Tübingen 1990.

Battafarano, Italo Michele: Grimmelshausens Kritik an der Ideologie seiner Zeit. Ungleichzeitigkeit und Alltagsdenken in *Simplicissimus* und *Courasche.* In: *Daphnis* 5 (1976). S. 295-302.

Battafarano, Italo Michele: Vom polyhistorischen Traktat zur satirischen Romanfiktion. Garzonis Piazza Universale bei Albertinus und Grimmelshausen. In: ders. (Hg.): *Tomaso Garzoni. Polyhistorismus und Interkulturalität in der frühen Neuzeit.* Bern [u. a.] 1991 (= Ricerche di cultura europea, Bd. 3). S. 109-124.

Battafarano, Italo Michele: Magia naturalis. Zur Begriffsdefinition bei Johannes Prätorius, Christian Knorr von Rosenroth und Johann Nicolaus Martius (1668-1719). In: *Morgen-Glantz* 1 (1991). S. 71-77. (= Battafarano, 1991-2)

Battafarano, Italo Michele: Leben vor der Schöpfung Adams. Präadamiten und Nicht-Adamische bei Lapeyrère, Paracelsus, Grimmelshausen. In: ders.: *Glanz des Barock. Forschungen zur deutschen als europäischer Literatur.* Bern [u. a.] 1994 (= IRIS, Bd. 8). S. 161-185.

Battafarano, Italo Michele: Alraun, Mandragora, Galgen-Männlin: Mattioli, Praetorius, Grimmelshausen. In: ders.: *Glanz des Barock. Forschungen zur deutschen als europäischer Literatur.* Bern [u. a.] 1994 (= IRIS, Bd. 8). S. 186-205. (= Battafarano, 1994-2)

Battafarano, Italo Michele: Zettelkraut statt Zitronen. Nationaler Stolz aus defensiver Kritik an Ausländerei und Exotismus bei Hippolytus Guarinonius. In: *Simpliciana* 17 (1995). S. 141-153.

Battafarano, Italo Michele: Erzählte Dämonopathie in Grimmelshausens *Courasche.* In: *Simpliciana* 19 (1997). S. 55-88.

Bauer, Barbara: "Es bleibt doch bey dem alten Brauch: M(undus) V(ult) D(ecipi)." Veraltete Astrologie in Grimmelshausens *Ewig-währendem Calender*. In: *Simpliciana* 16 (1994). S. 81-115.

Bauer, Michael: Einführung. In: Christoph Weigel: *Abbildung und Beschreibung der gemein-nützlichen Hauptstände.* Faksimile-Neudruck der Ausgabe Regensburg 1698. Nördlingen 1987. S. 5-25.

Belkin, Johanna: Ein natur- und quellenkundlicher Beitrag zur Mummelsee-Episode im *Simplicissimus.* In: *Simpliciana* 9 (1987). S. 101-134.

Benthien, Claudia: *Haut. Literaturgeschichte, Körperbilder, Grenzdiskurse.* 2. Auflage. Reinbek bei Hamburg 2001 (= rowohlts enzyklopädie, Bd. 55626).

Benzenhöfer, Udo: Paracelsus: Leben - Werk - Aspekte der Wirkung. In: ders. (Hg.): *Paracelsus.* Darmstadt 1993. S. 7-23.

Benzenhöfer, Udo: "De vita longa" - ein schwieriger Text des Paracelsus über das lange Leben. In: *Nova Acta Paracelsica* N. F. 17 (2003). S. 49-62.

Berns, Jörg Jochen: Libuschka und Courasche. Studien zu Grimmelshausens Frauenbild. Teil II: Darlegungen. In: *Simpliciana* 12 (1990). S. 417-441.

Berns, Jörg Jochen: Buch der Bücher oder Simplicianischer Zyklus. Leserprovokation als Erzählmotivation im Gutenbergzeitalter. In: *Simpliciana* 12 (1990). S. 101-122. (= Berns, 1990-2)

Berns, Jörg Jochen: Einleitung. In: Georg Philipp Harsdörffer, Daniel Schwenter: *Deliciae Physico-Mathematicae oder Mathematische und Philosophische Erquickstunden.* Neudruck der Ausgabe Nürnberg 1636. Bd. 1. Hg. u. eingel. v. Jörg Jochen Berns. Frankfurt am Main 1991(= Texte der Frühen Neuzeit, Bd. 3). S. V-XLIV.

Berns, Jörg Jochen: Simplicius bei Hofe. Eigenart und Funktion der Hofdarstellung im *Simplicissimus*-Roman. In: *Simpliciana* 24 (2002). S. 243-257.

Berns, Jörg Jochen: Der Zauber der technischen Medien. Fernrohr, Hörrohr, Camera obscura, Laterna magica. In: *Simpliciana* 26 (2004). S. 245-266.

Bogner, Ralf Georg: Lesepädagogik, Leseverhalten und Lektürekanon in Grimmelshausens *Simplicianischen Schriften.* In: *Simpliciana* 26 (2004). S. 373-388.

Bosch, Klaus: *Zur Vorgeschichte chemiatrischer Pharmakopöepräparate im 16./17. Jahrhundert.* Braunschweig 1980 (= Veröffentlichungen aus dem Pharmaziegeschichtlichen Seminar der Technischen Universität Braunschweig, Bd. 21).

Brandenburg, Dietrich: "Mumia" und "Theriak". Ein Beitrag zur Geschichte der Reizkörpertherapie. In: *Ärztliche Kosmetologie* 14 (1984). S. 486-496.

Brandes, Helga: Frühneuzeitliche Ökonomieliteratur. In: *Hansers Sozialgeschichte der deutschen Literatur vom 16. Jahrhundert bis zur Gegenwart.* Begründet von Rolf Grimminger. Bd. 2: Albert Meier (Hg.): *Die Literatur des 17. Jahrhunderts.* S. 470-484.

Brandes, Helga: Das ökonomische Wissen zur Zeit Grimmelshausens im Spiegel der Ökonomiken, auch mit Blick auf den *Teutschen Friedens-Raht.* In: *Simpliciana* 26 (2004). S. 283-296.

Breuer, Dieter: Grimmelshausens politische Argumentation. Sein Verhältnis zur absolutistischen Staatsauffassung. In: *Daphnis* 5 (1976). S. 303-332.

Breuer, Dieter: Grimmelshausens simplicianische Frömmigkeit. Zum Augustinismus des 17. Jahrhunderts. In: ders. (Hg.): *Frömmigkeit in der frühen Neuzeit. Studien zur religiösen Literatur des 17. Jahrhunderts in Deutschland.* Amsterdam 1984 (= Chloe, Bd. 2). S. 213-252.

Breuer, Dieter: Hippolytus Guarinonius als Erzähler. In: Herbert Zeman (Hg.): *Die österreichische Literatur. Ihr Profil von den Anfängen im Mittelalter bis ins 18. Jahrhundert (1050-1750).* Unter Mitwirkung von Fritz Peter Knapp (Mittelalter). Teil 2. Graz 1986 (= Die österreichische Literatur. Eine Dokumentation ihrer literarhistorischen Entwicklung). S. 1117-1133.

Breuer, Dieter: "Gedächtnis-Kunst" oder "Gedächtnis-Gunst"? Grimmelshausens Diskurs über das Gedächtnis und die manieristische Gedächtnislehre. In: Jörg Jochen Berns; Wolfgang Neuber (Hgg.): *Ars memorativa. Zur kulturgeschichtlichen Bedeutung der Gedächtniskunst 1400-1750.* Tübingen 1993 (= Frühe Neuzeit, Bd. 15). S. 237-249.

Breuer, Dieter: Die Geister unterscheiden lernen. Zur 4. bis 6. Materie von Grimmelshausens *Ewig-währendem Calender.* In: *Simpliciana* 16 (1994). S. 65-79.

Breuer, Dieter: *Grimmelshausen-Handbuch.* München 1999 (= UTB für Wissenschaft 8182).

Breuer, Dieter: Grimmelshausen und Straßburg. In: *Simpliciana* 22 (2000). S. 313-329.

Breuer, Dieter: Courasches Unbußfertigkeit. Das religiöse Problem in Grimmelshausens Roman. In: *Simpliciana* 24 (2002). S. 229-242.

Burkhard, Werner: *Grimmelshausen. Erlösung und barocker Geist.* Frankfurt 1929 (= Deutsche Forschungen, Bd. 22).

Burkhardt, Johannes; Birger P. Priddat (Hgg.): *Geschichte der Ökonomie.* Frankfurt am Main 2000 (= Bibliothek der Geschichte und Poltik, Bd. 21; Bibliothek deutscher Klassiker, Bd. 173).

Busch, Walter: Grimmelshausens *Verkehrte Welt.* In: *Simpliciana* 10 (1988). S. 105-148.

Carbonnel, Yves: Die Gelehrsamkeit als Schlüssel zum Verständnis von Grimmelshausens Simplicius Simplicissimus. In: Sebastian Neumeister; Conrad Wiedemann (Hgg.): *Res Publica Litteraria. Die Institutionen der Gelehrsamkeit in der frühen Neuzeit.* Teil 2. Wiesbaden 1987 (= Wolfenbütteler Arbeiten zur Barockforschung, Bd. 14). S. 387-398.

Carbonnel, Yves: Drei Erbauungsbücher in einem. Der *Simplicius Simplicissimus* von Grimmelshausen. In: Dieter Breuer (Hg.): *Religion und Religiosität im Zeitalter des Barock.* Teil 2. Wiesbaden 1995 (= Wolfenbütteler Arbeiten zur Barockforschung, Bd. 25). S. 693-701.

Dallett, Joseph B.: Mensch und Tierreich im *Simplicissimus.* Neue Perspektiven zu den Quellen. In: *Daphnis* 5 (1976). S. 217-265.

Daxelmüller, Christoph: Das literarische Magieangebot. Zur Vermittlung von hochschichtlicher Magiediskussion und magischer Volksliteratur im 17. Jahrhundert. In: Wolfgang Brückner, Peter Blickle, Dieter Breuer (Hgg.): *Literatur und Volk im 17. Jahrhundert. Probleme populärer Kultur in Deutschland.* Teil 2. Wiesbaden 1985 (= Wolfenbütteler Arbeiten zur Barockforschung, Bd. 13). S. 837-863.

Daxelmüller, Christoph: *Zauberpraktiken. Eine Ideengeschichte der Magie.* Zürich 1993.

Deeg, Stefan: und wie du bist / so redestu. Zu Form und Funktion der Gesprächsszenen im *Simplicissimus Teutsch.* In: *Simpliciana* 17 (1995). S. 9-38.

Dülmen, Richard van: Einleitung. In: Johann Valentin Andreae: *Christianopolis. Deutsch und lateinisch.* Eingel. u. hg. v. Richard van Dülmen. Stuttgart 1972 (= Quellen und Forschungen zur württembergischen Kirchengeschichte, Bd. 4). S. 11-20.

Eamon, William: *Science and the Secrets of Nature. Books of Secrets in Medieval and Early Modern Culture.* 3. Auflage. Princeton 1996.

Eckart, Wolfgang: Medizinkritik in einigen Romanen der Barockzeit - Albertinus, Grimmelshausen, Lesage, Ettner. In: ders.; Johanna Geyer-Kordesch (Hgg.): *Heilberufe und Kranke im 17. und 18. Jahrhundert. Die Quellen- und Forschungssituation.* Münster 1982. S. 49-75.

Eckart, Wolfgang: "Medicus Politicus" oder "Macchiavellus Medicus"? Wechselwirkungen von Ideal und Realität des Arzttypus im 17. Jahrhundert. In: *Medizinhistorisches Journal* 19 (1984). S. 210-224.

Eckart, Wolfgang U.: *Geschichte der Medizin.* Vierte, überarb. und erg. Aufl.. Berlin [u. a.] 2000.

Elkeles, Barbara: Medicus und Medikaster. Zum Konflikt zwischen akademischer und "empirischer" Medizin im 17. und frühen 18. Jahrhundert. In: *Medizinhistorisches Journal* 22 (1987). S. 197-211.

Engelhardt, Dietrich von: Systematische Überlegungen zum Verhältnis von Medizin und Literatur im Zeitalter des Barock. In: Udo Benzenhöfer; Wilhelm Kühlmann (Hgg.): *Heilkunde und Krankheitserfahrung in der frühen Neuzeit. Studien am Grenzrain von Literaturgeschichte und Medizingeschichte.* Tübingen 1992 (= Frühe Neuzeit, Bd. 10). S. 30-54.

Erlhoff, Hans Peter: *Groteske Satire und simplicianische Leidenschaft. Eine Untersuchung zur Literaturtheorie des 16. und 17. Jahrhunderts.* Frankfurt am Main [u. a.] 1988 (= Europäische Hochschulschriften Reihe 1: Deutsche Sprache und Literatur, Bd. 1028).

Ernst, Cécile: *Teufelsaustreibungen. Die Praxis der katholischen Kirche im 16. und 17. Jahrhundert.* Bern [u. a.] 1972.

Feldges, Mathias: *Grimmelshausens ‚Landstörtzerin Courasche'. Eine Interpretation nach der Methode des vierfachen Schriftsinnes.* Bern 1969 (= Basler Studien zur deutschen Sprache und Literatur, Heft 38).

Foucault, Michel: *Wahnsinn und Gesellschaft. Eine Geschichte des Wahns im Zeitalter der Vernunft.* Übers. v. Ulrich Köppen. Frankfurt am Main 1969.

Freyer, H.-P. Michael: *Text- und Ikonographie- bzw. Visualisierungsgeschichte der Giftpflanzenkunde in Wissenschaft und Unterricht am Beispiel eines seit Jahrtausenden bis heute eingesetzten Sedativums.* Würzburg 1999 (= Würzburger medizinhistorische Forschungen, Bd. 68).

Fürbeth, Frank: Zur Bedeutung des Bäderwesens im Mittelalter und der frühen Neuzeit. In: Heinz Dopsch; Peter F. Kramml (Hgg.): *Paracelsus und Salzburg. Vorträge bei den Internationalen Kongressen in Salzburg und Bad Gastein anläßlich des Paracelsus-Jahres 1993.* Salzburg 1994 (= Mitteilungen der Gesellschaft für Salzburger Landeskunde, Erg.-Bd. 14). S. 463-487.

Gaede, Friedrich : *Substanzverlust. Grimmelshausens Kritik der Moderne.* Tübingen 1989.

Ganzenmüller, Wilhelm: Paracelsus und die Alchimie des Mittelalters. In: Udo Benzenhöfer (Hg.): *Paracelsus.* Darmstadt 1993. S. 137-156.

Gemert, Guillaume van: Tridentinische Geistigkeit und Moraldidaxis in Guarinonius' "Greweln". Der Arzt als geistlicher Autor. In: Elmar Locher (Hg.): *Hippolytus Guarinonius im interkulturellen Kontext seiner Zeit. Acta der Tagung Neustift 1993.* Bozen/Innsbruck 1995 (= Essay & Poesie, Bd. 2). S. 45-63.

Gemert, Guillaume van: Medizinisches Naturverständnis und gegenreformatorisches Literaturprogramm. Zum Stellenwert des erzählerischen Moments in Hippolytus Guarinonius' "Grewel der Verwüstung Menschlichen Geschlechts". In: Hartmut Laufhütte [u. a.] (Hgg.): *Künste und Natur in Diskursen der Frühen Neuzeit.* Teil 2. Wiesbaden 2000 (= Wolfenbütteler Arbeiten zur Barockforschung, Bd. 35). S. 1123-1137.

Gersch, Hubert: *Geheimpoetik. Die ‚Continuatio des abentheurlichen Simplicissimi' interpretiert als Grimmelshausens verschlüsselter Kommentar zu seinem Roman.* Tübingen 1973 (= Studien zur deutschen Literatur, Bd. 35).

Gouk, Penelope: Doctors and Practitioners. Music and Medicine as Paradigms of the Arts-Science Divide in Early Modern Europe. In: Barbara Mahlmann-Bauer (Hg.): *Scientiae et artes. Die Vermittlung alten und neuen Wissens in Literatur, Kunst und Musik.* Bd. 1. Wiesbaden 2004 (=Wolfenbütteler Arbeiten zur Barockforschung, Bd. 38). S. 161-188.

Haage, Bernhard Dietrich: Der Ritter Gawan als Wundarzt (‚Parzival' 506,5ff.). In: Christa Baufeld (Hg.): *Die Funktion außer- und innerliterarischer Faktoren für die Entstehung deutscher Literatur des Mittelalters und der frühen Neuzeit.* Göppingen 1994. S. 193-216.

Haage, Bernhard Dietrich: Paracelsus kein Luther der Medizin. In: Volker Zimmermann (Hg.): *Paracelsus. Das Werk - die Rezeption. Beiträge des Symposiums zum 500. Geburtstag von Theophrastus Bombastus von Hohenheim, genannt Paracelsus (1493-1541) an der Universität Basel am 3. und 4. Dezember 1993.* Stuttgart 1995. S. 113-120.

Haberkamm, Klaus: *Beiheft* [Zu: Johann Jakob Christoffel von Grimmelshausen: Des Abenteurlichen Simplicissimi ewig-währender Calender]. Konstanz 1967.

Haberkamm, Klaus: *"Sensus astrologicus". Zum Verhältnis von Literatur und Astrologie in Renaissance und Barock.* Bonn 1972 (= Abhandlungen zur Kunst-, Musik- und Literaturwissenschaft, Bd. 124).

Haberkamm, Klaus: Sternen-Deutung Oder Replik auf "hoher gelehrter Leut Meinungen und *Sentenz* beydes von der *Astronomia* und *Astrologia*" bei Grimmelshausen. In: *Simpliciana* 4/5 (1983). S. 49-121.

Haberkamm, Klaus: "Edle Wissenschafft" und "freye Kunst". Zur Begriffsbestimmung der Astronomie/Astrologie bei Grimmelshausen. In: *Simpliciana* 26 (2004). S. 163-183.

Habermann, Mechthild: *Deutsche Fachtexte der frühen Neuzeit. Naturkundlich-medizinische Wissensvermittlung im Spannungsfeld von Latein und Volkssprache.* Berlin/New York 2001 (= Studia Linguistica Germanica, Bd. 61).

Haferlach, Torsten: *Die Darstellung von Verletzungen und Krankheiten und ihrer Therapie in mittelalterlicher deutscher Literatur unter gattungsspezifischen Aspekten.* Heidelberg 1991.

Hammerstein, Notker: Die Universitäten: Geschichte und Struktur. In: *Die Philosophie des 17. Jahrhunderts.* Bd. 4: Helmut Holzhey; Wilhelm Schmidt-Biggemann; Vilem Murdoch (Hgg.): Das Heilige Römische Reich Deutscher Nation, Nord und Ostmitteleuropa. Basel 2001 (= Grundriss der Geschichte der Philosophie, neubearb. Ausgabe). S. 295-301.

Hansmann, Liselotte; Lenz Kriss-Rettenbeck: *Amulett und Talisman. Erscheinungsform und Geschichte.* München 1966.

Heckmann, Andreas: Melancholie in Grimmelshausens *Courasche.* In: *Simpliciana* 14 (1992). S. 9-34.

Henner, Günter: Einleitung. In: *Quellen zur Geschichte der Gesundheitspädagogik. 2500 Jahre Gesundheitsförderung in Texten und Bildern. Ein wissenschaftliches Lesebuch.* Würzburg 1998 (= Erziehung, Schule, Gesellschaft, Bd. 20). S. 19-43.

Heßelmann, Peter: *Gaukelpredigt. Simplicianische Poetologie und Didaxe. Zu allegorischen und emblematischen Strukturen in Grimmelshausens Zehn-Bücher-Zyklus.* Frankfurt am Main [u. a.] 1988 (= Europäische Hochschulschriften, Reihe I: Deutsche Sprache und Literatur, Bd. 1056).

Heßelmann, Peter: "Es gung so Kurraschy her!" - Die Literarisierung der Griesbacher und Peterstaler Sauerbrunnen bei Moscherosch und Grimmelshausen. In: *Simpliciana* 25 (2003). S. 187-220.

Heßelmann, Peter: Zwischen Buchgelehrsamkeit und Erfahrungswissenschaft. Grimmelshausen und die Kräuterheilkunde im Wissensdiskurs der frühen Neuzeit. In: *Simpliciana* 26 (2004). S. 219-243.

Hickel, Erika: Arzneimittel in Apotheke und Haushalt des 16. und 17. Jahrhunderts. In: Joachim Telle (Hg.): *Pharmazie und der gemeine Mann. Hausarznei und Apotheke in deutschen Schriften der frühen Neuzeit. Katalog zur Ausstellung der Herzog August Bibliothek Wolfenbüttel in der Halle des Zeughauses vom 23. August 1982 bis März 1983.* Wolfenbüttel 1982 (= Ausstellungskataloge der Herzog August Bibliothek, Nr. 36). S. 21-26.

Hillen, Gerd: Allegorie und Satire. Anmerkungen zu Grimmelshausens Simplicissimus. In: Martin Bircher [u. a.] (Hgg.): *Barocker Lust-Spiegel. Studien zur Literatur des Barock. Festschrift für Blake Lee Spahr.* Amsterdam 1984 (= Chloe, Bd. 3). S. 265-277.

Hillenbrand, Rainer: Courasche als negatives Exempel. In: *Simpliciana* 24 (2002). S. 47-65.

Honecker, Martin: Christus medicus. In: Peter Wunderli (Hg.): *Der kranke Mensch in Mittelalter und Renaissance.* Düsseldorf 1986 (= Studia humaniora, Bd. 5). S. 27-43.

Ingen, Ferdinand van: Grimmelshausens *Keuscher Joseph* und sein Leser. In: *Simpliciana* 10 (1988). S. 405-420.

Ites, Edith: *Grimmelshausen als Quelle für medizinische Vorstellungen und Erfahrungen seiner Zeit.* Diss. med. masch. (Mikrofiche). Münster 1943.

Jaeger, Stephen C.: Grimmelshausen's Jupiter and the Figure of the Learned Madman in the 17th Century. In: *Simpliciana* 3 (1981). S. 39-64.

Jütte, Robert: Vagantentum und Bettlerwesen bei Hans Jacob Christoffel von Grimmelshausen. In: *Daphnis* 9 (1980). S. 109-131.

Jütte, Robert: "Wo kein Weib ist, da seufzet der Kranke" - Familie und Krankheit im 16. Jahrhundert. In: *Jahrbuch des Instituts für Geschichte der Medizin der Robert Bosch Stiftung* 7 (1988). S. 7-24.

Jütte, Robert: *Ärzte, Heiler und Patienten. Medizinischer Alltag in der frühen Neuzeit.* München/Zürich 1991.

Jütte, Robert: Zur Sozialgeschichte der Handwerkschirurgen im 16. Jahrhundert. In: Heinz Dopsch; Peter F. Kramml (Hgg.): *Paracelsus und Salzburg. Vorträge bei den Internationalen Kongressen in Salzburg und Bad Gastein anläßlich des Paracelsus-Jahres 1993.* Salzburg 1994 (= Mitteilungen der Gesellschaft für Salzburger Landeskunde, Erg.-Bd. 14). S. 45-60.

Jütte, Robert: *Lust ohne Last. Geschichte der Empfängnisverhütung.* München 2003.

Jung, Frank: Magisch-moralische Deutungsmuster und empirische Naturanalyse? Der "Hexenglaube" in Grimmelshausens *Courasche.* In: *Simpliciana* 16 (1994). S. 287-309.

Keil, Gundolf: Der Hausvater als Arzt. In: Trude Ehlert (Hg.): *Haushalt und Familie in Mittelalter und früher Neuzeit. Vorträge eines interdisziplinären Symposions vom 6.-9. Juni 1990 an der Rheinischen Friedrich-Wilhelms-Universität Bonn.* Sigmaringen 1991. S. 218-242.

Keil, Gundolf: Paracelsus und die neuen Krankheiten. In: Volker Zimmermann (Hg.): *Paracelsus. Das Werk - die Rezeption. Beiträge des Symposiums zum 500. Geburtstag von Theophrastus Bombastus von Hohenheim, genannt Paracelsus (1493-1541) an der Universität Basel am 3. und 4. Dezember 1993.* Stuttgart 1995. S. 16-46.

Keil, Gundolf: Geleitwort. In: Günter Henner: *Quellen zur Geschichte der Gesundheitspädagogik. 2500 Jahre Gesundheitsförderung in Texten und Bildern. Ein wissenschaftliches Lesebuch.* Würzburg 1998 (= Erziehung, Schule, Gesellschaft, Bd. 20). S. 9-18.

Kemper, Hans-Georg: *Gottesebenbildlichkeit und Naturnachahmung im Säkularisierungsprozeß. Problemgeschichtliche Studien zur deutschen Lyrik in Barock und Aufklärung.* Bd. 2: Kommentar. Tübingen 1981 (= Studien zur deutschen Literatur, Bd. 65).

Kevekordes, Beate: *Arzt, Medizin und Krankheit in Epigrammen des 16. und 17. Jahrhunderts.* Bonn 1987 (= Beiträge zur Geschichte der Medizin und ihrer Nebengebiete, Bd. 3).

Kinzelbach, Annemarie: *Gesundbleiben, Krankwerden, Armsein in der frühneuzeitlichen Gesellschaft. Gesunde und Kranke in den Reichsstädten Überlingen und Ulm, 1500-1700.* Stuttgart 1995 (= Medizin, Gesellschaft und Geschichte, Beiheft 8).

Kinzelbach, Annemarie: "wahnsinnige Weyber betriegen den unverstendigen Poeffel". Anerkennung und Diffamierung heilkundiger Frauen und Männer 1450 bis 1700. In: *Medizinhistorisches Journal* 32 (1997). S. 29-56.

Koschlig, Manfred: *Das Ingenium Grimmelshausens und das ‚Kollektiv'. Studien zur Entstehungs- und Wirkungsgeschichte des Werkes.* München 1977.

Krüger, Mechthild: *Zur Geschichte der Elixiere, Essenzen und Tinkturen.* Braunschweig 1968 (= Veröffentlichungen aus dem Pharmaziegeschichtlichen Seminar der Technischen Hochschule Braunschweig, Bd. 10).

Kühlmann, Wilhelm: "Syllogismus practicus" - Antithese und Dialektik in Grimmelshausens *Satyrischem Pilgram.* In: *Simpliciana* 13 (1991). S. 391-405.

Kühlmann, Wilhelm: Grimmelshausen und Prätorius. Alltagsmagie zwischen Verlockung und Verbot. Anmerkungen zu *Simplicissimi Galgen-Männlin* (1673). In: *Simpliciana* 26 (2004). S. 61-75.

Kümmel, Werner Friedrich: Puls und Musik (16.-18. Jahrhundert). In: *Medizinhistorisches Journal* 3 (1968). S. 269-293.

Kümmel, Werner Friedrich: Melancholie und die Macht der Musik. Die Krankheit König Sauls in der historischen Diskussion. In: *Medizinhistorisches Journal* 4 (1969). S. 189-209.

Kümmel, Werner Friedrich: *Musik und Medizin. Ihre Wechselbeziehungen in Theorie und Praxis von 800 bis 1800.* Freiburg/München 1977 (= Freiburger Beiträge zur Wissenschafts- und Universitätsgeschichte, Bd. 2).

Kümmel, Werner Friedrich: Der Homo litteratus und die Kunst, gesund zu leben. Zur Entfaltung eines Zweiges der Diätetik im Humanismus. In: Rudolf Schmitz; Gundolf Keil (Hgg.): *Humanismus und Medizin.* Weinheim 1984 (= Mitteilung der Kommission für Humanismusforschung, Bd. 11). S. 67-85.

Kutzer, Michael: Liebeskranke Magd, tobsüchtiger Mönch, schwermütiger Handelsherr. "Psychiatrie" in den Observationes und Curationes des niederländischen "Hippokrates" Pieter van Foreest (1522-1592). In: *Medizinhistorisches Journal* 30 (1995). S. 245-273.

Kutzer, Michael: Besessenheit oder Krankheit? Psychische Störung in der Medizin der frühen Neuzeit. In: *Schriftenreihe der Deutschen Gesellschaft für Geschichte der Nervenheilkunde* 2 (1997). S. 219-240.

Kutzer, Michael: *Anatomie des Wahnsinns. Geisteskrankheit im medizinischen Denken der frühen Neuzeit und die Anfänge der pathologischen Anatomie.* Hürtgenwald 1998 (= Schriften zur Wissenschaftsgeschichte, Bd. 16).

Kutzer, Michael: Herrgott, Heiler und Harnschau. Das Vermächtnis des Ulmer Stadtarztes Augustin Thoner (1567-1655). In: *Medizinhistorisches Journal* 35 (2000). S. 149-173.

Landersdorfer, Melchior: *Das Schicksal der bayerischen Soldaten im Türkenkrieg. Krankheiten, Hunger, Marsch- und Gefechtsverluste, Militärsanitätswesen.* Diss. masch. München 1984.

Lefebvre, Joël: Didaktik und Spiel in Grimmelshausens *Courage.* In: *Simpliciana* 2 (1980). S. 31-36.

Leibrock-Plehn, Larissa: *Hexenkräuter oder Arznei. Die Abtreibungsmittel im 16. und 17. Jahrhundert.* Stuttgart 1992 (= Heidelberger Schriften zur Pharmazie- und Naturwissenschaftsgeschichte, Bd. 6).

Lemmer, Manfred: Nachwort. In: Johann Sigismund Elsholtz: *Diaeteticon.* Hg. von Manfred Lemmer. Lizenzausgabe. München o. J. (= Reihe Klassische Kochkunst, Bd. 9). S. 1-20.

Mahlmann-Bauer, Barbara: Grimmelshausens Gespenster. In: *Simpliciana* 26 (2004). S. 105-140.

Mannack, Eberhard: Grimmelshausens Rist-Lektüre und die Folgen. Jupiterepisode und Friedensspiele. In: Martin Bircher [u. a.] (Hgg.): *Barocker Lust-Spiegel. Studien zur Literatur des Barock. Festschrift für Blake Lee Spahr.* Amsterdam 1984 (= Chloe, Bd. 3). S. 279-294.

Mazingue, Etienne: A propos de Courage et Springinsfeld, et spécialement de leur divorce. In: Martin Bircher [u. a.] (Hgg.): *Barocker Lust-Spiegel. Studien zur Literatur des Barock. Festschrift für Blake Lee Spahr.* Amsterdam 1984 (= Chloe, Bd. 3). S. 311-317.

Menardi, Herlinde: *Schätze des Tiroler Volkskunstmuseums.* Bd. 2: *Volksfrömmigkeit und Feste in Tirol, im Trentino und in den ladinischen Tälern.* Innsbruck 1992.

Merzhäuser, Andreas: *Satyrische Selbstbehauptung. Innovation und Tradition in Grimmelshausens "Abentheurlichem Simplicissimus Teutsch".* Göttingen 2002.

Moser-Rath, Elfriede: *"Lustige Gesellschaft". Schwank und Witz des 17. und 18. Jahrhunderts in kultur- und sozialgeschichtlichem Kontext.* Stuttgart 1984.

Müller, Ingo Wilhelm: *Humoralmedizin. Physiologische, pathologische und therapeutische Grundlagen der galenistischen Heilkunst.* Heidelberg 1993.

Müller, Jürgen: Pharmaca diabolica und Pocula amatoria. Zur Kulturgeschichte der Solanaceen-Alkaloide Atropin und Skopolamin. In: *Würzburger medizinhistorische Mitteilungen* 17 (1998). S. 361-373.

Müller-Grzenda, Astrid: Pflanzenwässer und gebrannter Wein als Arzneimittel zu Beginn der Neuzeit. Herstellungsverfahren, Hersteller und Handel, Beschaffenheit und Bedeutung für die Materia medica. Stuttgart 1996 (= Braunschweiger Veröffentlichungen zur Geschichte der Pharmazie und der Naturwissenschaften, Bd. 38).

Müller-Jahnke, Wolf-Dieter: Ordnung durch "Signatur". Analogiedenken und Arzneischatz im 16. und 17. Jahrhundert. In: *Deutsche Apotheker Zeitung* 124 (1984). S. 2184-2189.

Müller-Jahnke, Wolf-Dieter: *Astrologisch-magische Theorie und Praxis in der Heilkunde der frühen Neuzeit.* Stuttgart 1985 (= Sudhoffs Archiv, Beiheft 25).

Müller-Jahnke, Wolf-Dieter: Magische Medizin bei Paracelsus und den Paracelsisten: Die Waffensalbe. In: Peter Dilg; Hartmut Rudolph (Hgg.): *Resultate und Desiderate der Paracelsus-Forschung.* Stuttgart 1993 (= Sudhoffs Archiv, Beiheft 31). S. 43-55.

Nieder, Horst: Grimmelshausens *Simplicianischer Zweyköpffiger Ratio Status.* "Fingerübung eines im discurierenden Stil Befangenen" oder simplicianische Satire? In: *Simpliciana* 14 (1992). S. 59-104.

Peil, Dietmar: *Untersuchungen zur Staats- und Herrschaftsmetaphorik in literarischen Zeugnissen von der Antike bis zur Gegenwart.* München 1983 (= Münstersche Mittelalter-Schriften, Bd. 50).

Quade, Randolf: *Literatur als hermetische Tradition. Eine rezeptionsgeschichtliche Untersuchung frühneuzeitlicher Texte zur Erschließung des Welt- und Menschenbildes in der Literatur des 17. Jahrhunderts.* Frankfurt am Main [u. a.] 2001 (= Bochumer Schriften zur deutschen Literatur, Bd. 58).

Riep, Albert Richard: *Krankheit, Medizin und Arzt in den Werken Grimmelshausens.* Diss. phil. masch. Indiana University 1966. University Microfilms, Inc. Ann Arbor, Michigan 1967.

Riha, Ortrun: Rezension zu Bernhard Dietrich Haage: Studien zur Heilkunde im "Parzival" Wolframs von Eschenbach. In: *Archiv für das Studium der neueren Sprache und Literatur* 144 (1992), Bd. 229. S. 356-359.

Rothschuh, Karl Eduard: *Konzepte der Medizin in Vergangenheit und Gegenwart.* Stuttgart 1978.

Rütten, Thomas: *Demokrit - Lachender Philosoph und sanguinischer Melancholiker. Eine pseudohippokratische Geschichte.* Leiden [u. a.] 1992 (= Mnemosyne, Bd. 118).

Sander, Sabine: *Handwerkschirurgen. Sozialgeschichte einer verdrängten Berufsgruppe.* Göttingen 1989 (= Kritische Studien zur Geschichtswissenschaft, Bd. 83).

Schäfer, Daniel: *Alter und Krankheit in der Frühen Neuzeit. Der ärztliche Blick auf die letzte Lebensphase.* Frankfurt/New York 2004 (= Kultur der Medizin, Geschichte - Ethik - Theorie, Bd. 10).

Schechner Genuth, Sara: *Comets, Popular Culture, and the Birth of Modern Cosmology.* Princeton 1997.

Scheuring, Herbert: *"Der alten Poeten schrecklich Einfäll und Wundergedichte". Grimmelshausen und die Antike.* Frankfurt am Main [u. a.] 1991 (= Europäische Hochschulschriften, Reihe I: Deutsche Sprache und Literatur, Bd. 1266).

Schild, Wolfgang: Verstümmelung des menschlichen Körpers. Zur Bedeutung der Glieder und Organe des Menschen. In: Richard van Dülmen (Hg.): *Erfindung des Menschen. Schöpfungsträume und Körperbilder 1500-2000.* Wien [u. a.] 1998. S. 261-281.

Schipperges, Heinrich: *Lebendige Heilkunde. Von großen Ärzten und Philosophen aus drei Jahrtausenden.* Olten/Freiburg im Breisgau 1962.

Schipperges, Heinrich: Die therapeutischen Systeme. In: Udo Benzenhöfer (Hg.): *Paracelsus.* Darmstadt 1993. S. 247-270.

Schivelbusch, Wolfgang: *Das Paradies, der Geschmack und die Vernunft. Eine Geschichte der Genußmittel.* München/Wien 1980.

Schmitz, Heinz-Günter: *Physiologie des Scherzes. Bedeutung und Rechtfertigung der Ars Iocandi im 16. Jahrhundert.* Hildesheim/New York 1972 (= Deutsche Volksbücher in Faksimiledrucken, Reihe B: Untersuchungen zu deutschen Volksbüchern, Bd. 2).

Schmitz, Heinz-Günter: Phantasie und Melancholie. Barocke Dichtung im Dienst der Diätetik. In: *Medizinhistorisches Journal* 4 (1969). S. 210-230.

Schneider, Wolfgang: Der Wandel des Arzneischatzes im 17. Jahrhundert und Paracelsus. In: Udo Benzenhöfer (Hg.): *Paracelsus.* Darmstadt 1993. S. 305-321.

Schneider, Wolfgang: Arzneirezepte von Paracelsus. In: *Medizinhistorisches Journal* 16 (1981). S. 151-166.

Schneiders, Siegfried: "Edel Ingenium" und Melancholie. Zur Schreibmotivation Grimmelshausens. In: *Simpliciana* 10 (1988). S. 61-78.

Schneiders, Siegfried: *Literarische Diätetik. Studien zum Verhältnis von Literatur und Melancholie im 17. Jahrhundert.* Aachen 1997 (= Studien zur Literatur und Kunst, Bd. 1).

Scholz-Williams, Gerhild: Naturphilosophie. In: *Hansers Sozialgeschichte der deutschen Literatur vom 16. Jahrhundert bis zur Gegenwart.* Begründet von Rolf Grimminger. Bd. 1: Werner Röcke; Marina Münkler (Hgg.): *Die Literatur im Übergang vom Mittelalter zur Neuzeit.* München/Wien 2004. S. 130-138.

Simon, Gabriele: *Kosmetische Präparate vom 16. bis 19. Jahrhundert.* Braunschweig 1983 (= Braunschweiger Veröffentlichungen zur Geschichte der Pharmazie und der Naturwissenschaften, Bd. 27).

Sodmann, Timothy: Der Europäische Wunder-Geschichten-Calender. In: Landschaftsverband Westfalen-Lippe; Westfälisches Landesmuseum für Kunst und Kulturgeschichte (Hgg.): *Simplicius Simplicissimus. Grimmelshausen und seine Zeit.* Katalogredaktion: Peter Berghaus, Thomas Bürger, Eckhard Schinckel. Münster 1976 (= Katalog zur Ausstellung 1976/77 von Peter Berghaus und Günther Weydt). S. 132-139.

Sodmann, Timothy; Günther Weydt: *Zur sogenannten "Artzt-Zugab" oder Abbildung der wunderbarlichen Werckstatt des Weltstreichenden Artzts Simplicissimi".* Münster 1980 (= Sondergabe 1 für die Mitglieder der Grimmelshausen-Gesellschaft).

Solbach, Andreas: Macht und Sexualität der Hexenfigur in Grimmelshausens *Courasche.* In: *Simpliciana* 8 (1986). S. 71-87.

Solbach, Andreas: Erzählskepsis bei Grimmelshausen im *Seltzsamen Springinsfeld.* In: *Simpliciana* 12 (1990). S. 323-350.

Solbach, Andreas: *Evidentia und Erzähltheorie. Die Rhetorik anschaulichen Erzählens in der Frühmoderne und ihre antiken Quellen.* München 1994 (= Figuren, Bd. 2).

Solbach, Andreas: Grimmelshausens *Courasche* als unzuverlässige Erzählerin. In: *Simpliciana* 24 (2002). S. 141-164.

Solbach, Andreas: Erbauung als jugendliterarische Aufgabe in Grimmelshausens "Proximus und Lympida". In: ders. (Hg.): *Aedificatio. Erbauung im interkulturellen Kontext in der Frühen Neuzeit.* Tübingen 2005. S. 357-375.

Stadler, Ulrich: Das Diesseits als Hölle. Sünde und Strafe in Grimmelshausens "Simplicianischen Schriften". In: Gerhart Hoffmeister (Hg.): *Europäische Tradition und deutscher Literaturbarock. Internationale Beiträge zum Problem von Überlieferung und Umgestaltung.* Bern/München 1973. S. 351-369.

Steiger, Johann Anselm: *Melancholie, Diätetik und Trost. Konzepte der Melancholie-Therapie im 16. und 17. Jahrhundert.* Heidelberg 1996.

Stein, Claudia: *Die Behandlung der Franzosenkrankheit in der Frühen Neuzeit am Beispiel Augsburgs.* Stuttgart 2003 (= Medizin, Gesellschaft und Geschichte, Beiheft 19).

Steinke, Hubert: Zwischen Schul- und "Volksmedizin": Heilkundliche Ratgeber in der frühen Neuzeit. In: ders./Pirmin Meier: *krank - was nun? Medizinische Ratgeber in der Sammlung Dr. Edmund Müller.* Beromünster 2003 (= Kostbarkeiten aus dem Dolderhaus in Beromünster, Heft 5). S. 5-39.

Stolberg, Michael: *Homo patiens. Krankheits- und Körpererfahrung in der Frühen Neuzeit.* Köln [u. a.] 2003.

Stolberg, Michael: Der gesunde und saubere Körper. In: Richard van Dülmen (Hg.): *Erfindung des Menschen. Schöpfungsträume und Körperbilder 1500-2000.* Wien [u. a.] 1998. S. 305-317.

Strässle, Thomas: The Symbolism of Salt in Grimmelshausen's *Simplicissimus Teutsch*. In: *Simpliciana* 22 (2000). S. 379-395.

Strässle, Thomas: *"Vom Unverstand zum Verstand durchs Feuer." Studien zu Grimmelshausens Simplicissimus Teutsch.* Bern [u. a.] 2001 (= Deutsche Literatur von den Anfängen bis 1700, Bd. 34).

Streller, Siegfried: *Grimmelshausens Simplicianische Schriften. Allegorie, Zahl und Wirklichkeitsdarstellung.* Berlin 1957 (= Neue Beiträge zur Literaturwissenschaft, Bd. 7).

Streller, Siegfried: "...ob gienge ich zuviel Satyricè drein". Traditionslinien und Wandlungen in Grimmelshausens Satireauffassung. In: *Simpliciana* 15 (1993). S. 35-53.

Tarot, Rolf: Nosce te ipsum. Lebenslehre und Lebensweg in Grimmelshausens *Simplicissimus Teutsch*. In: *Daphnis* 5 (1976). S. 499-530.

Tarot, Rolf: Formen erbaulicher Literatur bei Grimmelshausen. In: Jean-Marie Valentin (Hg.): *Gegenreformationn und Literatur. Beiträge zur interdisziplinären Erforschung der katholischen Reformbewegung.* Amsterdam 1979 (= Beihefte zum Daphnis 3). S. 95-121.

Telepnef, Basilio de: Paracelsus und der abenteuerliche Simplicius Simplicissimus. In: *Nova Acta Paracelsica* 6 (1952). S. 113-117.

Telle, Joachim: *Petrus Hispanus in der altdeutschen Medizinliteratur. Untersuchungen und Texte unter besonderer Berücksichtigung des ‚Thesaurus pauperum'.* Diss. phil. masch. Heidelberg 1972.

Telle, Joachim: Die "Magia naturalis" Wolfgang Hildebrands. In: *Sudhoffs Archiv* 60 (1976). S. 104-122.

Telle, Joachim: Wissenschaft und Öffentlichkeit im Spiegel deutscher Arzneibuchliteratur. Zum deutsch-lateinischen Sprachenstreit in der Medizin des 16. und 17. Jahrhunderts. In: *Medizinhistorisches Journal* 14 (1979). S. 32-52.

Telle, Joachim: Arzneikunst und der "gemeine Mann". Zum deutsch-lateinischen Sprachenstreit in der frühneuzeitlichen Medizin. In: ders. (Hg.): *Pharmazie und der gemeine Mann. Hausarznei und Apotheke in deutschen Schriften der frühen Neuzeit. Katalog zur Ausstellung der Herzog August Bibliothek Wolfenbüttel in der Halle des Zeughauses vom 23. August 1982 bis März 1983.* Wolfenbüttel 1982 (= Ausstellungskataloge der Herzog August Bibliothek, Nr. 36). S. 43-48.

Telle, Joachim: Verzeichnis der Exponate: Bücher. In: ders. (Hg.): *Pharmazie und der gemeine Mann. Hausarznei und Apotheke in deutschen Schriften der frühen Neuzeit. Katalog zur Ausstellung der Herzog August Bibliothek Wolfenbüttel in der Halle des Zeughauses vom 23. August 1982 bis März 1983.* Wolfenbüttel 1982 (= Ausstellungskataloge der Herzog August Bibliothek, Nr. 36). S. 51-133. (= Telle, 1982-2)

Telle, Joachim: Zur spätmittelalterlichen und frühneuzeitlichen Alchemia medica unter besonderer Berücksichtigung von Joachim Tanck. In: Rudolf Schmitz; Gundolf Keil (Hgg.): *Humanismus und Medizin.* Weinheim 1984 (= Mitteilung der Kommission für Humanismusforschung, Bd. 11). S. 139-157.

Telle, Joachim: Paracelsistische Sinnbildkunst. Bemerkungen zu einer Pseudo-"Tabula smaragdina" des 16. Jahrhunderts. In: Eduard Seidler, Heinz Schott (Hgg.): *Bausteine zur Medizingeschichte. Heinrich Schipperges zum 65.*

Geburtstag. Stuttgart 1984 (= Sudhoffs Archiv, Beiheft 24). S. 129-139. (Telle, 1984-2)

Telle, Joachim: Paracelsus und die Alchemie. In: Ulrich Fellmeth; Andreas Kotheder (Hgg.): *Paracelsus, Theophrast von Hohenheim. Naturforscher - Arzt - Theologe.* Stuttgart 1993. S. 37-40.

Telle, Joachim: Paracelsus als Alchemiker. In: Heinz Dopsch; Peter F. Kramml (Hgg.): *Paracelsus und Salzburg. Vorträge bei den Internationalen Kongressen in Salzburg und Bad Gastein anläßlich des Paracelsus-Jahres 1993.* Salzburg 1994 (= Mitteilungen der Gesellschaft für Salzburger Landeskunde, Erg.-Bd. 14). S. 157-171.

Teuber, Christian: *"Medicus Silesiacus". Martin Pansa (1580-1626), Sozialmediziner und Volksaufklärer Ostdeutschlands. Sein Leben, sein Werk als Beitrag zur spätmittelalterlich-frühneuzeitlichen "Medizin für den gemeinen Mann".* Pattensen/Hannover 1991 (= Würzburger medizinhistorische Forschungen, Bd. 50).

Teucke, Christine: *Nahrungsmittel in der frühen Neuzeit an der Schnittstelle zwischen Alltagswissen und Naturforschung. Organoleptische und chemische Untersuchungsmethoden zur Beurteilung der Nahrungsmittelgüte.* Braunschweig 1996 (= Braunschweiger Veröffentlichungen zur Geschichte der Pharmazie und der Naturwissenschaften, Bd. 37).

Titzmann, Michael: Kulturelles Wissen - Diskurs - Denksystem. Zu einigen Grundbegriffen der Literaturgeschichtsschreibung. In: *Zeitschrift für französische Sprache und Literatur* 99 (1989). S. 47-61.

Trappen, Stefan: *Grimmelshausen und die menippeische Satire. Eine Studie zu den historischen Voraussetzungen der Prosasatire im Barock.* Tübingen 1994 (= Studien zur deutschen Literatur, Bd. 132).

Triefenbach, Peter: *Der Lebenslauf des Simplicius Simplicissimus. Figur - Initiation - Satire.* Stuttgart 1979.

Tschopp, Silvia Serena: Wissenschaft und Wahn. Die Inszenierung von gelehrtem Wissen als Erkenntniskritik in Grimmelshausens *Ewig-währendem Calender*. In: *Daphnis* 31 (2002). S. 349-368.

Valentin, Jean-Marie: Grimmelshausen et les Anabaptistes "hongrois". Une source probable de "Simplicissimus", V, 19. In: Roger Goffin [u. a.] (Hgg.): *Littérature et culture allemandes. Hommages à Henri Plard.* Brüssel 1985 (=

Editions de l'Université de Bruxelles, Faculté de Philosophie et Lettres, Bd. 92). S. 41-55.

Valentin, Jean-Marie: Wann du nicht im Sinn hast, dich zu bekehren, warumb willst du dann deinen Lebenslauf beichtsweis erzählen und aller Welt deine Laster offenbarn? Zu den theologischen und ästhetischen Implikationen des Anfangskapitels von Grimmelshausens *Landstörtzerin Courasche*. In: *Simpliciana* 10 (1988). S. 89-104.

Vollmuth, Ralf: *Traumatologie und Feldchirurgie an der Wende vom Mittelalter zur Neuzeit. Exemplarisch dargestellt anhand der "großen Chirurgie" des Walther Hermann Ryff.* Stuttgart 2001 (= Sudhoffs Archiv, Beihefte, Bd. 45).

Weisser, Ursula: Hippokrates (ca. 460 - ca. 375 v. Chr.), Galen (129 - ca. 200 oder nach 210 n. Chr.). In: Dietrich von Engelhardt: *Klassiker der Medizin.* Bd. 1: Von Hippokrates bis Christoph Wilhelm Hufeland. München 1991. S. 11-29.

Wenzel, Horst: Autobiographie. In: *Hansers Sozialgeschichte der deutschen Literatur vom 16. Jahrhundert bis zur Gegenwart.* Begründet von Rolf Grimminger. Bd. 1: Werner Röcke; Marina Münkler (Hgg.): *Die Literatur im Übergang vom Mittelalter zur Neuzeit.* München/Wien 2004. S. 572-595.

Weydt, Günther: *Nachahmung und Schöpfung im Barock. Studien um Grimmelshausen.* Bern/München 1968.

Weydt, Günther: *Hans Jacob Christoffel von Grimmelshausen.* Stuttgart 1971 (= Sammlung Metzler Bd. 1682, Realienbücher für Germanisten, Abt. D: Literaturgeschichte).

Wicke, Andrea: "Eine solche / wie ihr wisset daß ich bin..." - Strategien der Selbsterfindung im Simplicianischen Zyklus, untersucht am Beispiel der *Lebensbeschreibung der Landstörtzerin Courasche*. In: *Simpliciana* 22 (2000). S. 403-460.

Wimmer, Ruprecht: Chaos - Mischmasch - Labyrinth. Zur Poetik des *Ewigwährenden Calenders.* In: *Simpliciana* 15 (1993). S. 241-251.

Winkle, Stefan: *Kulturgeschichte der Seuchen.* Düsseldorf/Zürich 1997.

Zeller, Rosmarie: Die Schweiz ein "irdisch Paradis" oder eine närrische Welt? Schweiz und Schweizer im *Simplicissimus* und in den *Simplicianischen Schriften*. In: *Simpliciana* 18 (1996). S. 165-180.

Zeller, Rosmarie: Die Wallfahrt nach Einsiedeln. Zum Kontext simplicianischer Frömmigkeit. In: *Simpliciana* 25 (2003). S. 221-237.

Zeller, Rosmarie: Naturwunder, Wunderbücher und ihre Rolle in Grimmelshausens Werk. In: *Simpliciana* 26 (2004). S. 77-103.

Ziebarth, Erich: Trapeza (2) (Art.). In: *Paulys Real-Encyclopädie der classischen Altertumswissenschaft.* Neue Bearbeitung. Zweite Reihe. Bd. 6. Stuttgart 1937. Sp. 2194-2207.

Zimmermann, Birgit: *Das Hausarzneibuch. Ein Beitrag zur Untersuchung laienmedizinischer Fachliteratur des 16. Jahrhunderts unter besonderer Berücksichtigung ihres humanmedizinischen-pharmazeutischen Inhalts.* Diss. rer. nat. masch. Marburg a. d. Lahn 1975.

Personenregister

(Seitenzahlen in Kursiva verweisen auf Personennennungen in den Fußnoten)

Dieter Breuer / Gábor Tüskés (Hrsg.)

Das Ungarnbild in der deutschen Literatur der frühen Neuzeit

Der Ungarische oder Dacianische Simplicissimus
im Kontext barocker Reiseerzählungen und Simpliziaden

Bern, Berlin, Bruxelles, Frankfurt am Main, New York, Oxford, Wien, 2005.
409 S., 18 Abb., zahlr. Notenbeispiele
Beihefte zu Simpliciana. Bd. 1
Herausgegeben von Dieter Breuer
ISBN 3-03910-428-4 br.
sFr. 91.– / € 62.80 / €** 58.70 / £ 41.10 / US-$ 69.95*
* inkl. MWSt. – nur gültig für Deutschland und Österreich ** exkl. MWSt.

Ungarn war in der frühen Neuzeit ein geteiltes und umkämpftes Land zwischen dem Osmanischen und dem Habsburgerreich. Die Medien versuchten, das Informationsbedürfnis im Deutschen Reich über die Beschaffenheit des Landes, die Lage seiner Bewohner, das bedrohliche Wanken dieser alten «Vormauer der Christenheit» zu befriedigen. Reiseberichte, illustrierte Flugblätter, Zeitungen, Druckgraphik, aber auch Romane in der Art des *Simplicissimus* von Grimmelshausen erfüllten diese Funktion. Dies gilt insbesondere auch für Georg Daniel Speer's Roman *Ungarischer oder Dacianischer Simplicissimus.* Er wurde 1683, im Jahr der Belagerung Wiens durch die Türken, wie im picarischen Genre üblich, anonym publiziert. Aufgrund der Beschreibungen von Landschaften, Städten, Alltagsleben und Brauchtum des alten Ungarns ist er nicht nur ein bedeutendes Werk der ungarischen Volks- und Landeskunde, sondern formte auch nachhaltig die deutschen Vorstellungen von Ungarn. Dieser Roman und sein mediengeschichtlicher und imagologischer Kontext waren Gegenstand eines interdisziplinären ungarisch-deutschen Forschungsprojekts, dessen Ergebnisse hier vorgelegt werden.

Mit Beiträgen von: Italo Michele Battafarano – S. Katalin Németh – Zsuzsanna Nádor – András F. Balogh – István Bitskey – György Rózsa – Rosmarie Zeller – Peter Heßelmann – Friedrich Gaede – Dieter Breuer – Nóra G. Etényi – Péter Lőkös – Klaus Haberkamm – Szabolcs Oláh – Thomas Strässle – Zoltán Falvy – László Szörényi – Gábor Tüskés – Éva Knapp.

«Ein gelungener Beitrag zur Kultur- und Literaturgeschichte.» (Volker Meid, Germanistik)

Die Herausgeber: Dieter Breuer, Professor an der Rheinisch-Westfälischen Technischen Hochschule Aachen, Lehr- und Forschungsgebiet: Neuere deutsche Literaturgeschichte.

Gábor Tüskés, Professor an der Universität Eger, Lehrstuhl für Vergleichende Literaturgeschichte, Mitglied der Ungarischen Akademie der Wissenschaften, Institut für Literaturwissenschaft.

Dieter Breuer (Hrsg.)

Simpliciana

Schriften der Grimmelshausen-Gesellschaft XXVII (2005)
In Verbindung mit dem Vorstand der Grimmelshausen-Gesellschaft

Bern, Berlin, Bruxelles, Frankfurt am Main, New York, Oxford, Wien, 2006. 337 S.
Simpliciana. Schriften der Grimmelshausen-Gesellschaft. Bd. 27
Herausgegeben von Dieter Breuer
ISBN 3-03910-971-5 br.
sFr. 88.– / € 60.70 / €** 56.70 / £ 39.70 / US-$ 67.95*

* inkl. MWSt. – nur gültig für Deutschland und Österreich ** exkl. MWSt.

Der neue Jahrgang, Simpliciana XXVII, dokumentiert die jüngst wieder aktuell gewordene Suche nach einem Porträt Grimmelshausens, die schon vor der Tagung in der überregionalen Presse für Aufsehen sorgte, auf der Tagung in Münster (Mai 2005) kontrovers diskutiert wurde und in der Folge zu ergänzenden Forschungen und Stellungnahmen Veranlassung gab. Neben weiteren Beiträgen zum Simplicissimus-Roman und dem simplicianischen Zyklus bringt der Band auch Neues zum regionalen Umfeld Grimmelshausens: den zweiten Teil der Dokumentation des elsässischen Historikers Louis Schlaefli zum Pfarrklerus der Ortenau (14.-17. Jahrhundert) und zu Grimmelshausens Nachbarn, dem Pfarrer und Dichter Quirin Moscherosch, ferner Rezensionen zu wichtigen Neuerscheinungen.

Aus dem Inhalt: Klaus Haberkamm: Die Geschichte der Suche nach einem Bildnis Grimmelshausens – Hans Galen: Das Porträt des Hans Jacob Christoph von Grimmelshausen – Peter Heßelmann: Marcus Bloß - Der Drucker der Erstausgabe von Grimmelshausens *Ewig-währendem Calender* – Dieter Breuer: Mundus vult decipi. Hans Galens «Entdeckung» eines Porträts Grimmelshausens – Detlef Kremer: Körper und Gewalt im frühneuzeitlichen Roman - *Lazarillo de Tormes*, Rabelais' *Gargantua* und Grimmelshausens *Simplicissimus Teutsch* – Rosmarie Zeller: Simplicius liest die *Arcadia* - Der *Simplicissimus Teutsch* zwischen Pikaro-Roman und höfisch-heroischem Roman. Mit einem Anhang zu den Übersetzungen von Sidneys *Arcadia* – Jost Eickmeyer: Intratextuelle Beziehungen zwischen Grimmelshausens *Continuatio* und *Simplicissimus Teutsch* – Ortwin Lämke: Zirkulationsmittel und hermeneutischer Zirkel. Zum Geldmotiv im simplicianischen Zyklus – Nikolaus Groß: Antikes Bildungsgut bei Grimmelshausen: Das Motiv der Götter-Versammlung – Walter E. Schäfer: Dilherr, Harsdörffer und Klaj gratulieren Quirin Moscherosch zur Hochzeit – Louis Schläfli: Der Pfarrklerus der Ortenau. Die drei rechtsrheinischen Ruralkapitel des ehemaligen Bistums Strassburg (14. bis 17. Jahrhundert). 2. Teil.

PETER LANG
Bern · Berlin · Bruxelles · Frankfurt am Main · New York · Oxford · Wien